普 通 高 等 教 育 教 材

临床分子生物学检验技术分析

金艳红 耿冬梅 王 莹 主编
刘佳驰 刘姝祥 杨雨萌 刘 昕 副主编

Analysis of Clinical
Molecular Biology
Laboratory Testing Technology

化学工业出版社
·北 京·

内容简介

本书首先介绍了 DNA、RNA、蛋白质等生物大分子结构，以及基因与基因组学等分子生物学理论基础知识。在此基础上，系统而详细地介绍了分子生物学中常用的检验技术，内容包括核酸分子杂交技术、核酸测序技术、聚合酶链反应技术、蛋白质分析技术、生物芯片技术、DNA 重组技术、克隆技术以及微生物群落结构分析技术等。最后阐述了分子检验技术在感染性疾病、遗传学疾病、肿瘤疾病等方面的应用。

本书可作为高等学校医学检验技术专业的教材，也可供卫生检验与检疫、医学实验技术、生物技术、生物医学工程、病理技术等相关专业的本科生和研究生，以及医学检验成人教育、继续教育人员学习或参考。

图书在版编目（CIP）数据

临床分子生物学检验技术分析 / 金艳红，耿冬梅，王莹主编. -- 北京 ：化学工业出版社，2025. 8.
（普通高等教育教材）. -- ISBN 978-7-122-48999-9

Ⅰ. R446

中国国家版本馆 CIP 数据核字第 20259JS035 号

责任编辑：张　蕾　　文字编辑：何　芳
责任校对：刘曦阳　　装帧设计：史利平

出版发行：化学工业出版社
（北京市东城区青年湖南街 13 号　邮政编码 100011）
印　　装：北京科印技术咨询服务有限公司数码印刷分部
710mm×1000mm　1/16　印张 $15\,^1/_2$　字数 313 千字
2026 年 2 月北京第 1 版第 1 次印刷

购书咨询：010-64518888　　售后服务：010-64518899
网　　址：http://www.cip.com.cn
凡购买本书，如有缺损质量问题，本社销售中心负责调换。

定　　价：59.80 元　

· 前言 ·

分子生物学检验技术是以核酸或蛋白质为分析材料，通过分析基因的结构、表达的变化和由此导致的基因功能的改变，为疾病的研究和诊断提供准确、科学的信息和依据的一门学科。 21 世纪是“生命科学的世纪”，而分子生物学是生命科学中的带头学科。分子生物学理论与技术已在生命科学、医药学等领域得到广泛应用，也使临床医学对于疾病的实验室诊断发生了革命性变化。用分子生物学技术分析疾病基因、从分子水平分析疾病发生的原因、跟踪疾病发展过程、检测感染性病原体已成为很多医学检验实验室的常规工作。

本教材首先介绍了 DNA、 RNA、蛋白质等生物大分子结构，以及基因与基因组学等分子生物学理论基础知识。在此基础上，系统而详细地介绍了分子生物学中常用的检验技术，内容包括核酸分子杂交技术、核酸测序技术、聚合酶链反应技术、蛋白质分析技术、生物芯片技术、 DNA 重组技术、克隆技术以及微生物群落结构分析技术等。最后阐述了分子检验技术在感染性疾病、遗传学疾病、肿瘤疾病等方面的应用。本书结构清晰，内容流畅，逻辑性强，可供生物技术、生物医学工程、医学检验技术、卫生检验等相关专业本科院校师生学习，也可供广大医务工作者及相关研究人员参考。

本教材由黑龙江中医药大学附属第二医院哈南分院检验科金艳红、耿冬梅、王莹主持编写，金艳红、刘清华编写第一、二、五章，耿冬梅、白晓晓编写第三、六章，王莹编写第四章第一节、第二节，刘佳驰编写第四章第三节、第四节，刘姝徉编写第七章第一节、第二节，杨雨萌编写第七章第三节、第八章第一节，刘昕编写第八章第二节、第三节。

由于水平有限、时间仓促，书中难免存在疏漏之处，敬请同行专家和读者多提宝贵意见，以期日后改进与提高。

编者

2024 年 12 月

· 目录 ·

第一章

分子生物学理论基础

第一节　生物大分子结构

一　生物大分子概述

一个典型的细胞含有 10^4～10^5 种不同种类的分子。粗略估计，一半是分子量不超过几百的无机离子和有机成分的小分子，另一些分子则非常大，分子量从 10^4 到 10^{12}，被称为生物大分子。这些大分子主要分为蛋白质、核酸、多糖和脂类，它们分别是氨基酸、核苷酸、单糖和单脂的多聚体。由于这些大分子常常能以多种方式被修饰，因此，生物大分子还可以分为亚类，如糖蛋白（携带有糖基的蛋白质）、脂蛋白（蛋白质携带有脂类）、脂多糖（多糖携带有脂类）和糖基化核酸（核酸的碱基上携带有糖）。

生物大分子执行各种功能。例如，核酸存储和携带遗传信息；多糖提供能量并参与组成植物和许多微生物的细胞壁；脂蛋白是组成细胞膜的主要成分，它是细胞维持内部环境的重要成分，并负责运输物质进出细胞；最通用的生物大分子——蛋白质，进行催化化学反应、调节信息的流量，亦是许多结构亚基的成分。有关生物大分子的性质方面的知识，对于了解生命活动的过程是必需的。

（一）生物大分子的化学结构

1. 蛋白质的化学结构

蛋白质是由若干个氨基酸（多肽）组成的多聚体，一个氨基酸可以看作是与一个羧基、一个氨基和一个侧链（R）连在一起的单个碳原子（碳原子），这些侧链一般是碳链或碳环。多种功能基团可与这些侧链相结合。最简单的侧链是甘氨酸的羟基和丙氨酸的甲基。组成蛋白质的 20 种氨基酸中，只有脯氨酸在基本化学结构上不同于一般的氨基酸。在脯氨酸中，氮原子包括在环中，恰当地说，脯氨酸是一种亚氨基酸，由于脯氨酸的特殊结构，它引导多肽链拐弯，结果，在接近脯氨酸的部位明显形成一个蛋白质的三维结构。

一个氨基酸的氨基与另一氨基酸的羧基反应形成二肽，两个氨基酸之间形成的键叫肽键。氨基酸被连续地连接在一起，形成一条线状多肽链。一般肽键数目超过15个时，此多肽就可以称为蛋白质。蛋白质也可由几个多肽链聚集而成。一个蛋白质是一个多聚体，在该多聚体中，碳原子和肽单位交替形成一个带侧链的有序排列的线状链，这个线状链称为该分子的骨架。每个蛋白质分子的两个末端的性质是截然不同的，一端有一自由的—NH_2，称为氨基末端，另一端有一自由的羧基，称为羧基末端，两个不同的末端也常被分别称为N末端和C末端。

氨基酸侧链之间常以非共价键结合，但半胱氨酸的—SH基是个例外。—SH常与另一个相同或不同的多肽链中的半胱氨酸的—SH反应形成二硫键（—S—S—），这对决定一个蛋白质的三维结构是重要的。许多蛋白质含有其氨基酸侧链基团复合物中整合的金属离子，如Zn^{2+}、Cu^{2+}和Fe^{3+}，这些金属离子常常结合在组氨酸和谷氨酸上。

2. 核酸的化学结构

核酸是核苷酸的多聚体。每个核苷酸含有以下三种成分。

环状五碳糖有核糖和脱氧核糖，核糖存在于核糖核酸（RNA）中，脱氧核糖存在于脱氧核糖核酸（DNA）中。这两种核糖的区别在于脱氧核糖2′碳原子上的—OH被脱氧，只剩H。这个区别使得DNA比RNA更具化学稳定性。

核糖的1′碳原子上通过*N*-糖苷键连接有嘌呤或嘧啶碱基。RNA中有四种碱基即A（adenine）、U（uracil）、G（guanine）和C（cytosine），DNA中的四种碱基是A、G、C和T（thymine）。RNA和DNA都含有A、G和C，U只在RNA中，T只在DNA中。但此规则也有极罕见的例外，如一些tRNA分子中含有T，而极少数噬菌体DNA含U而不含T。

核糖的5′碳原子上通过磷酸二酯键连接有磷酸基团，这些基团使核酸和核苷酸携带强大的负电荷。

核糖连接上碱基叫核苷（nucleoside），核苷磷酸化后叫核苷酸（nucleotide）。核酸中的核苷酸的连接方式是一个核苷酸的5′磷酸和另一核苷酸中的3-OH形成第二个磷酸酯键而共价连接，3′和5′碳原子的磷酸都是酯化的，这样的单位常被称为磷酸二酯基团（phosphodiestergroup），嘌呤和嘧啶碱基彼此之间不形成任何共价键，因此，一个多核苷酸含有一条糖-磷酸交替出现的骨架，这一骨架具有一个3′-OH末端和一个5′-磷酸末端。

3. 多糖的化学结构

多糖是由10个以上单糖通过糖苷键连接而成的线性或分支的糖聚合物，包括同多糖和杂多糖。多糖是很复杂的分子，因为有时在许多对碳原子之间可能产生共价键，这样就有一个糖单位与两个以上的其他糖单位连接在一起的效应，结果将形成高度分支的大分子，这些分支结构有时很庞大，甚至用电子显微镜或X线衍射技术才可以观察到。例如，许多细菌和植物细胞的细胞壁就是由单个庞大的多糖分子构成的。

4. 脂类的化学结构

许多脂类由较小的单位组成，它们参与许多大分子的装配。自然界中的脂类是难溶于水的碳氢化合物，它们是储存或转移能量、组成膜、保护性外鞘及其他细胞结构的重要组分。甘油酯是由一个到三个饱和或不饱和脂肪酸与一分子甘油以酯键相连而成。动物中的脂肪含饱和脂肪酸是固体形式，而植物中的脂肪是不饱和脂肪酸，是液体形式。膜中含有磷脂、鞘脂及鞘磷脂。

（二）决定蛋白质和核酸三维结构的非共价相互作用

大分子的生物学性质主要是由非共价的相互作用来决定的。这些作用的结果使每个分子获得独特的三维结构。

1. 无规线团

线状多肽链和核酸链含有几种键，这些键中，有的可以自由旋转，在不存在任何链内相互作用的情况下，每个氨基酸或核苷酸将是自由旋转的。这种自由旋转只受到原子不能占据同一空间的限制。像这样一种链的三维构象叫无规线团（random coil），它们是稍有点紧密的球形结构，这种结构由于受到溶剂分子的不停碰撞而不断改变其形状。

核酸和蛋白质在天然状态下几乎不存在无规线团，因为在组成这些链的各因素之间存在许多相互作用。这些相互作用是氢键、疏水相互作用、离子键以及范德瓦耳斯力等。

2. 氢键

在双链DNA中，氢键相互作用是维持DNA双螺旋结构的主要因素。在蛋白质中，连接在一个肽键上的一个亚氨基上的氢原子和连接在不同肽键的氧原子之间的氢键相互作用产生好几种特定的多肽构象。

3. 疏水相互作用

疏水相互作用是指两个微溶于水的分子或分子的某些部分之间的相互作用。难溶于水的两个分子（可能是两个不同的分子）趋向于缔合。这个现象可以简单地解释为：水分子相互形成氢键，一个分子如果能与水形成氢键，该分子可溶于水。一个不溶于水的分子引起相互形成氢键的水分子在此分子周围形成一层“壳”（shell），水的有序化在热力学上降低了熵值。两个分开的不溶于水的分子将形成两个这样的“壳”，如果这两个分子接触，单个水“壳”将围住这两个分子，这样，平均每个这种溶质分子的有序水分子的数目总是较少的。因此，微溶于水的分子成簇是符合热力学原理的。这种成簇的趋势叫作疏水相互作用。

核酸和蛋白质的许多成分有疏水性质，例如，核酸的碱基是些局部携带弱电荷的平面的有机环，这些局部的弱电荷足以维持溶解性，可是，那些大的难溶于水的有机环部分，引起水分子有序化，因此碱基趋向于成簇，最有效的成簇类型是碱基堆积。因碱基在链中是相邻的，所以堆积给予多聚核苷酸单链刚性，使之趋向于伸展态而不至于形成无规线团。碱基堆积是决定核酸结构的重要因素。许多氨基酸侧链是难溶的，这会引起苯丙氨酸的苯环堆积，丙氨酸、亮氨酸、异亮氨酸和缬氨酸中烃链形成紧密的非堆积簇，由于这些氨基酸不是必须相邻的，疏水相互作用趋于把一个多肽链上远离的疏水部分带到一起。

4. 离子键

离子键是异号电荷之间相互吸引的结果，若干氨基酸侧链已经离子化，带负电荷的羧基基团（门冬氨酸和谷氨酸）和带正电荷的氨基基团（赖氨酸、组氨酸和精氨酸）可以形成离子键，也趋向于将链中远离部分带到一起。离子相互作用也可以是排斥的，如两种相同的电荷之间。离子键是非共价相互作用中最强的一种，然而离子键可被极端 pH 所破坏，因为 pH 可改变基团的电荷，也可以被高浓度盐所破坏，这些盐离子将带电基团保护起来，使它们之间不能形成离子键。

5. 范德瓦耳斯力

范德瓦耳斯力存在于所有分子之间，它们是瞬时偶极和电子云分布波动的结果。两个原子之间的吸引力相当于 $1/r^6$，其中，r 是两个原子核之间的距离，所以吸引力是很弱的力，而且只有当两个原子核很近时才会明显，如果两个外电子层重叠，一个强有力的排斥力也将起作用。范德瓦耳斯半径（Vander Waals radius）是吸引力和排斥力精确地达到平衡时的两原子核之间的距离。原子的范德瓦耳斯半径各不相同。

两个原子之间的相互作用常常不足以抵抗原子的热运动能，但如果一个分子中两个分开的区域形状准确互补，那么，多个原子的若干部分之间的范德瓦耳斯相互作用就足以将它们保持在一起。维持一个分子的三维结构常常是多种弱的相互作用同时起作用。

（三）研究生物大分子的基本方法

1. 速度沉降

沉降系数（sedimentation coefficient），S＝速度/离心力，大多数大分子的 S 值在 $1\times10^{-13}\sim100\times10^{-13}$s，因为 Svedberg 发明了超离心，所以将 10s 叫作 1 个 Svedberg，即 1 个 S。这在分子生物学中普遍应用，例如，1 个分子的 S 值是 30 个 Svedberg，该分子就是 30 个 S 的分子。

2. 区带离心

区带离心（zonal centrifugation）是用蔗糖，偶尔也用甘油或其他溶液铺梯度，也常被称为蔗糖梯度离心（sucrose graduation centrifugation）。

3. 平衡离心

在密度梯度中平衡离心（equilibrium centrifugation），用 CsCl 制成梯度，离

心达平衡时，不同密度的分子就停留在自己的密度处，形成不同的带，因而可以分离不同的分子。

4. 电泳

分子生物学中用得最多的方法是凝胶电泳（electrophoresis）。

5. 电镜观察

用电镜（electronmicroscopy）可以观察和测定某些生物大分子的分子量。

（四）生物大分子的分子量测定

1. DNA 的分子量测定

凝胶电泳法最适合用于 DNA（分子量小于 5×10^6）的分子量测定。该方法是用已知分子量的 DNA 分子作为标准样品，电泳后根据分子量和迁移率的关系，做出标准曲线，再根据目的样品 DNA 的迁移率算出其分子量。

中等大小的 DNA 分子（分子量为 $5\times10^6\sim100\times10^6$）的分子量测定最好用电镜法。根据双链 DNA 分子的长度和分子量的关系（$1\mu m$ 相当于 2×10^6），可在电镜照片上量出分子长度再计算其分子量。

大的 DNA 分子（分子量大于 100×10^6）的分子量测定最好用速度沉降法，即测其 S 值。

2. 蛋白质的分子量测定

对蛋白质的分子量测定最方便的方法是 SDS-聚丙烯酰胺凝胶电泳（SDS-PAGE）。

二　DNA

脱氧核糖核酸（DNA）是活细胞中最重要的分子，它含有特定细胞的全部遗传信息。而核酸（RNA），除了作为某些病毒的遗传物质外，主要是执行其他一些重要的生物学功能。

（一）DNA 的基本结构

1. 双螺旋结构是 DNA 的基本结构

早期对 DNA 的研究和各种实验表明，DNA 分子是一个长的高度有序的结构。通过 X 射线衍射分析，得到了关于 DNA 分子的各个部分的大小和排列，观察到分子是螺旋形的，核苷酸碱基是平面堆积，两个碱基之间的距离是 0.34nm。化学分析证明，DNA 分子含腺嘌呤（adenine，A）、鸟嘌呤（guanine，G）、胸腺嘧啶（thymine，T）和胞嘧啶（cytosine，C），四种碱基的比是 A 与 T 等物质的量、G 与 C 等物质的量。美国分子生物学家詹姆斯·沃森（James Watson）和弗朗西斯·克里克（Frances Crick）结合物理和化学数据，根据 X 射线衍射照片，设想 DNA 分子是两条长链互相缠绕在一起，形成一个双螺旋。在这个模型里，核糖-

磷酸的骨架在分子的外侧按螺旋方式排列，碱基则伸向双螺旋的内部。一条链的碱基与另一条链同一平面上的碱基通过氢键形成嘌呤-嘧啶碱基对，即 A-T 和 G-C。由于碱基对中含有双环的嘌呤（A 和 G）和单环的嘧啶（T 和 C），所以，每个碱基对的长度是接近一致的。每个碱基对中的碱基都在同一平面上，并且与双螺旋的轴垂直。相邻的碱基对以 36°旋转，每个螺圈 10 个碱基对，双螺旋两条链之间的距离是 3.4nm，分子量为 $2\times10^6/\mu m$。

DNA 双螺旋有两个沟，一个大沟（major groove）和一个小沟（minor groove），这些沟足以允许蛋白质分子进入与碱基接触。碱基配对是 DNA 的一个重要性质，它意味着两条链的碱基顺序互补，这就暗示了 DNA 的复制机制，因为复制时只要合成互补链即可。

DNA 双螺旋的两条链是反向平行的。一般书写时，5′-P 在左边，如 pATCG-3′-OH，也常写为 pApTpCpG……

不同生物 DNA 碱基组成不同，测定某种生物的碱基组成通常所用的方法是测(G+C)/总碱基的碱基比例。用 CsCl 平衡梯度离心可以很便利地测定一种生物 DNA 的 G+C 含量，因为在 CsCl 溶液中，DNA 的密度与 G+C 的含量呈线性关系。

一般天然的 DNA 都是经典 Watson-Crick 模型，即右手螺旋结构，但某种条件下，DNA 分子具有左手螺旋形式，在天然条件下 DNA 分子中的某些区域明显是左手螺旋。

湿度不同对 DNA 的结构有影响。在相对湿度为 66%时，DNA 为 A 型；相对湿度为 92%时，DNA 为 B 型。A 型 DNA 每螺圈为 11 个碱基对，碱基平面不是垂直于双螺旋的轴而是倾斜 20°；B 型 DNA 是天然的结构。左手螺旋 DNA 即 Z-DNA 每螺圈 12 个碱基对，而且 Z-DNA 双螺旋只有一个槽沟。

不同种类的生物，基因组大小不同。在病毒和原核生物中，某种病毒或细胞的整个基因组由一条 DNA 分子缠绕而成（RNA 病毒除外）。在真核生物中，包括单细胞生物像藻类、酵母和原虫，其 DNA 是分成一定数目的染色体，每条染色体由一条巨大的 DNA 分子组成，不同 DNA 分子的长度范围从 0.7μm 到 40000μm (4cm)。

一般来说，越复杂的生物基因组越大，越简单的生物其基因组越小（但蟾蜍和南美洲肺鱼基因组比人的还大，这是例外）。

DNA 分子的长和宽的比是 $10^7:1$，很细很长，因此在分离提取 DNA 时，移液、倾倒溶液和混合溶液均易使 DNA 分子断裂，操作要特别小心。用标准 DNA 和提取的 DNA 同时电泳，可以检查提取过程中 DNA 断裂的程度。

2. 决定 DNA 结构的因素

在同一条链中，DNA 的螺旋结构由碱基堆积决定，DNA 的双螺旋结构由配对碱基间的氢键决定。以下实验结果可以证明这些结论。

(1) 变性和熔解曲线　核酸对紫外线的吸收量由其结构决定，分子排列越趋于有序，吸收紫外线的量越少。可以利用紫外吸收的性质来测定 DNA 的含量。单链、双链和自由碱基的 A_{260} 吸收值不同。以 50μg/mL DNA 溶液在 A_{260} 下测吸收值分别如下。

双链 DNA　$A_{260}=1.00$

单链 DNA　$A_{260}=1.37$

自由碱基　$A_{260}=1.60$

双链 DNA 缓慢加热，其溶液对紫外线的吸收值增加，叫增色（hyperchromic）效应，而单链 DNA 缓慢降温，其对紫外线吸收值减少，叫减色（hypochromic）效应，加温使 DNA 变性时，其紫外吸收光密度值达最大值的一半时的温度叫解链温度（melting temperature，Tm）。将双链 DNA 缓慢加热，DNA 结构不断变化，其对紫外线的吸收不断增加。说明加热破坏了原来维持 DNA 双螺旋结构的因素（氢键和碱基堆积）。

（2）DNA 中存在氢键的证据　从不同生物中分离的 DNA 其 G+C 含量很不相同，可以从 20%到 80%。把这些不同的 DNA 作变性曲线，发现 G+C 含量高的其 Tm 值也高。

尿素和甲酰胺这两种物质加到 DNA 溶液中可以降低 DNA 的 Tm 值。

这两种物质可以和 DNA 中的碱基形成氢键。实际上 DNA 中的碱基对之间的氢键处于断开和重新形成的动态平衡状态。在 DNA 溶液中加入上述试剂的一种，即可与处于氢键断开的碱基形成氢键，这部分碱基即处于熔链状态。事实上，所有能与碱基形成氢键的物质均能降低 DNA 的 Tm 值。

（3）DNA 中存在疏水相互作用　疏水反应（hydrophobic reaction）是指两种微溶于水的物质或憎水物质分子间的反应。DNA 分子内的疏水相互作用就是通过碱基疏水部分向内堆积实现的。

任何一种溶剂如果能加强弱的可溶性物质与水的相互作用，或能打破该物质外面的“水壳”，就会降低疏水相互作用，则 Tm 值也降低。因此推断疏水相互作用也是 DNA 结构稳定的一个重要因素。

（4）碱基堆积　用旋光色散（optical rotatory dispersion，ORD）和圆二色性（circular dichroism）技术分析单链 DNA 和 RNA，证明其碱基排列在螺旋里，即使在一个二核苷酸里，碱基也是平行排列的，所以推断即使在一个小小的 DNA 分子中，也存在碱基堆积，双链 DNA 中的碱基堆积比单链 DNA 中要多。由于双链 DNA 中有氢键，氢键和碱基堆积是相辅相成的，从而使 DNA 结构稳定。

碱基堆积本身也是一种协同作用。在碱基堆积中，处于中间的碱基比处于两边的碱基要稳定。线状双链 DNA 分子的两端常没有氢键，有 7 个没有配对的碱基游离着。少于 15bp 的双链 DNA 片段，其 Tm 值特别低。只含 3bp 的 DNA 片段在室温下不稳定。中间只有很短的配对区，两侧是不配对区的 DNA 分子在生理条件下不能保持其构型。

（5）溶液的离子强度对DNA结构的影响　DNA分子两条链之间及其相邻的碱基之间有吸引力，此外，由于DNA分子两条链上的PO_4^{3-}带负电荷，所以DNA分子之间存在排斥力，这些负电荷如不被中和，强大的排斥力将使链分离。例如，DNA的Tm值由于缓冲液的离子浓度不同而不同。在室温下，随盐离子浓度的下降DNA的稳定性降低，其Tm值也降低。DNA在双蒸水中室温下可以变性。加入NaCl，Na^+可以中和PO_4^{3-}的负电荷，使其不再排斥，因而一定的离子强度使DNA稳定。在生理盐水中DNA就处于这种状态。在高盐浓度下，DNA Tm值升高。高盐降低了碱基的溶解度，增加了疏水相互作用。

生理条件下的DNA双链常处于打开形成单链的泡泡状态。甲醛能和碱基上的—NH起反应，使碱基之间不再形成氢键。在DNA溶液中加入甲醛，可以引起DNA缓慢的不可逆变性。与甲醛反应的氨基必须处于自由状态，说明碱基之间的氢键是处于断开和重新形成的动态平衡之中。泡泡结构多出现在A·T丰富区而不出现在G·C丰富区。

DNA溶液的某些物理性质的改变常常伴随着变性过程的发生，这些规则结构的瓦解常会伴随着双链的完全解开。

制备一条$^{15}N^{14}N$杂交双链DNA分子，该分子的密度等于$^{14}N^{14}N$和$^{15}N^{15}N$ DNA分子密度的平均值，把该DNA溶液加热到不同温度，发现刚过A_{260}值最大值的样品在CsCl溶液中DNA两条链是分开的。在37℃条件下，链分离的速度为12×10^7碱基/秒。细菌DNA复制速度是10^6碱基/秒，所以链分离不会限制DNA的复制速度。

在某些条件下，DNA可以变性。有许多蛋白质能使DNA解旋，这些蛋白质被称为松弛蛋白（relaxation protein）、螺旋去稳定蛋白（helix-destabilizing protein）或熔链蛋白（melting protein）。它们之中了解得最清楚的是最简单的蛋白——螺旋去稳定蛋白。由于最早发现其是由大肠埃希菌T4噬菌体32基因编码的，所以称为32蛋白。32蛋白有两个重要特点可使DNA变性：第一，它能与DNA单链紧密结合；第二，蛋白质分子之间有协同效应。由于这两个特点，32蛋白能线性地排列在DNA单链上并与之紧密结合，直到DNA分子全部变性。这种蛋白质对DNA复制时的解链和遗传重组中的单链入侵都是必需的。

DNA在碱性条件下可以完全变性。DNA的螺旋结构靠碱基堆积维持，氢键则把两条链拉在一起。加热可破坏上述结构，从而使DNA变性。但高温可能破坏磷酸二酯键，故加热可能产生断裂的单链混合物。在高pH时，改变配对碱基的某些基团的带电情况，使之不能形成氢键，从而使DNA完全变性。

DNA在90℃以上通常完全变性，A_{260}值增加37%。变性DNA溶液中的DNA全部是单链，这些单链堆积力降低。当变性的DNA溶液降温到室温，在0.05mol/L左右的盐浓度下，比变性温度达到的A_{260}值明显下降，一般降低到天然DNA A_{260}值的1.12倍。冷却后大约有三分之二的碱基重新形成氢键或链内碱基堆积形成紧密结构。在低盐（<0.01mol/L）浓度下，分子呈展态，很少有氢键形成。如在变性DNA溶液中加甲醛或保持高pH可保持DNA的变性状态，即使在高盐和室温下亦无链内氢键和碱基堆积。

3. 环状超螺旋DNA

大多数原核生物及病毒的完整DNA分子是双链环状的。一个环状DNA分子可以是共价闭合环状DNA（covalently closed circle DNA，cccDNA），也可以是带切口环状DNA（nicked circle DNA，ncDNA），在DNA分子中，打开一个磷酸二酯键就产生一个切口（nick）。共价闭合环状DNA分子常常形成超螺旋（superhelix）或者称为超级线团（super coil）；超螺旋的结构有两种，一种是负超螺旋，另一种是正超螺旋。

负超螺旋（negative supercoil）是形成超螺旋时，旋转方向与DNA双螺旋方向相反，旋转的结果使DNA分子内部张力减少，称为松旋效应。在自然条件下的共价闭合环状DNA呈负超螺旋结构。

正超螺旋（positive supercoil）与负超螺旋相反，形成超螺旋时的旋转方向与DNA双螺旋方向相同，结果加大DNA分子内部张力，有紧旋效应。

超螺旋结构中存在单链区。这些单链区是含90%以上A-T的区域，其功能是与起始遗传重组、起始DNA复制和起始mRNA的合成有关。

在pH大于11.3时，所有氢键断裂，DNA分子松旋，如果是一个带切口环状DNA，变性后产生一个线状分子和一个单链环分子，该线状分子的S值比此单链环状分子的大14%。线状DNA分子的单链的S值比其天然状态的大30%（在0.3mol/L或大于0.3mol/L盐溶液中）。共价闭合环状DNA分子，由于两条链不分开，其S值是天然线状DNA分子的2倍。

溴乙锭（ethidium bromide，EB）能与DNA紧密地结合，并使DNA的密度降低至接近0.15g/cm^3。溴乙锭插入DNA分子碱基对之间，当插入较多时，会引起DNA分子松旋；带切口环状和线状DNA分子由于不存在松旋的拓扑学问题，能够比共价闭合环状DNA分子结合更多的溴乙锭分子。用足够量的溴乙锭处理这三类DNA分子后进行密度梯度离心，因为共价闭合环状DNA分子比其他两种分子的密度都大，所以共价闭合环状DNA分子可在密度大的区域形成带而与另两类DNA分子分开。

用电镜观察法、中性pH沉降法和凝胶电泳法可以对DNA的超螺旋性进行实验测定。

不同构型的DNA的沉降系数不同，环状DNA分子比线状DNA分子的S值大，共价闭合环状分子和带切口环状分子有同样的S值，而超螺旋分子比其他任何形式DNA的S值都大。线状分子、非超螺旋环状分子和超螺旋分子的相对S值分别为1.00、1.14、1.41。

当溴乙锭插入共价闭合环状DNA分子时，特定浓度下，被插入的DNA分子呈负超螺旋，随着溴乙锭的不断加入，负超螺旋变成松弛环状 DNA。进一步插入溴乙锭，松弛环状 DNA 变成正超螺旋 DNA 分子，使分子密度更加致密，沉降速度再一次加快。

超螺旋 DNA 分子在凝胶电泳中比其他类型的分子移动速度要快，只相差一个超螺旋圈，就可在凝胶电泳中分开。

超螺旋的生物学意义主要是：①超螺旋形式是 DNA 复制和转录的需要（即基因表达的需要）。②可以使巨大的 DNA 分子的体积缩小。

4. 左手螺旋 DNA

最早发现，在合成的 CGCGCG 核苷酸序列中有旋光性，后来发现只要是嘌呤-嘧啶相间排列的序列在高盐溶液中就可以采取左旋形式。

在 NaCl 浓度大于 2mol/L 或 $MgCl_2$ 浓度大于 0.7mol/L 时，溶液中 DNA 的旋光性变为左旋，X 射线衍射分析表明这是一种左旋 DNA（Z-DNA），此 DNA 产生的条件是嘌呤-嘧啶交替出现。

在一条 DNA 双螺旋中，只有一段是嘌呤-嘧啶交替出现，则这一段可以采取 Z-DNA 形式，而其他区段仍为 B-DNA。形成 Z-DNA 需要高盐浓度的环境。B-DNA 变成 Z-DNA 是自发的，故认为体内存在 Z-DNA，用免疫学方法证实果蝇染色体存在 Z-DNA。

用抗体结合法提取的动物病毒 SV40 基因组中的 Z-DNA 大部分存在于基因调控区，特别是存在于增强子（enhancer）处。SV40 基因组中，交替出现的嘌呤-嘧啶并不多，但均集中在调控区，所以认为 Z-DNA 的生物学意义是参与基因表达调控。

（二）DNA 的基本性质

1. 复性

变性 DNA 溶液用某种方法处理后，使之重新形成天然 DNA 的过程叫作复性或退火。重新形成的天然 DNA 叫复性 DNA。

（1）复性的必要条件和机制　复性的发生需要两个必要条件：①盐浓度必须高，足以使两链之间磷酸基团上负电荷的排斥力消失，通常用 0.15～0.5mol/L 的 NaCl；②温度必须适当高，足以防止链内随机形成氢键。复性的最适温度比 T 值低 20～25℃。

复性是一个比较慢的过程。实际上，重新缠绕成螺旋这一过程并不限制复性速度。变性 DNA 的两条互补单链之间要形成氢键，必须使配对的碱基处于正确的位置，因为在变性 DNA 溶液里两条互补链处于正确位置是一个随机的过程，所以复性速度与 DNA 的初浓度有关，关于这一点将在 Cot 曲线中详细介绍。在变性 DNA 溶液中，混合的自由单链碰撞是随机的，每一复性的 DNA 分子并非都是由原始配对的互补链形成的。随机碰撞也可产生杂交分子。

（2）复性对浓度的依赖关系　复性的起始事件是碰撞，复性的速度依赖于DNA的浓度，同一种DNA，当其浓度高时，互补顺序相碰撞的机会增加，复性速度也快。影响DNA复性的因素很多，除了DNA初始浓度外，在同样条件下，DNA顺序复杂的比顺序简单的复性要慢；DNA片段大的比片段小的复性慢；温度和离子强度都影响复性速度。

复性过程是一个复杂的多步骤反应过程。复性的第一步是当两条链碰撞时，假如在某个区正确配对，就会形成一个双链核心。核心形成后，互补链就会很快配对完成复性过程。核心的形成是复性速度的限制因素。

在DNA的研究工作中，所采用的很多手段都同DNA的变性和复性有关，分子杂交的基础就是DNA的变性和复性。

2. DNA的修饰

DNA分子中存在广泛的修饰，这些修饰过程均是在专一性的修饰酶作用下完成的。

DNA中最主要的修饰是DNA甲基化。DNA的甲基化是限制-修饰系统、细胞中DNA复制过程中的错配修复和基因表达调控中的重要组成部分。

3. 核酸降解

DNA和RNA在化学方法或酶学方法作用下都可以水解成游离的单核苷酸。

（1）酸水解　在pH小于1时，DNA和RNA的磷酸二酯键会水解，并且还伴随着碱基和核糖之间的糖苷键的断裂产生自由碱基。在pH 4时，DNA中的嘌呤与核糖之间的糖苷键会断裂，DNA长期暴露在pH 4的环境中，所有的嘌呤都会脱落。

甲基化试剂可使A、G和C甲基化。甲基化之后，在低pH或中性pH下加热，碱基与核糖之间的糖苷键断裂，碱基脱落。序列分析也利用这种甲基化标记专一的碱基再加热脱去此甲基化的碱基的方法进行。

（2）碱水解　当pH大于13时，RNA水解而DNA稳定。DNA在pH 13时保持稳定，但RNA在pH 11时全部水解。DNA在pH 13时不被水解，即其磷酸二酯键不会断裂，但当DNA中的碱基去掉后就很容易被水解。

（3）酶水解　核酸水解酶多种多样，称为核酸酶（nuclease），根据它们水解的底物不同分为DNA酶（DNase）和RNA酶（RNase）。许多DNA酶作用于单链DNA或双链DNA，而有些RNA酶只作用于RNA一个单链末端，一次除去一个核苷酸，这种酶叫外切核酸酶。外切核酸酶分5′专一性和3′专一性。还有许多核酸酶在链内发挥作用，这些核酸酶叫内切核酸酶。内切核酸酶一般只识别特定的几个碱基的序列。

核酸酶有多种生物学功能，已经成为实验室中随意切除核苷酸的有用工具。在RNA顺序测定中最早的一步是使用核酸酶。

（4）S1内切核酸酶和S1图谱　S1内切核酸酶（简称S1酶）是目前应用很广

的一种酶，S1 酶能切割单链 DNA 或双链 DNA 的单链区，不管这个单链区多么小，至少两个相邻核苷酸形成的单链区也能切开。例如，如果两个 DNA 分子只有一个碱基对不同，这两个分子变性后复性形成只有一个不配对碱基的杂种分子，S1 酶可以在这个不配对的位点切断。这个技术可用于做突变株的物理图谱。一个突变株和野生型 DNA 混合后变性，复性，然后用 S1 酶处理，DNA 被准确地在突变位点切断，所以可以用 S1 酶确定某一基因突变的位点，因为 S1 酶作用后产生的 DNA 片段的长度通过电镜或凝胶电泳分析可以定出突变的位置。这个技术也叫 S1 图谱。另外，S1 酶还可以用于确定转录起始点。提取某一基因的 mRNA 与变性的 DNA 杂交，再用 S1 酶处理，切除未杂交的单链 DNA 部分，加入 pH 13 的溶液，使 RNA 水解而保留 DNA，分析 DNA 序列，从而测知转录起始点。

三 RNA

核酸是生物体内重要的高分子化合物，它储存着生物体的全部遗传信息，是基因表达不可缺少的基础物质。除 DNA 外，在生物体内还存在着另一种核酸——RNA。RNA 有许多种类，它们具有不同的生物功能。

（一）成熟 RNA

细胞内含量最多的几类 RNA 分子主要的生物功能是参与蛋白质的生物合成。第一类是核糖体 RNA（rRNA）。原核生物中有 3 种 rRNA（5SrRNA、16SrRNA、23SrRNA），真核生物中有 4 种（一般是 5SrRNA、5. 8SrRNA、18SrRNA 和 28SrRNA）。这些 RNA 分子在代谢上十分稳定，是生物体内蛋白质合成的“机器”——核糖体的重要成分。第二类是转移 RNA（tRNA）。生物体内存在着与 20 种氨基酸对应的 tRNA 分子，它们在代谢上也是稳定的，在蛋白质的生物合成过程中起接受、转运和掺入氨基酸的作用。参与蛋白质生物合成的第三类 RNA 分子叫作信使 RNA（mRNA）。它的生物功能是从 DNA 上把遗传密码即蛋白质中氨基酸排列顺序的信息接收过来，并起模板作用合成蛋白质。一般来讲，一种蛋白质就有一种对应的 mRNA 分子，但有的 mRNA 分子可以翻译出几种蛋白质。mRNA 在代谢上是不稳定的。

这几类 RNA 都存在于细胞质中，它们行使生物功能的主要场所在核糖体上。在真核细胞的线粒体和叶绿体内存在着独立的蛋白质合成系统，也有这几类 RNA 分子。但是，其大小和结构往往和细胞质中的不完全相同。

此外，生物体内还存在着多种具有特定生物功能的 RNA 分子，例如，参与启动 DNA 复制的引物 RNA：在某些肿瘤病毒中存在着一些类似 tRNA 的分子是逆转录酶的引物，参与 DNA 的合成；在某些细菌中有的 tRNA 分子在细胞壁合成时是甘氨酸的载体；还有一些 RNA 分子是一些酶活性不可缺少的组成成分，例如兔肌 1,4-α-葡聚糖分支酶含有 31 个核苷酸；特异性地作用于 tRNA 前体的

RNaseP 中有 77%的成分是核糖核苷酸。真核细胞的核内还存在着许多小分子 RNA（snRNA），其大小从 4S 到 8S 不等，由 80～260 个核苷酸构成，其中有些 snRNA 在 RNA 成熟过程中起重要作用；另外，还有一些染色质结合的 RNA（chRNA），chRNA 的生物功能尚不清楚。

（二）前体 RNA

绝大多数 RNA 分子都是在细胞核内合成的。核内存在着各种 RNA 的前体，例如 tRNA 前体、rRNA 前体和 mRNA 前体。这些前体 RNA 的分子量要比对应成熟的 RNA 的分子量大得多，前体 RNA 都是由细胞核 DNA 转录产生的，经过剪切、装配和修饰而成为成熟的 tRNA、rRNA 和 mRNA，进入细胞质中各自行使其生物学功能。有人把在细胞核内合成后离开细胞核去行使生物功能的 RNA 分子称作迁移性 RNA（migrating RNA），而始终存在于细胞核内的叫作非迁移性 RNA（nonmigrating RNA）。

（三）病毒 RNA

病毒中的遗传物质有的是 DNA，也有的是 RNA。绝大多数植物病毒和 RNA 肿瘤病毒以 RNA 作为遗传物质。一般来讲，病毒 RNA（除负链 RNA 病毒外）包括噬菌体 RNA 既是遗传信息的载体，也具有 mRNA 功能。类病毒没有蛋白外壳，只有游离的 RNA 分子。RNA 病毒基因组包括单链 RNA 和双链 RNA。单链 RNA 病毒基因组又包括“＋”链和“－”链 RNA，双链 RNA 病毒基因组包括单分子和分段的 RNA。RNA 病毒基因组还包括线状和环状 RNA。

这些结构不同的 RNA 基因组共同的要求是：在被感染的细胞中，它们必须既要有效地复制为装配子代病毒提供基因组，又要为合成蛋白质提供 mRNA，由 RNA 病毒执行的这些 RNA 分子的合成是个独特的过程，细胞中缺少执行 RNA 指导的 RNA 合成机器。除逆转录病毒外，所有 RNA 病毒都编码一种依赖于 RNA 的 RNA 聚合酶，催化新基因组和 mRNA 的合成。

具有“－”链 RNA 和双链 RNA 基因组的病毒粒子必须携带 RNA 聚合酶，因为进入细胞的这些病毒基因组 RNA 既不能作为 mRNA 合成蛋白质，也不能利用细胞机器复制，去除蛋白质的“－”链和双链 RNA 病毒基因组没有感染活性。“＋”链 RNA 病毒粒子不携带聚合酶，这些病毒粒子去除蛋白质后有感染活性，因为“＋”链 RNA 可以作为 mRNA 在被感染的细胞中翻译产生 RNA 聚合酶。

病毒 RNA 聚合酶是由数个病毒基因产物组成的常见的多亚基装配体，其中一个亚基催化 RNA 的合成，其他亚基担负其他功能。依赖于 RNA 的 RNA 聚合酶指的是该多亚基装配体而不是具聚合活性的那个亚基。

依赖于 RNA 的 RNA 聚合酶根据在病毒感染期间的活性，历史上曾被给予两个不同的名称：复制酶是用于描述该酶拷贝病毒 RNA 以产生大量基因组，而产生

mRNA 的酶被称为转录酶。这个命名法指出执行不同功能的 RNA 合成酶的真正区别。然而这个术语是不准确和易致误导的。例如有些 RNA 病毒，基因组的复制和 mRNA 的合成是同样的反应。对于双链 RNA 病毒来说，mRNA 的合成产物也可用作基因组复制的模板。

转录是指 DNA 中的遗传信息拷贝到 RNA 上的过程，这个术语不适合 RNA 病毒基因组的 mRNA 合成。

（四）RNA 的结构

除少数病毒的 RNA 是双链外，RNA 都是单链的。细胞内主要有三种 RNA，即 rRNA、tRNA 和 mRNA。这些分子中存在可配对的区域，因此链内形成双链区，所以像 rRNA 和 tRNA 都有其一定的构型。mRNA 也能形成一定的高级结构，在蛋白质翻译中起调控作用。

四 蛋白质

虽然因技术的限制，近几十年对蛋白质的研究进展远远落后于核酸，但蛋白质作为生命活动的主要功能分子，其重要性无论如何强调都不过分。随着对遗传信息表达调控理解的深入和蛋白质功能的不断发现，已十分清楚“基因决定论”是片面的和需要修改的。中心法则可以简单说明遗传信息从 DNA 到 RNA 再到多肽链的传递过程，但对如何从多肽链到有功能蛋白质的了解还十分有限，而从功能蛋白质到生物性状则存在许多未解之谜。同时越来越多的新进展说明蛋白质和非编码 RNA 在遗传信息的传递过程中所起的作用远比人们的预想要复杂，并有着十分关键的作用。因此，有理由相信在未来的几十年，蛋白质将会是分子生物学的主要研究对象，本节对蛋白质的结构与功能及其进展作简单介绍，相信会有助于对后面技术的理解和应用。

（一）蛋白质的结构

蛋白质的主要化学成分为碳、氢、氧、氮和硫，个别的还含有碘、磷、镁、铜、铁、锌、锰、钴、钼等。蛋白质为生物大分子，由其基本单位氨基酸所组成。组成人体蛋白质的基本氨基酸共 20 种。

组成蛋白质 N 端的第 1 个氨基酸通过 α-碳的羧基和第 2 个氨基酸 α-碳的氨基形成酰胺键（又称肽键）构成蛋白质的基本骨架，所有氨基酸通过肽键连接就是蛋白质的一级结构，即指蛋白质多肽链中氨基酸的排列顺序。在大多数情况下，这种顺序由基因的碱基序列所决定。构成蛋白质的某段肽链通过氢键等非共价键，有规则地盘绕和折叠成相对位置的空间构象即二级结构，其共有 α-螺旋、β-片层、β-转角和无规卷曲 4 种典型形式。具有二级结构的几个肽段在空间上相互作用形成的特殊结构称为基序。具有二级结构的整条肽链在空间上进一步相互作用形成球状、棒状、纤维状或椭圆形的三维空间结构，被称为蛋白质的三级结构。蛋白质的四级结构是指具有三级结构的肽链之间形成的三维空间排布，这些肽链被称为蛋白质亚基。由相同亚基构成的四级结构称为均一四级结构，由不同亚基构成的四级结构称为非均一四级结构。

二级和二级以上的蛋白质结构统称为空间结构，通常采用构象来描述蛋白质分子的空间结构。一般说来，构象反映的是在不发生共价键断裂和形成的情况下，由于共价单键的自由旋转而产生的不同空间结构状态。

（二）蛋白质的性质

1. 两性解离及等电点

组成蛋白质的氨基酸既含有酸性的羧基，又含有碱性氨基，可产生两性解离，同时一些氨基酸侧链基团在一定条件 pH 下也可解离成带负电或正电的基团。当蛋白质处于某一 pH 时，蛋白质解离成的正、负离子相等，净电荷为零，此时溶液的 pH 称为蛋白质的等电点（pI）。当溶液的 pH 大于 pI 时，该蛋白质颗粒带负电荷，当溶液的 pH 小于 pI 时，带正电荷。各种蛋白质的 pI 不同，可在不同的 pH 处构成带，因此，可以利用这一特性将蛋白质通过 pI 电泳分离开来。

2. 紫外吸收与显色反应

构成蛋白质链的氨基酸中的苯丙氨酸、酪氨酸和色氨酸具有共轭双键结构，在 200～320nm 的波长处会产生吸收，最大吸收值在 280nm 处，可利用蛋白质的这一性质来测量蛋白质的浓度，但核酸会产生干扰。在一定条件下，蛋白质中的肽键可与硫酸铜作用生成紫色产物，蛋白质中的氨基可与茚三酮反应生成蓝紫色化合物，蛋白质中的酚羟基能与酚试剂反应生成蓝色化合物，可利用这些性质来测量蛋白质浓度。

3. 高分子及胶体性质

蛋白质的相对分子质量一般在 10^4～10^6，为生物大分子，因此可以用透析方法将其与小分子分开。同样可通过超滤法来进行浓缩。蛋白质大分子的胶体性质也使得蛋白质可以通过乙醇或丙酮沉淀出来，还可以通过盐析进行初步分离。

4. 蛋白质变构和变性

蛋白质的空间结构不是一成不变的，在与它的配体或其他蛋白或其他因子结合后，蛋白质的空间结构发生改变，使它适合于功能的需要，称为变构效应或别构效应。血红蛋白与氧气结合后发生空间构象改变就是个典型例子。许多酶蛋白也具有别构效应。蛋白质构象的改变既是一种调节方式，同时也会影响蛋白质功能，甚至与某些疾病的发生相关。

蛋白质远没有核酸稳定，在一定条件如高温、射线、高压、酸、碱、有机溶剂、去污剂、重金属离子及尿素等作用下，蛋白质的二级和二级以上结构被破坏，从而导致理化性质的改变和生物活性的丧失，称为蛋白质变性。蛋白质变性后，其溶解度降低、生物活性改变或丧失。有些蛋白质的变性在变性因素去除后可以恢复，称为可逆变性；蛋白质结构和功能在变性因素去除后无法恢复的称为不可逆变性。蛋白质十分容易变性也是其研究进展缓慢的重要原因之一。

（三）蛋白质的功能

蛋白质占细胞干重的70%，不但是细胞的最主要成分，同时也是细胞功能发挥的主角。生命活动中的代谢、生长、信息交流、防御都通过它们来执行；它们不但控制着生命信息的传递和表达，同时也是生物性状的体现者。蛋白质按功能可分八大类：酶、受体、结构蛋白、转运蛋白、调节蛋白、信号转导蛋白、保护性蛋白和其他蛋白。下文简要介绍其中的几类。

1. 酶

生物体内新陈代谢的一系列复杂的化学反应几乎都是在酶的催化下进行的，酶是由活细胞合成的、对其特异底物起高效催化作用的大分子。除了核酶和端粒酶外，目前已发现的2000多种酶的本质都是蛋白质。酶对所催化的反应具有强大的催化能力和催化效率以及对底物有严格的选择性，同时酶在体内的催化作用受多种因素的控制，保证了生命活动的正常进行。酶既可以由单一肽链构成（如胰蛋白酶），又可以由不同亚基组成（大多数酶）；既有催化单一反应的酶，也有催化几种不同反应的酶（如大肠埃希菌DNA聚合酶Ⅰ）。

酶促反应受多种因素的调控，酶可以从无活性的酶原转变而来，也可以通过与辅酶或辅基的结合来发挥功能。有些酶还可以通过变构效应来调节酶的活性，这些酶被称为变构酶。酶的共价修饰，包括磷酸化与脱磷酸化、乙酰化与脱乙酰化、甲基化与脱甲基化、腺苷化与脱腺苷化，以及二硫键的形成和解开，同样也是酶活性调节的重要方式。另外，细胞还通过酶蛋白的诱导和阻遏表达及酶蛋白的降解来控制酶蛋白的含量。

体外酶催化反应速率的影响因素有酶浓度、底物浓度、产物浓度、温度、pH、酶抑制剂和激活剂等。酶可以分为六大类，即氧化还原酶类、转移酶类、水解酶类、合成（或连接）酶类、裂解酶类和异构酶类。

2. 受体与信息传递

受体（receptors，R）是位于细胞膜或细胞内，能识别和结合特异信息分子，并启动信息转导和引起生物效应的分子。多数受体的化学本质为蛋白质，且多数是糖蛋白，个别受体是糖脂。能与受体特异性结合的分子称为配体（ligand）。受体除了与配体结合后产生生物效应外，受体还能感受其他物理信号的刺激而产生效应，如力感应器。配体与受体的结合具有高度特异性和亲和力，同时也是可逆的、可饱和的。受体种类繁多，以下按细胞膜受体和细胞内受体两大类进行简单介绍。

（1）细胞膜受体　位于细胞膜上的受体按其信号转导机制和受体分子的结构

特点，又可分为离子通道型受体、G 蛋白偶联型受体、酶蛋白偶联受体和催化型受体。

① 离子通道型受体：一般由多个亚基组成的离子通道复合体，每个亚基有 4～6 个跨膜区，在细胞膜上形成阴离子或阳离子通道，与信号分子结合后即打开或关闭离子通道，改变细胞膜的离子通透性，从而产生生物效应。离子通道型受体主要见于可兴奋细胞间的突触信号传递，包括烟碱型乙酰胆碱受体（nAChR）、γ-氨基丁酸受体（GABAR）、甘氨酸受体、5-羟色胺受体-3（5-HT3）、多巴胺受体、离子型谷氨酸受体、光受体和嗅神经受体等。

② G 蛋白偶联型受体：是与 GTP 结合蛋白（G 蛋白）相偶联的最大受体家族，受体本身为单一肽链，一般长 400～500 个氨基酸，分细胞外、细胞膜和细胞内 3 个区域，具有典型的 7 个 α-螺旋结构，跨越细胞膜 7 次。根据同源性的差异，G 蛋白偶联型受体可分为 3 个超家族，多数神经递质和肽类激素的受体为 G 蛋白偶联型受体的成员，有毒蕈碱型乙酰胆碱受体（mAChR）、肾上腺素受体、多巴胺-D1 受体、5-羟色胺受体-1 和 2、甲状旁腺激素受体和代谢型谷氨酸受体（mGluR）等。

G 蛋白偶联型受体与配体结合后变构，将信息传递给 G 蛋白，使其活化，从而激活一系列信号转导和产生生物效应。G 蛋白由 α、β 和 γ 3 种亚基组成，受体与配体结合后，α/GTP 在细胞膜内扩散，与不同的靶蛋白效应酶或离子通道相连，引起不同的生物效应。根据 α-亚基作用的效应酶，目前发现的 G 蛋白有：Gs 和 Golf，与激活腺苷酸环化酶的受体偶联，导致细胞内 cAMP 浓度升高；Gi，与抑制腺苷酸环化酶受体偶联，使胞内 cAMP 浓度下降；Gq，活化 PLCβ；Go，关闭 Ca^{2+} 通道；Gt，激活 cGMP 磷酸二酯酶；Gp，激活磷脂酰肌醇特异的磷脂酶 C。

③ 酶蛋白偶联受体和催化型受体，也是一类主要的细胞表面受体，自身具有酶活性或与酶偶联（主要指酪氨酸蛋白激酶），大多数生长因子和细胞因子是通过与这类受体结合进行信号传递的，这类酶活性受体通常由单个的 α-螺旋形成跨膜部分组成，在信号分子与受体结合后引起两个膜受体分子集合在一起，形成二聚体，相互激活了自身胞内部分的激酶并将信号传递下去，从而产生效应。共有 5 种酶活性受体：受体酪氨酸激酶、受体丝氨酸/苏氨酸激酶，受体鸟苷酸环化酶、受体酪氨酸磷酸酶和酪氨酸激酶偶联受体。

（2）细胞内受体　细胞内受体在细胞质或细胞核内，也被称为核受体，多为反式作用因子。当与相应配体结合后，能与 DNA 的顺式作用元件结合调节基因转录，因此又称为 DNA 转录调节型受体。核受体为单体蛋白质，N 端为高度可变的受体调节区，具有转录激活作用：C 端为激素结合区，其结构和功能最为复杂，有与配体结合的、与热休克蛋白结合的，还有使受体二聚化和激活转录的功能；中部为 DNA 结合区，比较保守，含有两个锌指结构。核受体超家族由类固醇激素受体、甲状腺激素受体、维A酸受体、维生素D受体和孤儿受体组成。孤儿受体为具有核受体超家族各成员共同特性的一类基因产物，但尚未发现其内源性配体。

3. 参与调节的高迁移率族蛋白

在与DNA结合的、参与基因表达及调控的蛋白质中，最近受到广泛关注的一类蛋白质为高迁移率族蛋白（high mobility group protein，HMG蛋白）。广义的HMG蛋白包括两类蛋白质：HMG基序蛋白和经典的HMG蛋白。HMG基序蛋白中含有一个或几个与DNA结合的结构域，具有组织特异性，通常包括一些序列特异性的转录因子和其他一些DNA结合蛋白。

经典的HMG蛋白又分为3种类型，即HMGB、HMGA和HMGN。各类HMG蛋白都含有不同的结构，但具有广泛类似的功能。HMG蛋白家族广泛参与多种重要的核内生物学功能，包括调节DNA复制、转录、重组和修复等。其中最为重要的功能是对基因表达转录的调控。HMG蛋白通过与染色质或DNA发生结合使其变形或弯折，或影响其与表达有关的结构，或促进其他调节蛋白的结合，影响大分子复合物的形成，从而调节转录的起始过程。所有的这三类HMG蛋白都是分子量$<$30000的小分子蛋白质，并且都经历了广泛的翻译后修饰，包括乙酰化、磷酸化、甲基化、ADP-核糖基化以及低度的糖基化。HMG蛋白能在核内进行快速的、跳跃式的运动，它们与染色质的结合是动态的、可逆的和短暂的，因此保证了其丰富的供应和变化组合。

4. 免疫分子

免疫分子为一大类重要的保护性和识别蛋白，包括免疫细胞和非免疫细胞表面分子和由这些细胞分泌的分子，如抗原识别受体分子、分化抗原（cluster of differentiation，CD）、主要组织相容性复合体（major histocompatibility complex，MHC）、细胞黏附分子、免疫球蛋白、补体和细胞因子等。

免疫球蛋白（immunoglobulin，Ig），是由浆细胞合成和分泌的、具有保护功能的一类蛋白质。按理化性质和生物学功能，可将其分为IgG、IgA、IgM、IgE、IgD五种类型，继而可分为许多亚型和同种异型，而具有抗原特异性的独特型则可高达10^7以上。Ig分子的基本结构是由四肽链组成的，即由两条相同的相对分子质量较小的肽链称为轻链（L链：κ和λ）和两条相同的相对分子质量较大的肽链称为重链（H链）组成的。轻链与重链是由二硫键连接形成一个四肽链分子称为Ig分子的单体，是构成免疫球蛋白分子的基本结构。肽链的N端氨基酸序列变化很大，称为可变区（variable region，V区），C端则相对稳定，变化很小，称为恒定区（constant region，C区）。四条肽链由3个不连锁的Igκ、Igλ和IgH基因所编码。Igκ、Igλ和IgH基因定位于不同的染色体上。编码一条Ig多肽链的基因是由多个分隔的基因片段经重排而形成的。Ig还可通过缺失模式和RNA剪接两种机制来实现类别的转换。

Ig的生物活性主要为免疫作用，体现在：①特异性结合抗原；②激活补体；

③结合 Fc 受体，介导Ⅰ型变态反应，起调理作用和发挥抗体依赖的细胞介导的细胞毒作用；④可通过胎盘及黏膜，形成自然被动免疫：⑤具有抗原性，刺激机体产生免疫应答。

许多细胞膜表面和机体某些蛋白质分子，其多肽链折叠方式与 Ig 折叠相似，在 DNA 水平和氨基酸序列上与 Ig 的 V 区或 C 区有较高的同源性，将它们统称为免疫球蛋白基因超家族（immunoglobulin superfamily，IgSF）。近年来发现属于 IgSF 的成员已达近百种，主要包括 T 细胞、B 细胞抗原识别受体和信号传导分子、MHC 及相关分子、Ig 受体、细胞黏附分子、某些细胞因子受体、神经系统功能相关分子以及部分白细胞分化抗原。IgSF 的功能是以识别为基础，因此又称为免疫球蛋白基因超家族。

（四）蛋白质组学

生命现象的发生往往是多因素相互作用的结果，涉及多个蛋白质，而这些蛋白质的参与又常常交织成网络或平行发生或呈级联因果关系，同时蛋白质在执行生理功能时的表现是多样的、动态的。因此，要对生命的复杂活动进行全面和深入的了解，必然要在整体、动态、网络的水平上对蛋白质进行研究。因此，20 世纪 90 年代产生了蛋白质组学，它是以细胞内全部蛋白质的存在及其活动方式为研究对象，对一种基因组或一个细胞或组织类型所有蛋白的表达进行分析。

蛋白质有其自身特定的活动规律，这些通常都无法直接从基因组的信息中反映出来。这是因为基因组是均一的，在同一生物个体的不同细胞中基本相同，而且它是静态的，比较稳定且不易改变。蛋白质组则具有多样性，同一生物个体的不同细胞中所含蛋白质的种类和数量都不相同，因此它是动态的、不断改变着的。即使是同一种细胞，在不同时期或在不同环境条件下，其蛋白质组分也在不断地发生着变化。更重要的是，从基因中得到的蛋白质的信息是不完整的，比如在基因组水平上无法获知蛋白质的结构形成、修饰加工、转运定位、蛋白质与蛋白质相互作用等活动。因此，若要精确地研究基因的功能，解释复杂的生命现象，就必然要在整体、动态、网络的水平上对蛋白质进行研究，即进行蛋白质组学的研究。

蛋白质组学的研究内容包括：①针对已知基因及转录数据库的生物体、组织及细胞，建立相应蛋白质组或亚蛋白质组数据库（蛋白质表达谱）及其蛋白质组连锁群；②以重要的生命过程或人类一些重大疾病为对象，进行重要的生理和病理体系或过程的研究，即比较蛋白质组学研究；③蛋白质组学支撑技术平台和生物信息学的研究。

蛋白质组学研究目前采用两种策略。一种称为“穷尽法”或“竭泽法”，即采用高通量的蛋白质组研究技术，分析生物体内接近所有的蛋白质。这种大规模、系统性的策略较为符合蛋白质组学的本质。但是，由于蛋白质种类繁多，表达随空间和时间不断变化，且目前高通量研究的技术尚不成熟，短期内要分析生物体内所有的蛋白质是一个难以实现的目标。因此人们逐渐转向另一种策略：“差异法”（也称为“功能法”），它着重于寻找和筛选任何有意义的因素引起的不同样本之间的差异蛋白质谱，试图揭示细胞对此因素的反应途径、进程与本质，同时获得对某些关键蛋白的认识和功能分析。这种观点更倾向于把蛋白质组学作为研究生命现象的手段和方法，技术上具有更高的可实现性，在疾病的早期诊断、肿瘤等疾病发病机制研究、药物靶标寻找和药理分析等方面的应用价值十分显著，是目前蛋白质组学在应用上最具前景的领域。

随着蛋白质组学研究的深入，又出现了一些新的研究趋势。①相互作用蛋白质组学：又称为“细胞图谱”蛋白质组学，它包含两个方面的内容，即研究蛋白质之间相互作用的网络和分析蛋白质复合体的组成。②亚细胞蛋白质组学：包括各种细胞器蛋白质组、核膜蛋白质组等。③定量蛋白质组学：即对蛋白质的差异表达进行准确的定量分析。这标志着蛋白质组学研究开始从简单的定性朝向精确的定量方向发展，并已逐渐成为蛋白质组研究的新前沿。

第二节　基因与基因组学

一　基因与基因组

（一）基因

随着分子生物学的快速发展，人们对基因的认识也不断深入，并对基因的定义和本质展开进一步探讨，发现并不是所有的基因产物都是蛋白质，有的基因还编码具有特定功能的 RNA，如核糖体 RNA（ribosomal RNA，rRNA）、转运 RNA（transfer RNA，tRNA）和其他小分子 RNA。

因此，分子生物学对基因定义的阐述是：一个基因是编码有功能的蛋白质多肽链或 RNA 所必需的全部核酸序列（通常是 DNA 序列），包括编码序列、编码序列外的侧翼序列及插入序列。

根据这个定义，一个基因不仅包含编码蛋白质肽链或 RNA 的核酸序列，还包括其他的序列。我们将基因中编码蛋白质或 RNA 的 DNA 序列称为结构基因。另外，在有些特定的生物体内，RNA 也可以作为遗传信息的携带者，如病毒或者类病毒。也就是说，基因不仅仅指 DNA。

如今生物医学领域的许多新发现、新技术都与基因的研究进展密切相关，如人们耳熟能详的“基因治疗”“转基因”“人类基因组计划”等。要想了解这些新名词、新技术，必须真正理解什么是基因。

（二）基因组

基因组指细胞或生物体中一套完整单倍体的遗传物质的总和。人类基因组包含核基因组（23 条染色体）和线粒体基因组（线粒体上的遗传物质）。真核生物的基因组一般比较庞大，例如人的单倍体基因组由 3.2×10^9 bp 组成，按 1000 个碱基编码一种蛋白质计，理论上可有 320 万个基因。但实际上，人细胞中所含基因总数大概不会超过 10 万个，根据人类基因组测序结果推测，大约有 2.1 万个基因甚至更少。这就说明在人细胞基因组中有许多 DNA 序列并不转录成 mRNA 用于指导蛋白质的合成。DNA 的复性动力学研究发现这些非编码区往往都是一些大量的重复序列，这些重复序列或集中成簇，或分散在基因之间。在基因内部也有许多能转录但不翻译的间隔序列（内含子）。因此，在人细胞的整个基因组当中只有很少一部分（约占 2%）的 DNA 序列用以编码蛋白质。

简而言之，真核生物基因组有以下特点：①真核生物基因组 DNA 与蛋白质结合形成染色体，储存于细胞核内，除配子细胞外，体细胞内的基因组是双份的（即双倍体），即有两份同源的基因组；②真核细胞基因转录产物多为单顺反子，一个结构基因经过转录和翻译生成一个 mRNA 分子和一条多肽链；③存在大量重复序列，且大部分为非编码序列；④基因组中不编码的区域多于编码区域；⑤大部分基因含有内含子，因此，基因是不连续的；⑥基因组远远大于原核生物的基因组，具有许多复制起点，而每个复制子的长度较小。

1. 基因家族与假基因

基因家族是指核苷酸序列和编码产物的结构具有一定程度同源性的一组基因。这些由某一祖先基因经过重复和变异所产生的一组基因，常被称为多基因家族。根据基因家族内各成员同源性的程度不同可分为以下几种：①如 rRNA、tRNA 和组蛋白等序列相同的基因家族；②如人生长激素（hGH）、胚胎促乳素（HCS）和催乳素基因核酸序列高度同源的家族；③编码产物具有同源功能区的 src 家族；④如具有天谷丙天（DEAD）盒基因家族，编码产物具有 8 个氨基酸保守基序。由多基因家族及单基因组成的更大的基因家族，称为基因超家族，它们在结构上有一定程度的同源性，但功能并不一定相同。在多基因家族中，某些成员并不产生有功能的基因产物，这些基因被称为假基因。假基因与有功能的基因同源，原来可能也是有功能的基因，但由于缺失、倒位或点突变等，使这一基因失去活性，成为无功能基因。

2. 转座子

在真核生物基因组中，编码序列在染色体中的位置相对比较稳定，但也有一些中度重复序列往往可在染色体间或基因间移动。这些存在于 DNA 上可自主复制和移位的基本单位称为转座子。目前认为，多数生物体有自发突变且有重要表型效应出现的原因，可源于转座子的可动性，并且可以导致宿主基因组发生从点突变到染色体重排的一系列变化。在果蝇中已发现30多种可移动成分。在人类中多存在逆转录转座子，逆转录转座子不同于转座子，是以DNA→RNA→DNA的途径来实现转座的，在整合酶的作用下由RNA逆转录生成的、以DNA状态存在的逆转录转座子整合到宿主基因组中。这样，逆转录转座子在宿主基因组中的拷贝数得到不断积累，从而使基因组增大。由于逆转录转座子带有增强子、启动子等调控元件，所以会影响宿主基因的表达，在生物进化过程中逆转录转座子起着不可忽视的作用。

3. 线粒体基因组

线粒体是生物氧化的场所，呼吸链中的某些蛋白质或酶的编码基因就在mtDNA上。线粒体还能独立合成一些蛋白质，因为线粒体有自己的rRNA、tRNA和核糖体等可以用来表达自己的基因。

动物的线粒体基因组是共价闭合的双链DNA（mtDNA），一般长度为15.7～19.5kb，核酸序列和组成比较保守。根据碱性氯化铯密度梯度离心中双链密度不同分为重链（H链）和轻链（L链）。哺乳动物mtDNA中除一个蛋白质基因（ND6）和8个tRNA基因由L链编码外，其余的大部分基因都由H链编码。人的mtDNA由16569个碱基组成，果蝇由16019个碱基组成。现已知线粒体的基因组至少含有13个蛋白质基因、22个tRNA基因和2个rRNA基因。蛋白基因包括细胞色素b基因（Cyth）、细胞色素氧化酶3个亚基基因（COXⅠ、COXⅡ、COXⅢ）、NADH氧化还原酶7个亚基基因（ND1、ND2、ND3、ND4、ND4L、NDS、ND6）和ATP酶2个亚基基因（ATPase6、ATPase8），这13个蛋白或亚基都是线粒体内膜呼吸链的组分。另外，还有一些耐药性基因也在mtDNA上。哺乳动物mtDNA基因组上基因之间无间隔区，基因中亦无内含子，甚至有基因重叠现象。

二 原核生物基因组

根据生物的细胞结构等特点，生物可分为原核生物和真核生物两大类。原核生物结构简单，多是单细胞生物，它们的核物质分散，没有核膜包绕，遗传物质也比较简单，只有一个环状的DNA，不含组蛋白，无核仁，只有核糖体一种细胞器。细菌、立克次体、支原体、衣原体等都属于原核生物。真核生物较为复杂，有真正的细胞核，遗传物质与蛋白质结合形成染色体而集中在细胞核中。多细胞动物、植物等都属于真核生物，但也有酵母等单细胞真核生物。病毒、噬菌体既不是原核生物，也不是真核生物。它们不能独立生活，必须寄生在宿主细胞内。下面将分类阐述各种生物的基因组。

（一）原核生物基因组一般特征

原核生物基因组通常比较简单，其基因组所含的基因有数百至数千个。一般来说，原核生物的基因数与其基因组的大小呈正相关。

1. 类核结构

原核生物的基因组通常比较简单，它们的核物质只是散在分布于细胞质中，没有核膜，没有核仁，不含组蛋白，仅仅由一条环状双链DNA分子构成，不形成明显的细胞核，故称为类核。在细菌中，除了染色体中的DNA，在细胞质中也存在有遗传物质，即质粒。

2. 一个复制起始点

与真核生物不同，原核生物的基因组中通常只有一个DNA的复制起始点。

3. 操纵子结构

原核生物的基因多以操纵子的形式存在。操纵子由调控区与信息区组成，上游是启动子和操纵元件组成的调控区。启动子是同RNA聚合酶结合并能启动转录的特异性DNA序列，操纵元件是特异的阻遏物结合区。原核生物绝大多数的结构基因按照功能的相关性成簇地串联于染色体上，连同其上游的调控区（即启动子和操纵元件）以及下游的转录终止信号共同组成了一个基因表达单位，此即为操纵子结构。一些操纵子的表达调控机制已经研究得非常清楚，如乳糖操纵子、阿拉伯糖操纵子及色氨酸操纵子等。

4. 原核生物的结构基因

原核生物的结构基因是连续的，它的RNA合成后不需经过剪接加工，这一点与真核生物不同。

（二）质粒

1. 质粒的命名

许多细菌除了在类核中含有较大的环状染色体DNA外，在细胞质中还有一个或多个小的环状DNA分子。这些存在于细菌染色体以外的、具有自主复制能力的环状闭合的双链DNA分子称为质粒。

质粒的分子质量大多在（4～100）$\times 10^6$Da，分为大、小两类：大质粒可含几百个基因，占染色体的1%～10%；小质粒仅有20～30个基因，约占染色体的0.5%。质粒广泛存在于细菌内，已知50多个属的细菌都有质粒存在。此外，酵母菌和其他一些真菌中也有质粒。

2. 质粒的种类

质粒的基因可赋予细菌很多重要的生物学性状，按此可将质粒分为如下几种类型：①耐药性质粒或R质粒；该质粒的编码产物决定细菌的耐药性。例如携带β-内酰胺酶的质粒可使宿主菌对β-内酰胺类抗生素（如青霉素和氨苄青霉素等）产生耐药性。②致育性质粒或称F质粒；该质粒与细菌的有性生殖有关，可编码性菌毛，介导细菌之间的接合作用。有F质粒的细菌为雄性菌，能长出性菌毛；无F质粒的细菌为雌性菌，无性菌毛。③毒力质粒或Vi质粒：该种质粒编码与细菌致病性有关的毒力因子。如致病性大肠埃希菌产生的耐热性肠毒素是由 Vi 质粒编码的。另外，某些金黄色葡萄球菌产生的表皮剥脱毒素就是由该菌所携带的毒力质粒所编码。④细菌素质粒：该质粒编码各类细菌素。如 Col 质粒编码大肠埃希菌产生大肠菌素。细菌素对同品系或近缘的细菌有抑制作用。⑤代谢质粒：编码与代谢相关的酶类。如沙门菌发酵乳糖的能力通常由质粒决定，还有编码产生硫化氢、脲酶和枸橼酸盐利用酶的多种质粒。有些细菌的质粒可同时具有多种功能，如某些耐药性质粒上带有编码毒力的基因，因此携带该质粒的细菌不仅有耐药性，其致病性也得到了增强。

3. 质粒的特性

质粒具有如下一些特性：①具有自我复制的能力。一个质粒为一个复制子，在细菌内可复制出拷贝。有的质粒拷贝数只有 1～2 个，与细菌染色体的复制同步，为紧密型质粒；有的质粒拷贝数较多，可随时复制，与细菌染色体的复制不相关，为松弛型质粒。②质粒 DNA 所编码的产物能赋予细菌某些特定的性状，如致育性、耐药性、致病性和某些生化特性等。③质粒不是细菌生命活动所必需的物质，可自行丢失或经人工处理（如紫外线、高温、溴乙锭等）而消除，但质粒编码的性状大多数对细菌有利，起到保护作用。随着质粒的丢失和消除，质粒所赋予细菌的性状也随之消失，但细菌仍能存活。④质粒具有转移性，可以在同种、同属的细菌内转移，也可以在不同种属间的细菌间转移，其所携带的性状也随之转移，如质粒从对抗生素耐受的细菌转入对抗生素敏感的细菌内，使后者转变为耐药菌。滥用抗生素会使这种质粒在致病菌中播散，形成多重耐药菌株。⑤质粒可分为相容性和不相容性两种。几种不同的质粒同时共存于一个细菌内称为相容性质粒，反之称为不相容性质粒。

4. 工程质粒的应用

基因工程或称为 DNA 重组技术、遗传工程等，是以分子生物学为基础的生物学技术，通过此技术可人为地改变生物的基因型和获得大量特定的蛋白质，用于许多疾病的治疗。由于质粒非常小，比较容易从细菌和酵母菌中完整地提取，因此成为基因工程最常用的载体之一。

基因工程的步骤大致分为以下几步：首先，从其他生物体的基因组中分离出带有目的基因的 DNA 片段，然后将其连接到分离出的质粒或其他载体上，形成重组体；再把重组体（即经过重组的质粒）重新导入正常的宿主细胞并进行筛选，重组后的质粒可以复制并进行转录。虽然目的基因并不是该细胞正常基因组的一部分，是被导入质粒中的，但也可以使宿主细胞产生由目的基因编码的蛋白质。因此，通过这种手段，可以解决一些合成成本高或分离纯化困难的药物的生产问题，如已经临床应用的重组胰岛素、干扰素、乙型肝炎病毒表面抗原疫苗等，为一些疾病的治疗开辟了新的途径。

pBR322 是第一种人工构建的载体，来自大肠埃希菌，长度为 4361bp，是分子生物学中最常用的一种质粒，它上面有多种内切酶的酶切位点。此外，pUC18/pUC19、pUC118/pUC119、pSP64/65 等质粒也可作为基因工程的载体。

（三）大肠埃希菌基因组

大肠埃希菌的基因组是了解得比较透彻的基因组。它的遗传物质由染色体 DNA 及质粒 DNA 组成。染色体 DNA 是环状双链分子，相对集中地分布在一个区域，形成类核。基因组分子量为 2.64×10^9 Da，总长度约为 4.6×10^6 bp，整个基因组约有 3500 个基因，已经定位的有 1400 多个。一个基因的长度约为 1500bp，染色体 DNA 的总长度为 1100～1400μm，约为大肠埃希菌菌体长度的 1000 倍，所以染色体的 DNA 在细菌内一定是由高度凝聚和紧凑的三级结构折叠所形成。

大肠埃希菌染色体基因组中已经鉴定的基因大多是编码酶类及编码核糖体大小亚基的基因。几乎所有的大肠埃希菌的基因都是单拷贝基因，基因组中几乎都由结构基因组成，其他非必需的基因很少。一些功能上相关的结构基因串联在一起形成操纵子结构，并由一个启动子转录调控。

三　真核生物基因组

真核生物的基因组由核内染色体 DNA 和核外细胞器 DNA 组成，核外细胞器 DNA 包括线粒体 DNA 和叶绿体 DNA。

（一）真核生物基因组一般特征

1. 体细胞一般为双倍体

真核生物的基因组 DNA 与蛋白质结合，以染色体的形式储存于细胞核内。体细胞的基因组是双倍体，即有两份同源的基因组。

2. 真核基因组远大于原核基因组，具有许多复制起始点

真核生物的基因组比较庞大，远远大于原核生物的基因组。如人的单倍体基因组大约含有 2.5 万个基因，由 3×10^9 个 bp 组成。由于真核生物的染色体 DNA 很大，所以其复制速度要慢于原核生物。但是真核生物染色体 DNA 上有多个复制起始点，相距 5～300kb，可以在多个复制起始点上同时开始复制，而且是双向复制，所以从总体上来说真核生物的 DNA 可以快速合成。目前真核生物基因组中，只有酵母的染色体 DNA 的复制起始点是已知的。

3. 单顺反子结构

真核生物的基因转录产物为单顺反子，即一条 mRNA 链只含有一个翻译起始点和一个终止点，因而一个基因只编码一条多肽链或 RNA 链；而在原核生物中，通常是几种不同的 mRNA 连在一起，相互之间由一段短的不编码蛋白质的间隔序列所隔开，这样一条 mRNA 链可含有指导几种蛋白质合成的信息，这种 mRNA 叫作多顺反子 mRNA。

4. 断裂基因

大多数真核生物的显著特征就是在编码区内含有非编码的插入序列，因此它们的结构基因是不连续的，称为断裂基因。真核生物基因组中非编码序列多于编码序列。在人类基因组中，编码序列约占基因组总 DNA 量的 3%，非编码序列占 95%以上。编码序列称为外显子，非编码序列中主要是基因的内含子，另一部分便是调控序列和重复序列。真核生物基因组中，内含子比外显子长很多，如编码卵白蛋白的基因，内含子可占基因总量的 85%。外显子在基因转录后经剪接连在一起，形成成熟的 mRNA；但内含子在转录后加工过程中被剪切掉，所以不存在于成熟的 mRNA 中。

5. 重复序列

真核基因组的非编码序列中存在许多重复序列，根据 DNA 序列出现频率的不同，可分为单拷贝序列、中度重复序列和高度重复序列。单拷贝序列在基因组中只出现一次或少数几次，中度重复序列重复几十至几万次，高度重复序列的重复次数可达百万次以上。真核基因组的重复序列可以高达总 DNA 量的 50%。重复序列的功能主要与基因组的稳定性、组织形式以及基因的表达调控有关。

6. 端粒

真核生物染色体 DNA 是线性分子，线性 DNA 不如环状 DNA 稳定，在某些情况下会发生染色体断裂，在断端之间发生融合而连接起来，甚至被核酸酶降解。但正常情况下，线状 DNA 末端并不融合，也不会被核酸酶降解而出现遗传信息的丢失，这是因为染色体末端存在着一种特殊结构——端粒。端粒由重复序列组成，是 DNA 和蛋白质在染色体末端膨大形成的一种结构，能保护染色体末端，避免其融合或被降解。

DNA 复制时，RNA 引物被降解后，始终会有一个间隙无法弥补，而且细胞每分裂两次，DNA 双链就会缩短一小段。端粒在染色体末端能依靠自身的缩短保护染色体，但端粒渐进式的缩短最终还是会危及染色体的结构。20 世纪 80 年代，Blackburn 实验室在四膜虫中发现并纯化了一种核糖核蛋白酶，是由 RNA 和蛋白质组成的，即端粒酶。端粒酶实质上是一种以自身 RNA 为模板的特殊的逆转录酶，它能催化端粒延长，形成并不断弥补端粒，保证 DNA 分子不会在复制过程中逐渐缩短，防止遗传信息丢失。

适度的端粒酶活性对于细胞的正常增殖非常重要。如果端粒 DNA 变短甚至消失，会使染色体稳定性下降，引起衰老。研究发现，生殖细胞和胚胎细胞的端粒长度要长于体细胞。随着分裂次数的增加，端粒会逐渐缩短，当端粒缩短至一定程度，有可能危及染色体内遗传信息的序列时，就会启动细胞凋亡程序导致体细胞凋亡。生殖细胞端粒酶有较高的活性，可保证种族繁衍时遗传信息的高度稳定性。正常体细胞内端粒酶活性一般较低，可能存在端粒酶抑制机制，细胞会在分裂几代后衰老死亡。反过来，如果由于某种原因使端粒酶活性持续增强，端粒

DNA 不断延长，细胞会不停分裂，则有可能导致癌变。

（二）细胞质基因组特征

20 世纪 60 年代初，科学家用电子显微镜观察玉米等植物叶绿体的超薄切片，发现在叶绿体的基质中有一些非常细的纤维，把这些纤维用 DNA 酶处理后，这些纤维消失了。由此证明，这些纤维就是叶绿体的 DNA。后来，科学家用生物化学方法证明了细胞的线粒体中也存在着 DNA。线粒体和叶绿体中的 DNA 都能够进行半自主复制，并通过转录、翻译控制某些蛋白质的合成。因此，为了与细胞核的基因相区别，将线粒体和叶绿体中的基因称为细胞质基因。那么细胞质基因组主要就是指线粒体基因组和叶绿体基因组，下面主要介绍线粒体基因组。

线粒体普遍存在于需氧呼吸的真核细胞的细胞质中，其主要功能是通过呼吸链复合物产生能量。生物体生命活动所需的 95%的能量都来自线粒体的氧化磷酸化，它也是产生自由基的场所。动物细胞线粒体 DNA 含有 37 个编码基因，分别编码 2 个 rRNA、22 个 tRNA 和 13 种蛋白质。目前已经发现 mtDNA 中有 50 多种点突变和 200 多种基因组重排与人类大脑、心脏、骨骼肌、肾脏和内分泌腺等多种器官和组织的病变有关。

线粒体有如下遗传特性。①mtDNA 复制具有半自主性：mtDNA 复制的半自主性指 mtDNA 能够独立复制、转录和翻译，但由于大量维持线粒体结构和功能的大分子复合物及大多数氧化磷酸化酶均是由核 DNA 编码的，故其复制也受核 DNA 的制约。②线粒体基因病为母系遗传：mtDNA 的母系遗传是指母亲将自己的 mtDNA 遗传给她的所有子女，她的女儿们又将其 mtDNA 传给下一代。这是因为精子只提供染色体 DNA，而受精卵中的细胞质全部来自卵子，所以即使精子中有少量 mtDNA，与卵子大量 mtDNA 相比，精子 mtDNA 对基因型的影响也是微乎其微的。目前认为，在没有发生突变的情况下，母系直系亲属间的 mtDNA 序列是完全一致的。③异质性：在细胞发育过程中，mtDNA 分子彼此独立复制，并不涉及基因重组，且 mtDNA 复制过程具有更高的出错率，这些因素导致个体 mtDNA 分子存在诸多差异，称为异质性。但是 mtDNA 在传递过程中存在遗传瓶颈，即不同组织和细胞中的大量线粒体会随卵母细胞的成熟大量减少，限制了 mtDNA 变异体在后代中的传递，所以人群中只有 2%～8%的人存在异质性。④阈值效应：只有当 mtDNA 突变数达到一定的数量和比例时，才能引起某组织或器官的功能异常，即存在阈值效应。⑤mtDNA 突变率高：mtDNA 排列紧密、无间隔区且部分区域存在重叠，因此，任何突变都可能会累及基因组中的重要功能区。同时，由于缺乏组蛋白的保护及有效的 DNA 修复系统，加上 mtDNA 位于线粒体的内膜，易受自由基侵袭而发生突变，因此 mtDNA 突变频率较高，是染色体 DNA 的 10～20 倍。而且，突变 mtDNA 的发生和积聚具有年龄依赖性，即随着年龄的增加 mtDNA 发生突变呈水平性积聚，氧化磷酸化的功能则下降。⑥多拷贝：体细胞核基因组 DNA 为二倍体，而 mtDNA 为多倍体。因此，mtDNA 具有更高的检出率，适合用于陈旧、降解及无染色体 DNA 的待检标本如骨骼、牙齿、毛发等的检测。

第二章

临床微生物学检验

第一节 临床微生物学检验的基础

一 临床微生物学检验概述

（一）微生物的基本概念

根据结构、化学组成及生活习性等差异，微生物可分成以下三大类。

1. 真核细胞型微生物

大多由多细胞组成，细胞核分化程度较高，有核膜、核仁以及染色体；胞质内有完整的细胞器（如内质网、核糖体及线粒体等）。细胞壁由纤维素、壳多糖构成，如真菌和原虫。

2. 原核细胞型微生物

它们由单细胞组成，细胞核分化程度低，仅有原始核质，没有核膜与核仁；细胞壁由肽聚糖构成，缺乏完整的细胞器。这类微生物种类众多，有细菌、螺旋体、立克次体、支原体、衣原体以及放线菌。

3. 非细胞型微生物

体积微小，能通过细菌滤器，无典型的细胞结构，亦无产生能量的酶系统，仅能在活细胞内生长繁殖。病毒、亚病毒以及朊粒属于此类微生物。

（二）微生物的分类

寄居在人类体表和体内的微生物可分为以下几类。

1. 正常微生物丛或正常菌群

指定居在人类皮肤和黏膜上的各类非致病微生物，在正常情况下是无害的，而且有的还具有拮抗外来菌的侵袭和定居以及提供人类必需的营养物质（如多种维生素及氨基酸等）的作用。

2. 条件致病性微生物

原属正常菌群中的细菌，不会导致疾病，由于机体抵抗力下降，微生物寄居部位改变或寄居微生物菌群平衡失调，此时该菌可以致病。

3. 病原微生物

是指有一小部分微生物能导致人类或动植物的病害，影响人类健康与生命，这些具有致病性的微生物称为病原微生物。

（三）微生物学的基本概念

微生物学是研究微生物的进化、分类，在一定条件下的形态、结构、生命活动规律及其与人类、动物、植物、自然界相互关系等问题的科学，是生命科学中的一门重要学科。随着研究范围的日益扩大及深入，着重研究微生物学基本问题的有普通微生物学、微生物分类学、微生物生理学、微生物遗传学、微生物生态学以及分子微生物学等。按研究对象又分为细菌学、真菌学以及病毒学等。按研究和应用领域可分为农业微生物学、工业微生物学、医学微生物学、食品微生物学、兽医微生物学、海洋微生物学以及土壤微生物学等。

（四）医学微生物学的基本概念

医学微生物学主要研究和人类疾病有关的病原微生物的形态、结构、代谢活动、致病机制、遗传和变异、机体的抗感染免疫、实验室诊断及特异性预防等，以控制及消灭传染性疾病和与之有关的免疫性疾病。

临床微生物学属医学微生物学范畴，又称为诊断微生物学，为一门与临床医学、基础医学和预防医学相结合的交叉学科，又是检验医学中重要和成熟的专业之一，侧重研究感染性疾病快速、准确诊断病原体的策略及方法，为感染性疾病的诊断和治疗提供依据，为预防和控制疾病的传播制订策略。

（五）新发与再现传染病的研究

WHO宣布，近30年来新发现了29种新病原体。O157出血性肠炎、疯牛病、O139霍乱弧菌感染、新型肝炎病毒感染、埃博拉出血热、埃立克体和肺炎衣原体感染、肠病毒71型感染、SARS、莱姆病、艾滋病、禽流感、结核病等新发与再现传染病传染性强、传播迅速、病死率高，严重危害人类健康，对经济发展和社会稳定造成巨大影响。

1. 禽流感的研究

禽流感病毒基因组编码蛋白的生物学特性，人感染禽流感病毒后机体的免疫特点及变化规律，人禽流感的发病机制，病毒感染状况的流行病学，人禽流感遗传易感性，病毒病原学监测，病毒变异规律，新型禽流感病毒复制子疫苗研究等。

2. 人类免疫缺陷病毒（HIV）感染的研究

HIV 的致病机制，HIV 整合、复制和 H1V 突破宿主细胞防御系统分子机制；新型治疗性疫苗研制等。

3. 流行性感冒病毒的研究

内容包括病毒蛋白和机体的相互作用、可能的致病机制、流感疫苗的研究等。

另外，SARS、结核病、血吸虫、支原体/衣原体感染及主要人畜共患病等再发传染病的蛋白组学、生物信息学及功能基因组学技术研究，都得到了进一步关注。

（六）肝炎病毒变异与耐药机制的研究

肝炎病毒基因结构及调控机制，细胞、机体对病毒应答产生的蛋白质表达谱、代谢谱以及调控机制的研究，肝炎病毒基因型与基因亚型分布状况，菌种演变规律，耐药基因、耐药位点的规模筛查，抗病毒治疗药物的靶点更替，敏感位点缺失的动态监控，变异病毒的耐药机制都是当前研究的热点。

（七）重要细菌耐药机制及传播机制的研究

当前比较关注的耐药性细菌主要有：①耐甲氧西林，并对万古霉素敏感性降低的金黄色葡萄球菌（MRSA）。②耐万古霉素的肠球菌（VRE）。③耐青霉素和多重耐药的肺炎链球菌（PRP）。④产生超广谱 β-内酰胺酶（ESBL）的肺炎克雷伯菌和大肠埃希菌。⑤持续高产染色体Ⅰ型酶的阴沟肠杆菌和产气肠杆菌。⑥产碳青霉烯酶（KPC）的肠杆菌。⑦多重耐药的铜绿假单胞菌、嗜麦芽窄食单胞菌以及不动杆菌。

在对临床常见致病微生物耐药性进行持续监测的基础上，及时发现新的耐药表型，采用分子生物学技术筛选新的耐药基因和相关调控基因，揭示重要病原微生物新耐药基因的功能及传播规律，为耐药病原体控制及感染治疗提供新的理论依据和手段。

（八）快速病原学诊断方法研究

快速病原学诊断方法研究包括：直接从临床标本中检查微生物抗原、应用快速凝集试验检查与鉴定微生物、快速检出细菌的毒素、快速细菌药物敏感性试验。

1. 直接从临床标本中检查微生物抗原

应用单克隆抗体结合各种形式的标记技术能够检出临床标本中痕量的微生物抗原，将细菌或病毒培养过程免去，直接完成微生物感染的快速诊断。比如针对结核分枝杆菌的表面抗原或者脂阿拉伯甘露聚糖（LAM）制成单抗，用酶联免疫吸附试验（ELISA）或斑点 EIA 法直接检测标本中的 TB 抗原；应用斑点酶免疫测定（EIA）、荧光免疫试验（FIA）或金标法检测沙眼衣原体、淋病奈瑟菌、肺炎支原体直观、快速；通过检测念珠菌细胞壁的β-1,3 葡聚糖（G 试验）和曲霉菌半乳甘露聚糖（GM 试验）快速诊断深部真菌感染；ELISA 法直接检测粪便中 O157 型大肠埃希菌抗原；EIA 法直接检查粪便中的幽门螺杆菌抗原和脑脊液中的肺炎链球菌等，都有很大进展。

2. 应用快速凝集试验检查与鉴定微生物

各种不同载体如聚苯乙烯粒子、炭末、明胶粒子以及含蛋白 A 的金黄色葡萄球菌、胶体金等制成凝集试剂测定标本中的不同微生物。比如直接测定粪便标本中的轮状病毒、脑脊液中的多种病原体（肺炎链球菌、脑膜炎奈瑟菌、B 型流感杆菌），以及链球菌的分群（A、B、C、D 等群）和葡萄球菌的凝固酶或 DNA 快速试验。

3. 快速检出细菌的毒素

从临床标本中直接检出细菌的毒素常比细菌培养更可靠。目前已应用难辨梭菌毒素的单抗以快速凝集或 E1A 法自粪便标本中直接检出毒素 A 或 B 进行诊断；应用反向被动乳胶凝集法快速检测葡萄球菌的 TSST1，可及时诊断出由葡萄球菌所致的中毒性休克综合征。产毒素大肠埃希菌（ETEC）感染的诊断主要通过检查细菌的热敏毒素（LT）与耐热毒素（ST）可应用其单抗以多种免疫学手段检出。

4. 快速细菌药物敏感性试验

用 Nitrocefin 纸片法能够快速检查革兰氏阳性球菌、流感嗜血杆菌、淋病奈瑟菌、卡他莫拉菌的 β-内酰胺酶。快速鉴定 MRSA 与 MRCNS 的快速乳胶凝集试验可检出亲和力降低的青霉素结合蛋白。BBL 公司的 MGIT 在结核分枝杆菌 TH9 培基中加入利福平、异烟肼等药物及荧光指示剂。在 365nm 的紫外灯下观察是否有荧光而判定敏感或者耐药，试验只需 4～5 小时，从而实现快速结核分枝杆菌药敏试验。Jacobs 等把荧光酶的基因导入结核分枝杆菌的噬菌体，噬菌体只侵入活的结核分枝杆菌而发出荧光。把菌体与一定浓度药物作用后，如菌体存活则感染噬菌体，可在荧光显微镜下观察到荧光，就是耐药菌；而无荧光者是敏感菌。

（九）微生物学检验的发展

微生物学检验利用微生物学基础理论与技能，掌握各类临床相关微生物特性，通过系统的检验方法，及时准确地对临床标本做出病原学诊断和抗菌药物敏感性的报告，为临床感染性疾病的诊断、治疗以及预防提供实验依据。

20 世纪 70 年代开始，计算机和数码信息技术的发展并与微生物技术相结合，诞生了微生物数码鉴定技术，进一步创造出半自动和全自动微生物鉴定和药敏分析仪，使得传统的微生物手工操作技术进入了自动化和微量化时代。

20 世纪 80 年代，免疫学技术的飞速发展并向微生物领域渗透，各种免疫标记及分析技术的应用，从传统的免疫荧光、放射核素以及酶联三大标记技术到时间分辨荧光、电化学发光等技术的发展大大提高了免疫分析的敏感性，而单克隆抗体制备和即多肽抗原合成技术大大提高了免疫反应的特异性，加上自动免疫分析仪的诞生，为感染性疾病的血清学诊断提供了许多简便、快速、灵敏以及特异的新手段。

20世纪90年代，分子生物学技术的发展，核酸杂交技术、基因测序以及PCR扩增技术的应用，使得某些不能培养、培养需很长时间和需特殊培养条件的微生物导致的感染性疾病的基因诊断成为可能。

近几十年来，ELISA快速检测抗原及抗体技术已被普遍应用，简化了过去烦琐的微生物学检验手续，尤其是通过采用单克隆抗体，进一步提高了检测的特异性和敏感性。目前已制备出许多诊断试剂盒，其中病毒快速诊断试剂盒的广泛应用，使过去长期难以实现的病毒病的快速实验室诊断成为现实。目前许多实验室正在探索把基因探针和聚合酶链反应（PCR）用于微生物的快速检验中。

二 分子生物学技术

（一）核酸探针技术

核酸探针技术就是选择某一组病原体特异的基因序列，进行克隆、合成，制备探针，探针与临床标本中的靶DNA或者靶RNA杂交。核酸探针与靶核酸互补序列的结合有高度特异性，可在种或高于或低于种的水平鉴定病原体。

最常用的DNA探针杂交方法为液相、固相以及原位杂交。液相杂交速度最快，成功的关键是使用不能自身杂交的单链探针。固相杂交技术是在液体环境中，结合在尼龙膜或硝酸纤维素膜上的核酸与核酸探针杂交，洗去未结合探针，通过对掺入探针内的具有发光、荧光、放射或酶活性等基团的检测来鉴别靶核酸。原位杂交技术检测固定于显微镜载玻片上的全细胞或组织，待检组织中的核酸与探针杂交，杂交原理与固相杂交相似。

核酸探针技术已常规应用于临床分枝杆菌实验室，以鉴定分枝杆菌的属种。

DNA探针技术在难培养的病原体如HPV、HBV以及EB病毒等的检测方面具有突出优势。

（二）核酸扩增技术

1. PCR结合探针杂交

在常规琼脂糖凝胶电泳后，DNA转移至固相物，如硝酸纤维素膜或尼龙膜上，再经特异探针的杂交进行鉴定。结合了放射性或荧光素标记探针的杂交膜用X射线感光片曝光，杂交产物显出黑色条带。酶标探针可通过发光或产生颜色显现。由凝胶电泳扩展而来的单链构象多态性（SSCP）分析及限制性片段长度多态性（RFLP）分析用于耐药基因或突变检测等。

2. 显色微量滴定板系统

类似于酶联免疫试验，扩增的DNA被预先附着于微量滴定板孔的塑料表面的互补单核苷酸捕捉探针捕获，加入酶偶联物和相应底物后颜色发生改变，然后进行测定。

3. 扩增产物的直接测序

直接测序是分析扩增产物的一种简单、快速且准确的方法。

4. 化学发光技术

化学发光标记的发展明显提高了非放射性探针试验的灵敏度。这类技术具有效期长、重复性好、检测时间短、容易自动化等特点。

5. PCR电喷雾离子质谱

通过电喷雾离子质谱分析PCR产物，即分析若干靶位的核酸组成，具有快速、高通量的优点，但是费用昂贵。目前可用于真菌、呼吸道标本的检测。

（三）基因芯片

点阵杂交是利用附着在固相支持物表面的成千上万的单核苷酸作为探针，带标记的待检靶核酸的扩增产物与探针杂交，在点阵的不同位点上出现特异杂交信号，读取杂交反应产生的图谱，对扩增产物做进一步分析。点阵杂交的优点为能分析复杂的扩增混合物。

基因芯片高通量筛选的特点显著提高了工作效率。然而，目前的基因芯片技术尚需完善。在一个芯片上固定多个探针，不同探针的最佳杂交条件可能差别较大，寻找对所有探针都适合的杂交条件是关键且难度较大的环节。基因芯片技术不能直接检测标本，需先进行聚合酶链反应扩增，这与PCR技术相比临床应用有限。应注意在选择基因芯片系统前应认真评价其敏感性、特异性和重复性。

（四）分子生物学技术的质量保证

分子生物学实验室的质量保证措施与其他实验室相比更昂贵、更复杂。病原学诊断分子生物学技术除满足分子生物学实验室的质量保证要求外，在以下方面需特别关注：分析前的质量控制措施、分析中的质量控制措施、分析后的质量保证。

1. 分析前的质量控制措施

标本的采集及处理是结果准确可靠的前提，标本处理不当及实验体系中抑制剂的存在将导致假阴性结果。标本处理方法与标本类型及来源有关，标本应随时处理或于－80℃保存，但不可反复冻融（将降低病毒效价）。核酸样品应浓缩并溶于适宜扩增的水溶液中。

（1）血标本　分为血浆、血清、全血和白细胞。全血标本用于几种病原体的核酸检测。白细胞主要用于细胞内病毒的检测。一般病毒RNA的病毒颗粒形式比提纯形式稳定，所以重复检测最好重新提取 RNA。

（2）痰标本　痰为诊断结核最常用的标本。成功地制备痰标本首先必须分离核酸及抑制物。酚氯仿抽提，再以乙醇沉淀用于痰标本处理。借助硅藻颗粒吸附 DNA，再用去污剂反复冲洗可得到纯度比较高的 DNA 模板。结核杆菌死菌也能提取出 DNA，但是患者可能并不处于活动期。从痰中提取 RNA 进行扩增可解决此问题。然而，RNA 分子容易降解，在提取 RNA 前应进行有效预处理。

（3）粪标本　粪便为最难用于核酸扩增的临床标本。目前已有几种方法用于粪便处理，例如，用 Chelex 100 分子生物树脂处理后再用溶剂抽提，免疫磁珠提取，溴化六羟甲基三聚氰胺处理后酚氯仿处理等。

（4）其他标本　尿标本用于检测性传播病原体（沙眼衣原体、淋病奈瑟菌等）。少量的脑脊液标本就可用于 HSV 脑炎或脑膜炎的检测，是一种快速非侵入性诊断方法。定量 PCR 技术用于检测淋巴结中疱疹病毒 6 型与 7 型。检测伯氏疏螺旋体时，滑膜液是很好的标本。胃黏膜标本用于检测幽门螺杆菌。

2. 分析中的质量控制措施

分析实验结果的重要保证是核酸扩增试验的各种对照和标准的设置。有效地设立各种对照有利于预防假阳性与假阴性结果的产生。核酸扩增的定量分析更需要设置精确的外参照物或内参照物。

3. 分析后的质量保证

（1）病原体核酸存在与病原体的活性

分子诊断阳性结果提示标本中存在病原体核酸，无法判断病原体的活性。检测 mRNA 可避免受病原体干扰。

（2）基因存在与致病性

① 研究的表型或者特征明显与致病菌株有关，与非致病菌株无关。②特异性灭活可疑的毒力基因或者基因群导致毒力降低。若灭活的基因存在于重组宿主所携带的克隆中，则该突变基因能与原宿主中该基因的野生型拷贝交换，交换后丧失毒力。③基因的野生型拷贝替换突变型拷贝后，原菌的致病性完全消失。

（五）分子生物学技术的应用

分子生物学技术在临床生物学检验中的应用包括以下几方面：病原体检测、微生物分类及同源性分析、微生物耐药性检测、疗效观察和预后评估、疾病的预防和控制、流行病学研究和医院感染调查。

1. 病原体检测

分子生物学技术检测病原体，特别是对不能培养、需要特殊培养基或特殊培养条件或生长缓慢的微生物检测具有明显优势。从临床标本中提取微生物 DNA 或 RNA，分析病原体特异的核酸序列，而无须考虑病原体的生理学性质或生存能力。

Tropheryma whipplei 是惠普尔病的病原体，在普通培养基上不生长，也缺乏血清学诊断方法，通过广谱引物扩增 16S rRNA 并测序才首次成功鉴定该病原体。

2. 微生物分类及同源性分析

rRNA 分子包含几个功能不同的区域，有些区域序列高度保守，有些则高度变异，这些特征可作为鉴定细菌的分子标记。同一种细菌 16S rRNA 序列具有稳定的基因型特征，对 16S rRNA 基因测序可以在属或者种水平鉴定细菌，该方法尤其适用于鉴定体外不能或不易培养的病原体，也可以用于鉴定未知新菌种。通过质谱技术对主成分进行分析，亦可用于病原体的同源性分析和院感暴发的检测。

3. 微生物耐药性检测

细菌的耐药表型一般由其耐药基因型所介导，耐药基因型的产生主要有：①获得具有耐药表型的外源性基因。②细胞自身基因的突变而引起表型改变（包括抗菌药物靶位改变），增强了外排机制，导致外膜蛋白改变，造成抗菌药物渗透障碍等。

分子生物学技术在耐药性检测中的应用主要包括：①仲裁药敏结果，指导临床治疗。②先于培养及药敏结果指导临床治疗。③特定耐药菌的流行病学研究。④作为金标准对新的敏感性试验方法进行评价，尤其是对于药敏折点结果的判断。⑤发现新的耐药机制。

质谱技术能够定量检测图谱中多肽/蛋白峰强度的变化，根据质谱峰强度的变化反映微生物数量和生长速度的变化及通过比较菌株在有或无抗生素存在条件下的生长情况，分析菌株对抗生素的敏感性也可通过检测携带耐药基因菌株的生物标志峰检测相应的耐药菌。

4. 疗效观察和预后评估

基于 PCR 扩增的定量方法对于治疗效果观察和预后评估具有重要意义。

各种 HCV 基因型的感染能力、致病性以及对抗病毒治疗的反应性存在明显差异，干扰素治疗效果与 HCV 基因（亚）型有关。干扰素对于 3a 型感染患者治疗效果最好，1a 型次之，而 1b 型则几乎没有疗效。拉米夫定是目前治疗 HBV 感染的主要药物之一。然而，在药物和人体免疫选择压力下，YMDD 基因序列易发生突变，突变的 HBV 对拉米夫定不敏感。目前，多种分子生物学方法均可检测、分析 YMDD 基序的突变，有助于乙肝患者尤其是治疗中症状反复的患者治疗方案的调整。

5. 疾病的预防和控制

幽门螺杆菌（Hp）感染是慢性胃炎、消化性溃疡的主要病因，且与胃癌的发生关系密切。细胞毒素相关蛋白 A（CagA）在 Hp 的致病过程中起重要作用，是 Hp 的重要毒力因子之一。CagA 阳性与 CagA 阴性的幽门螺杆菌致病性存在差异。CagA 阳性菌株感染者发生胃溃疡和胃癌的危险性增加。人乳头瘤病毒（HPV）

是女性生殖道上皮癌的常见病因。HPV 某些基因型如 16 型、18 型与肿瘤形成相关，为高危险度亚型，而 6 型和 11 型是低危险度亚型。通过 DNA 杂交分析可检测子宫颈拭子和活组织中 HPV 及其亚型。对检测结果为阳性的患者采取相应的治疗、预防措施，有助于改善预后，防止疾病传播。

6. 流行病学研究和医院感染调查

基因分型技术，如质粒分析、限制性内切酶分析以及脉冲场凝胶电泳（PFGE）等，为流行病学研究及医院感染调查提供了方便。社区疾病暴发时，采用 PCR 和其他分子技术快速检测病原体，对公共卫生安全具有重大意义。另外，分子诊断技术也成功用于医院感染病原体的调查和控制。

三　自动化检测系统

（一）自动化检测系统的分类

自动化检测系统包括自动化血培养系统、微生物鉴定系统、药敏系统。

（二）自动化血培养系统的工作原理

细菌在生长繁殖及代谢的过程中产生二氧化碳，二氧化碳可导致酸碱度、氧化还原电势等的变化。利用检测细菌生长代谢产生的二氧化碳，如采用放射性^{14}C标记技术、特殊的二氧化碳感受器或者均质荧光技术等检测培养基中酸碱度及氧化还原电势等的变化，以判断待检标本中细菌是否存在。半自动血培养仪仅有检测系统，全自动血培养仪除检测系统之外，尚有恒温孵育、电脑分析以及打印系统等。

（三）自动化血培养系统仪器的结构性能

1. 主机

全自动血培养仪设有恒温装置与振荡装置，在标本恒温培养的同时，检测系统定时监测培养瓶中细菌生长，分析监测数据，出现阳性结果时自动报警。半自动血培养仪主要利用传送系统将培养瓶逐个送到检测器进行检测及分析。

2. 计算机及其辅助设备

主要功能包括判断阴性、阳性结果，利用条形码识别标本，记录、打印结果（阳性出现时间），数据贮存与分析等。

（四）常用的血培养系统

（1）BACTEC460 系统是最早的半自动血培养仪。当指数超过规定界限时报告阳性生长。该系统比传统培养技术更快捷、灵敏，尤其是用于结核菌的培养和药敏。

(2) BACTEC9000 系列全自动血培养仪分为 9240 型、9120 型、9050 型三种。优点为速度快，准确性高，5 天培养阳性检出率为 100%（除外分枝杆菌和真菌），假阳性率低，系统安全可靠。

(3) BacT/Alert 系统是一种全自动微生物培养和监测系统，分为 120 瓶和 240 瓶两种规格。特点是仪器自动、连续监测，保证阳性标本检测的快速准确；具有强大的数据处理能力，利于流行病学统计、分析；设有内部质控，保证仪器正常运转。

(4) VITAL 系统有 VITAL 和 mini-VlTAL 两种规格，为结合 VITEK 的自动化技术和 API 的培养技术设计的全自动血培养仪。其特点是采用全新的同源荧光技术，荧光化学物质不仅能检出 CO_2 的释放，还可以感应 pH 和氧化还原电势的变化。

(5) ESP 系统培养基与 BacT/ALERT、BACTEC9000 的普通培养基的结果是可比的，与 BacT/ALERT 系统含活性炭心脑浸液肉汤相比，ESP 瓶培养系统检测较少的葡萄球菌和革兰氏阴性肠杆菌。

（五）血培养自动化系统的选择

评价、挑选和验证血培养系统非常重要，特别是仪器系统，必须参考大量设计合理、有可比性的临床评价，如 5000 次以上的比较与 500 个以上的阳性培养结果。此外，还要考虑实用性、仪器以及试剂的费用、占用空间、系统以及软件操作难度、厂家技术支持等。

（六）微生物数码分类鉴定系统

数码鉴定是利用计算待检细菌对系统中每个生化反应出现的频率总和，同数据库内条目比较，以鉴定百分率（%ID）表示每种菌的可能性。数据库由许多细菌条目组成。每个条目包括多种单项生化反应，代表 1 个细菌种或者 1 个细菌生物型。通常把所得的生化反应模式转化为数字模式（编码），然后查阅编码检索本或者电脑分析系统自动将数字转化成细菌名称。

数码分类鉴定系统由试剂条、添加试剂及检索工具配套形成的完整的微生物鉴定体系。在操作时应注意：①依据染色镜检结果、催化剂反应或者氧化酶试验初步确定被测菌株，选择合适试剂条。②挑取纯菌落按照需要配制菌悬液，接种试剂条时，同化试验的接种液面要平，既不凸起也不凹陷。有些反应杯还需加液状石蜡覆盖。③接种之后的试剂条置于适宜环境孵育足够时间。④结果分 3 种类型，即需添加试剂的反应、自发颜色反应、荧光反应。⑤有些情况下尚需添加血清学试验或者补充试验，才能鉴定到种。

（七）微生物鉴定系统

1. 半自动微生物鉴定系统

该系统将肉眼观察的实验结果输入电脑后与计算机内数据库的细菌条目做比较自动获得鉴定结果。

2. 自动微生物鉴定系统

该系统采用比色法、比浊法或荧光检测技术同时获得细菌鉴定与药敏结果。

3. 全自动微生物鉴定和药敏系统

自动化鉴定系统依据微生物代谢特点，设计一系列反应底物，检测阳性以及阴性反应模式与已建立的数据库进行比较。大多数系统利用检测 pH 改变，产色或荧光复合物释放的酶反应，不同碳源代谢活动的四唑盐指示剂，挥发性或非挥发性酸或细菌生长识别阳性与阴性反应。

（八）自动化药敏试验系统

自动化药敏试验系统包括：抗微生物药物敏感性试验肉汤稀释法自动化系统与抗微生物药物敏感性试验纸片扩散法结果阅读系统。

（九）抗微生物药物敏感性试验肉汤稀释法自动化系统

目前，抗微生物药物敏感性试验自动化系统或者检测特殊培养基中荧光基质的水解作用或者采用比浊测量法检测液体培养基中细菌生长。近年来，以荧光底物的水解为基础确定细菌对抗菌药物的耐药性，加快了药敏试验速度，并且缩短药敏试验报告时间。

评价抗微生物药物敏感性试验自动化系统的主要指标为合适的准确度，能够解释最小抑菌浓度结果。然而，当出现云雾状浑浊或者片状沉淀物时，可能被自动化阅读仪遗漏，导致不正确结果。

（十）抗微生物药物敏感性试验纸片扩散法结果阅读系统

抗微生物药物敏感性试验纸片扩散法结果阅读系统可以阅读平板抑菌圈并解释结果。系统扫描平板，利用图形分析，5 秒内确定抑菌圈直径，根据判断标准，翻译成为敏感性结果。自动化平板阅读系统可降低抑菌圈测量误差及记录错误。

相比于手工测量，自动化平板阅读系统的检测结果可重复且大体准确。然而，由于平板上的细微生长可能改变药物敏感性结果的解释，建议实验室在报告结果前，要检查细菌的细微生长，调整阅读仪。

第二节 临床微生物学实验室管理、生物安全及质量保证

一 临床微生物学实验室管理

（一）临床微生物学实验室的管理要求

（1）微生物学实验室建设应经相关主管部门审批或者备案，符合生物安全及环境保护等规定。

（2）实验室所在单位应成立生物安全委员会，每个实验室都应有专人负责生物安全管理工作，建立完善的生物安全管理体系文件与管理制度。

（3）建立健全并且严格执行各项规章制度，严格遵守相关技术操作规范和标准，确保临床检验质量。

（4）临床微生物实验室应当承担医院感染的监测及预防控制工作，严格执行消毒灭菌制度，并加强对病原微生物菌（毒）种和样本的管理。

（二）临床微生物学实验室的设施设备要求

临床微生物学实验室作为针对病原微生物检测分析的特定场所，总体设计应遵循安全、舒适以及高效的原则。实验室所用设施、设备和材料（含防护屏障）均应符合国家相关的标准和要求。建设设计应以生物安全为核心，以确保实验室人员和实验室周围环境的安全为目的，同时还要满足实验对象（样本）对环境的要求。包括实验室设计要求、实验室设施要求、实验室设备要求、准入制度。

（三）临床微生物学实验室的管理制度

为确保实验室工作的有序进行，必须制定一系列的实验室管理制度，主要包括下列内容：①实验室工作制度。②实验室安全制度。③样本的接收、检验、留样制度。④标本管理与使用制度。⑤科研工作管理制度。⑥差错事故管理制度。⑦技术人员培训进修制度。⑧计算机管理制度。⑨实验室内务管理制度。⑩生物安全管理制度包括工作人员安全防护制度、实验室安全防护制度、菌毒株保管制度、废弃物处理制度、尖锐器具安全使用制度、安全事故应急处理预案等。

（四）微生物检验的质量管理和措施

微生物实验室应当建立健全并严格执行各项规章制度，严格遵守相关技术操作规范和标准，确保临床检验质量。同时，质量保证体系中应有明确的分级责任制度，以保证检验的工作质量，保证检验、复核以及科研结果等各项报告的准确、可靠。设立质量保证监督检查员。质保督查工作应制订年度计划，定期或者不定

期检查有关部门各项质量保证制度的执行情况，写出检查记录，包括目的、日期、内容、执行情况、建议和意见、检查者姓名等。若发现重大问题应及时报告。

（五）微生物实验室的信息管理

1. 检测前的信息交流

建立标本接收制度，明确标本要求和拒收标准，并应以简洁明了的书面形式告知临床有关标本的留取、运送规则和注意事项。

2. 检测结果报告、解释和咨询

临床微生物检测结果报告包括直接报告和分段报告。其中，直接报告用于一些可以较快地直接得出的结果。

3. 临床微生物实验室信息系统

临床微生物实验室信息系统应具有下列基本功能。①信息系统涵盖整个检验流程，如申请→收费→采样→核收→质控→检测前处理→检测过程→检测后处理→审核查询等。②实验室和临床能实现数据共享，必要时可向卫生主管部门、疾病控制机构传递数据。③强大的数据处理能力，能提供累计、定期总结报告。④性能稳定，安全、保密性能好，维护和维修方便。⑤好的操作界面，易于使用者掌握。

二　临床微生物实验室生物安全

（一）生物安全水平及要求

目前我国根据所操作的生物因子的危害程度及采取的防护措施，将生物安全实验室的防护水平（BSL）分为 4 级，其中Ⅳ级防护水平最高，Ⅰ级防护水平最低。通常以 BSL-1、BSL-2、BSL-3、BSL-4 表示实验室的相应生物安全防护水平。

BSL-1 为最低级别，依据标准的实验室程序可以用于开放操作。

BSL-2 通常用于具有中等危险性、能引起人类不同程度感染的病原体。

BSL-3 用于具有明显危害的、能够通过空气传播的病原微生物。

BSL-4 用于能引起人类致死性感染、可能利用空气传播或者目前尚无疫苗等有效治疗方法的病原微生物。

临床微生物实验室通常要求达到 BSL-2 标准。

（二）生物安全保障

1. 生物安全实验室防护的基本要求

① 二级生物安全实验室建设的防护要求。②二级生物安全实验室的设备要求。③二级生物安全实验室的人员要求。④二级生物安全实验室的管理要求。⑤生物安全实验室实验人员的免疫预防要求。⑥生物安全实验室实验人员的健康

监护要求。⑦生物安全实验室实验人员的岗位培训要求。⑧实验废弃物或废水的处理要求。

2. 二级生物安全实验室安全防护设备

主要有生物安全柜、负压罩（带高效过滤系统）等。消毒灭菌设备主要有高压灭菌系统、消毒喷雾装置等，主要用于实验室空间的气体消毒和实验废弃物和污染物的无害化处理等。个人防护装备的正确使用是防止实验人员感染最为关键和重要的措施及手段，因此，个人防护装备的选择和正确使用显得十分重要。大致有口罩、防护面罩、帽子、防护服、眼罩、手套、鞋套、胶靴及呼吸器等几类。

（三）生物安全技术

BSL-2 实验室生物安全技术规范包括下列几点。

（1）若样本在接收时有损坏或泄漏，则应由穿着个人防护装备的受过培训的人员开启样本以防止泄漏或产生气溶胶。应在生物安全柜内开启此类容器。如果污染过量或认为样本有不可接受的损坏，则应将样本安全地废弃而勿开启。

（2）处理、检验以及处置生物源性材料的规定和程序应遵循良好的微生物行为标准。

（3）禁止用手对任何利器剪、弯、折断，重新戴手套或者从注射器上移去针头。安全工作行为应尽可能减少使用利器和尽量使用替代品。包括玻璃、针头、一次性手术刀在内的利器应在使用之后立即放在耐刺容器中。尖利物容器应在内容物达到 2/3 满前置换。

（4）禁止口吸移液，应使用助吸器。

（5）所有样本、培养物与废弃物应被假定含有传染性生物因子，应利用安全方式处理和处置。所有有潜在传染性或毒性的质量控制及参考物质在存放、处理和使用时应按未知风险的样本对待。

（6）操作样本、血清或培养物的全过程应穿戴适当的并且符合风险级别的个人防护装备。

（7）操作实验动物应穿戴耐抓咬、防水个人防护服及手套；应戴适当的面部、眼部防护装置，必要时增加呼吸防护，并且应在生物安全柜内操作。

（8）手套摘除后一定要彻底洗手。

（9）应采用电子灼烧灭菌装置对微生物进行接种环灭菌。

（10）样本只能在有盖安全罩内离心，所有进行涡流搅拌的样本均应放在有盖容器内。

（11）在能产生气溶胶的大型分析设备上应使用局部通风防护，在操作小型仪器时使用定制的排气罩，在有可能出现有害气体及生物源性气溶胶的地方应采取局部排风措施。

（12）有害气溶胶不得直接排放。

（13）对于新安装的生物安全柜与安全罩及其高效过滤器的安装与更换，应由有资格的人员进行，安装或者更换后应按照经确认的方法进行现场生物及物理的检测，并且每年进行一次验证。

（14）实验室应时常监测生物安全柜以保证其设计性能能够符合相关要求，应保存检查记录及任何功能性测试结果，在安全柜上应有作为检查证明的标记。

（15）所用生物安全柜的放置、设计以及类型应符合安全工作所要求的风险防护级别。

（16）实验室工作人员在实际或者可能接触血液、体液或者其他污染材料后，即使戴有手套也应立即洗手。

（17）手套摘除后、使用卫生间前后、离开实验室之前、进食或吸烟前、接触每一位患者前后应例行洗手。

（18）实验室应为过敏或者对某些消毒防腐剂中的特殊化合物有其他反应的工作人员提供洗手用的替代品。

（19）洗手池不得用于其他目的。另外，在限制使用洗手池的地点，使用基于乙醇的“无水”手部清洁产品是可接受的代替方式。

三 临床微生物检验的质量控制

（一）分析前质量保证

1. 标本的采集和运送

包括标本采集时间（时机）、采集方法与运送等。标本的采集应遵循下列基本原则：①采集时间通常应在发病早期，应用抗生素前或下次用药前（血药浓度相对较低）。②盛装细菌培养标本必须使用密封、灭菌的容器，但是容器不得使用消毒剂消毒灭菌。③标本留取完毕，尽量 2 小时内送至实验室，若有困难，可于冰箱中保存，但也应在 2 小时内送达。④送检申请单上须提供相关临床资料。⑤患者送检的标本都应按有潜在病原菌处理，防止污染传播和自身感染。

2. 微生物学实验室在收到标本后

核对申请单上内容与所送标本是否相符，送检的标本是否符合微生物学检验要求。若不符，则应注明理由退回。

（二）分析中质量保证

1. 操作手册

实验室内必须备一本根据该实验室条件编写的标准操作手册，包括所有检验项目操作。①各级人员的职责和权限。②标本采集和处理指南。③本室开展的检验项目及最低鉴定要求。④仪器操作手册。⑤培养基和试剂的配制方法。⑥质量控制方案。⑦常用参考数据。⑧实验室管理的各项规章制度（生物安全制度、内务管理制度、样品管理制度等）。

2. 培养基的质量控制

对自制的培养基应进行以下程序的质量控制。①一般性状；②无菌试验；③性能试验。

3. 试剂、染色液和抗血清的质量控制

① 试剂及染色液；②抗血清的质量控制。做好体外抗菌药物敏感试验的质量控制工作。

（三）分析后质量保证

微生物检验的分析后质量保证包括鉴定、药敏结果的报告、解释、复核以及结果报告后的临床反馈。复核主要体现在两方面：一是菌种的复核，二是检查药敏结果与菌种是否吻合，也就是分析药敏结果与鉴定出来的菌种是否一致。若发现药敏谱与菌种的普遍表现有异常时，就需分析异常是来自药敏试验差错或鉴定差错，还是源自此株菌自身产生的变异或特殊表现。此时就需分析并与原始资料相比较，看问题出自哪一环节。在配置有先进细菌鉴定仪的实验室可以借助仪器内设专家系统得到有关鉴定菌与药敏结果的分析与报告。微生物检验质量保证的最后一步是临床反馈。借助对一些重要患者或者特殊感染患者报告单发出之后临床对结果的接受情况及患者治疗效果的监测及回顾分析，以最终验证检验结果的可靠性。

四 实验室消毒

（一）方法及原理

消毒、灭菌方法有物理方法、化学方法。消毒灭菌技术包括热力、化学（液体或气体）、辐射（γ辐射和紫外线）、过滤技术。

1. 热力灭菌技术

包括湿热灭菌、干热灭菌。干热灭菌是将物品暴露于160℃ 120min或170℃ 60min。湿热灭菌是将物品暴露于饱和蒸汽121℃ 30min，或者高压蒸汽灭菌134℃ 13min，朊粒对高压灭菌高度耐受，需延长压力灭菌器作用时间、提高温度（134℃ 18min）才能达到灭菌效果。有空腔的物品，干热灭菌效果不如湿热灭菌。

2. γ辐射

通过破坏DNA链而发挥灭菌作用。主要用于注射针、导管、注射器、手套等小件物品的大批量灭菌。

3. 紫外线

主要抑制细菌生长，因其潜在的角膜、皮肤损伤，应用受到限制。

4. 过滤技术

可以去除溶液中的颗粒及热源，也可被用于去除大容量液体中的少量微生物(如冷却塔水中的军团菌)、溶液中细菌定量。

(二) 应用及效果监测

消毒灭菌效果评估时，监测消毒灭菌过程优于自消毒灭菌物品中分离的微生物。虽然，受损细菌在特殊营养条件下，经过一定时间培养能复活，但是，自消毒灭菌物品中分离一个或者几个微生物是困难的，不适合于批量产品的监测。另外，难以确定监测的样本量，样本量太大，质量控制消耗太多产品会增加成本，样本量太小可能漏检。

过程控制一般是对消毒灭菌过程进行物理或化学监测，化学消毒剂的消毒效果可以借助检测使用中消毒剂的微生物浓度来实现。因为医疗机构大多遵循生产商的建议使用消毒剂，这种试验很少进行。

五 医院感染

(一) 医院感染的特点

医院感染（nosocomial infection，NI）又称医疗机构相关感染，指在医疗机构中获得的感染。感染来源包括外源性和内源性。内源性感染来自患者自身；外源性感染来自另一感染者或者医院环境。医院感染分为散发性和流行性。

(二) 医院感染的诊断标准

医院感染的诊断，首先依靠临床资料、实验室检查等诊断指标判断感染的存在，其次按照医院感染的诊断标准判断是否属于医院感染，再进行流行病学调查。

以下情况均属于医院感染：潜伏期不明确者，入院 48 小时后发生的感染，初步诊断为感染或与以往住院有直接关系的感染；潜伏期明确者，入院后，超过平均潜伏期的感染；入院时已发生感染性疾病，住院期间从原发或继发病灶检出与前不同的病原体；医疗机构中工作人员的职业性感染；新生儿经产道获得的或发生于分娩 48 小时后的感染；医疗机构中探视者获得的感染。

先天性感染，通过胎盘发生的宫内感染；慢性感染性疾病在医院内急性发作，未发现新的病原体；由损伤产生的炎性反应或物理性、化学性刺激导致的炎症；细菌定植等不属于医院感染。

(三) 引起医院感染的常见病原体

医院感染病原体最常见的是细菌，包括人体正常菌群、条件致病菌以及致病菌。其他常见病原体如下。

1. 真菌

以白假丝酵母菌感染为主。

2. 病毒

病毒是医院感染的重要病原体。呼吸道病毒中呼吸道合胞病毒最常见。轮状病毒亦是医院感染的重要病原体。乙型肝炎病毒、丙型肝炎病毒以及人类免疫缺陷病毒与医院感染有关，这些病毒主要通过血液以及其他体液传播，或经感染的移植物传播给移植受体。

3. 支原体

支原体也可导致医院感染，临床常见支原体肺炎。

4. 寄生虫

在输血或免疫功能低下时，寄生虫也可导致医院感染。

（四）当前重点检测的耐药菌

主要的多重耐药细菌包括大肠埃希菌与克雷伯菌产超广谱 β-内酰胺酶（ESBL）菌株，苯唑西林耐药的表皮葡萄球菌、金黄色葡萄球菌（MRSA）。产 ESBL 菌株的增加使碳青霉烯类抗菌药物使用增加，碳青霉烯类耐药的铜绿假单胞菌、不动杆菌属逐年增加，肠杆菌科细菌亦出现碳青霉烯类耐药菌株。此外，近年来在国际上新出现的糖肽类中介金黄色葡萄球菌（GISA）、万古霉素耐药金黄色葡萄球菌（VRSA）以及万古霉素耐药肠球菌值得关注。

（五）控制医院感染的意义及对策

与其他感染一样，医院感染预防和控制措施包括去除或者治疗传染源、切断传播途径、保护易感者。在医院中，每一个部门及工作人员都与医院感染控制有关，所以必须执行相应的工作职责，遵循规范化操作规程，以减少医院感染的发生。

医院感染控制应根据传播途径采取相应的措施。标准（常规）预防是采取有效措施，防止暴露于潜在感染环境下，适用于所有患者的医疗、护理。医院建筑结构、设施、通风换气系统、环境符合相关规定，是预防医院感染传播的基础。

（六）医院感染的监测内容

医院感染监测资料来源于微生物学报告、活检报告、病房巡视、医务人员健康记录、出院患者随访等。除医院感染病例监测外，还常规监测灭菌及消毒效果、血液透析液、医院配制产品、“开放”系统中准备的血液成分。

在流行病学调查提示，医务人员或者环境与医院感染传播有关时，才进行患者或医务人员样本培养、购买物品的抽样检测、呼吸治疗设备培养、使用中消毒剂和灭菌器监测、腹膜透析液培养以及空气培养等。

第三章

核酸检测技术

第一节　核酸的分离与提纯

一　核酸分离与纯化的设计与原则

核酸在细胞中都是以与蛋白质结合的状态存在的。真核生物的染色体 DNA 为双链线性分子，原核生物的“染色体”、质粒及真核细胞器 DNA 为双链环状分子，有些噬菌体 DNA 为单链环状分子，RNA 分子在大多数生物体内通常为单链线性分子。

95％的真核生物 DNA 主要存在于细胞核内，其他 5％为细胞器 DNA，如线粒体、叶绿体等。RNA 分子则主要存在于细胞质中，约占 75％，另有 10％在细胞核内，15％在细胞器中。总的来说，DNA 分子的总长度一般随着生物的进化程度而增大，而 RNA 的长度与生物进化无明显关系。

（一）材料与方法的选择

1. 选择的原则

核酸主要存在于各种动植物的细胞核和微生物中。临床常见的标本有血液、唾液、组织及培养细胞等。核酸分离与纯化的方法非常多，不同的实验研究与应用对核酸的产量、完整性、纯度和浓度可能有不同的要求。但不管采用何种方法，为了保证核酸结构与功能的研究，必须遵循以下原则：一是保持核酸一级结构的完整性；二是尽量排除其他生物分子的污染，保证核酸样品的纯度。至于分离和纯化核酸所需的时间与成本也需要考虑，在不影响核酸质量的情况下，应选择安全无毒的试剂与方案。近年来，有关试剂盒的开发与自动化仪器的使用，能批量制备核酸样品，大大提高了分离与纯化的效率。

2. 保持核酸结构的完整性

为了保证核酸结构的完整性，在操作过程中，应尽量简化操作步骤，缩短提取的时间，避免各种有害因素对核酸的破坏。影响核酸完整性的因素很多，包括物理、化学与生物学的因素。

（1）物理因素对核酸的降解　物理降解因素主要是机械剪切力，其次是高温。机械剪切力包括强力高速的溶液振荡、搅拌及 DNA 样本的反复冻融。长时间煮沸，除水沸腾带来的剪切力外，高温本身对核酸分子中的某些化学键也有破坏作用。因此，核酸的提取一般在低温下进行。

（2）化学因素对核酸的降解　过酸或过碱对核酸链中的磷酸二酯键有破坏作用，在核酸的提取过程中，采用适宜的缓冲液，控制 pH 值始终在 4～10，可以很好地避免化学因素的危害。

（3）生物学因素对核酸的降解　各种核酸酶能水解核酸中的磷酸二酯键，直接破坏核酸的一级结构，其中 DNA 酶（DNase）需要 Mg^{2+}、Ca^{2+} 等二价金属离子的激活，使用 EDTA、柠檬酸盐等螯合剂可抑制 DNA 酶活性。RNA 酶（RNase）不但分布广，而且耐高温、耐酸碱、不易失活，其造成的生物降解是 RNA 提取过程中的主要危害因素。

（二）技术路线设计

核酸提取的基本步骤包括破碎细胞，去除与核酸结合的蛋白质、多糖、脂类以及其他不需要的核酸分子等，以及通过沉淀核酸与小分子杂质分离来纯化核酸。

1. 核酸的释放

通常情况下，DNA 和 RNA 均位于细胞内，因此，核酸分离与纯化的第一步就是破碎细胞，释放核酸。细胞裂解可通过机械作用、化学作用、酶作用等方法实现。

（1）机械作用　包括低渗裂解、超声裂解、微波裂解、冻融裂解和颗粒破碎等物理裂解方法。这些方法用机械力使细胞破碎，但机械力也可引起核酸链的断裂，因而不适用于长链核酸的分离。

（2）化学作用　在一定的 pH 值环境中加入表面活性剂（SDS、CTAB、Chelex-100 等）或强离子剂（异硫氰酸胍、盐酸胍、肌酸胍）可使细胞裂解，使蛋白质和多糖沉淀，缓冲溶液中的一些金属离子螯合剂（EDTA 等）可整合核酸酶活性所必需的金属离子如 Mg^{2+}、Ca^{2+}，从而抑制核酸酶的活性，保护核酸不被降解。

（3）酶作用　主要是通过加入溶菌酶或蛋白酶（蛋白酶 K、植物蛋白酶）以使细胞破裂，核酸释放。蛋白酶还能降解与核酸结合的蛋白质，促进核酸的分离。其中溶菌酶能催化细菌细胞壁的蛋白多糖 *N*-乙酰葡糖胺和 *N*-乙酰胞壁酸残基间的 β-1,4 键水解。蛋白酶 K 能催化水解多种多肽键，在 65℃及有 EDTA、尿素（1～4mol/L）和表面活性剂（0.5% SDS 或 1% Triton X-100）存在时仍保留酶活性，这有利于提高对高分子核酸的提取效率。在实际工作中，酶作用、机械作用、化学作用经常联合使用。具体选择哪种或哪几种方法可根据细胞类型、待分离的核酸类型及后续实验目的来确定。

2. 核酸的分离与纯化

细胞裂解物是含核酸分子的复杂混合物。肝糖原、淀粉及黏多糖，由于其物理化学性质与核酸有许多相似之处，常在提取液中残存下来。核酸在细胞内以核蛋白体形式存在，不论采用哪种方法提取核酸，蛋白质都不同程度地存在于体系中。两种类型核酸的制备过程中，DNA 制品中混杂着少量 RNA 或 RNA 制品中混杂着少量 DNA 是经常发生的。这需要我们在对核酸分子有关性质的充分认识的基础上，根据它们理化性质的差异，用选择性沉淀、层析、密度梯度离心等方法将核酸分离、纯化。

3. 核酸质量与提取步骤的关系

一般分离纯化步骤越多，核酸的纯度也越高，但产率会逐渐下降，完整性也越难以保证。相反，通过分离纯化步骤少的实验方案，我们可以得到比较多的完整性较好的核酸分子，但纯度不一定很高。这需要结合核酸的用途加以选择。

4. 核酸的浓缩、沉淀与洗涤

随着核酸提取试剂的逐步加入，以及去除污染物过程中核酸分子不可避免的丢失，样品中核酸的浓度会逐渐下降，乃至影响后面的实验操作或不能满足后续研究与应用的需要时，需要对核酸进行浓缩。沉淀是核酸浓缩最常用的方法，其优点在于核酸沉淀后，可以很容易地改变溶解缓冲溶液来调整核酸溶液至所需浓度；另外，核酸沉淀还能去除部分杂质，有一定的纯化作用。加入一定浓度的盐类后，用有机溶剂沉淀核酸。其中常用的盐类有醋酸钠、醋酸钾、醋酸铵、氯化钠、氯化钾及氯化镁等，常用的有机溶剂则有乙醇、异丙醇和聚乙二醇。核酸沉淀往往含有少量共沉淀的盐，需用 70%～75%乙醇洗涤去除。对于浓度低并且体积较大的核酸样品，可在有机溶剂沉淀前，采用固体聚乙二醇或丁醇对其进行浓缩处理。

（三）鉴定与保存

1. 核酸的鉴定

（1）核酸含量测定　核酸含量测定可通过紫外分光光度法与荧光光度法进行。

① 紫外分光光度法：核酸分子中的碱基均含有共轭双键，对波长为 260nm 的紫外线有较强吸收特性，这个物理特性为测定溶液中核酸的浓度奠定了基础。通过测定 260nm 吸光度的变化值来计算样品中核酸的含量，即 $A_{260}=1$ 时双链 DNA 含量为 50μg/mL，单链 DNA 含量为 33μg/mL，RNA 含量为 40μg/mL，单链寡聚核苷酸含量为 33μg/mL。紫外分光光度法只用于测定浓度大于 0.25μg/mL 的核酸溶液。

② 荧光光度法：核酸分子本身不产生荧光，荧光染料溴乙锭可插入核酸分子

的两个碱基之间，形成荧光络合物，在254～365nm波长紫外线照射下，呈现橘红色荧光，荧光强度与核酸含量成正比，通过与已知浓度的标准品比较，可计算出待测样品中核酸的浓度，检测灵敏度可达1～5ng，但EB有较强的致畸作用。目前有多种新型低毒的双链DNA荧光染料，如SYBR Green Ⅰ、Gene Finder等，与双链DNA有较高的亲和力，与双链DNA结合后荧光强度大大增加，其检测的灵敏度是EB的25～100倍，同时对单链DNA和RNA不会产生明显的荧光信号，对分子生物学中常用的酶（如Taq酶、逆转录酶、内切酶、T4连接酶等）没有抑制作用。

（2）纯度鉴定　紫外分光光度法和荧光光度法均可用于核酸的纯度鉴定。

① 紫外分光光度法：紫外分光光度法主要通过A_{260}/A_{280}的比值，用于评估样品的纯度，因为蛋白质的吸收峰是280nm。当A_{260}/A_{280}值≈1.8时，说明所提的DNA的纯度比较高，所含的RNA或蛋白质污染很少；当A_{260}/A_{280}值>1.8时，说明有RNA污染；当A_{260}/A_{280}值<1.8时，说明所提的DNA中有蛋白质或者是抽提时用的苯酚未除净。质量较好的RNA的A_{260}/A_{280}值应在1.8～2.0，当A_{260}/A_{280}值<1.8时，溶液中的蛋白质等有机物的污染比较明显；当A_{260}/A_{280}值>2.0时，说明RNA可能有异硫氰酸残存或已经被水解成了单核苷酸。另外，鉴定RNA纯度所用溶液的pH值会影响A_{260}/A_{280}的读数。如RNA在水溶液中的A_{260}/A_{280}比值就比其在Tris缓冲液（pH 7.5）中的读数低0.2～0.3。

② 荧光光度法：用溴乙锭等荧光染料示踪的核酸电泳结果可用于判定核酸的纯度。由于DNA分子较RNA大许多，电泳迁移率低；而RNA中以rRNA最多，占80%～85%，tRNA及核内小分子RNA占15%～20%，mRNA占1%～5%，故总RNA电泳后可呈现特征性的三条带。在原核生物，为明显可见的23S、16S的rRNA条带及由5S的rRNA与tRNA组成的相对有些扩散的快迁移条带；在真核生物，为28S、18S的rRNA条带及由5S、5.8S的rRNA和tRNA构成的条带。mRNA因量少且分子大小不一，一般是看不见的。通过分析以溴乙锭为示踪染料的核酸凝胶电泳结果，我们可以鉴定DNA制品中有无RNA的干扰，亦可鉴定在RNA制品中有无DNA的污染。

（3）完整性鉴定　以溴乙锭为示踪染料的核酸凝胶电泳结果可用于判定核酸的完整性。基因组DNA的相对分子质量很大，在电场中泳动很慢，如果有降解的小分子DNA片段，在电泳图上可以显著地表现出来。而完整的无降解或降解很少的总RNA电泳图，除具特征性的三条带外，三条带的荧光强度积分应为一特定的比值。沉降系数大的核酸条带，相对分子质量大，电泳迁移率低，同时相对分子质量大的核酸嵌入的溴乙锭多，荧光强度高；反之，相对分子质量小，电泳迁移率高，荧光强度低。一般28S（或23S）RNA的荧光强度约为18S（或16S）RNA的2倍，否则提示有RNA的降解。如果在加样槽附近有着色条带，则说明有DNA的污染。

2. 核酸的保存

核酸的结构与性质相对稳定，无须每次制备新鲜的核酸样品，且一次性制备的核酸样品往往可以满足多次实验研究的需要，因此有必要探讨核酸的贮存环境与条件。与分离纯化一样，DNA 与 RNA 的保存条件也因性质不同而相异。

（1）DNA 的保存　DNA 样品溶于 pH 8.0 的 TE 缓冲溶液，在−20℃可以储存 2 年，在−70℃可以储存数年。将 DNA 保存于 pH 8.0 的 TE 缓冲溶液中，可以减少 DNA 的脱氨反应，EDTA 作为二价金属离子的螯合剂，通过螯合 Mg^{2+}、Ca^{2+} 等二价金属离子以抑制 DNA 酶的活性；低温条件则有利于减少 DNA 分子的各种反应；双链 DNA 因结构上的特点而具有很大的惰性，常规 4℃亦可保存较长时间；保存样品中可加入少量氯仿，可以有效避免细菌对核酸的污染。

（2）RNA 的保存　对于 RNA 的保存主要是抑制 RNA 酶。一般将 RNA 样品溶于 0.3mol/L 醋酸钠溶液（pH 5.2）或灭菌双蒸水中，−80～−70℃保存，以焦碳酸二乙酯（diethyl pyrocarbonate，DEPC）水溶解 RNA 或加入氧钒核糖核苷复合物（vanadyl-ribonucleoside complex，VRC）可通过抑制 RNA 酶对 RNA 的降解而延长保存时间；若要长期保存，纯化的 RNA 可溶解在高纯度的 100%甲酰胺溶液中，20℃冰箱中保存，RNA 至少可稳定 2 年。需要注意的是，这些所谓 RNA 酶抑制剂或有机溶剂的加入，只是一种暂时保存的需要，如果它们对后续的实验研究与应用有影响，则必须予以去除。

在实际操作中，由于反复冻融产生的机械剪切力对 DNA 与 RNA 核酸样品均有破坏作用，因此核酸在储存时的小量分装是十分必要的。

二　基因组 DNA 的分离与纯化

不同生物种属的 DNA 在分子量和理化性质上存在差异，同一生物的不同组织器官来源的 DNA 样品的处理方法也不尽相同。同一生物同一细胞来源的 DNA，又有染色体 DNA 与细胞器 DNA 之分。由于不同类型与来源的 DNA 有不同的理化性质与细胞定位，其分离纯化的方法与最适条件是有差异的。如哺乳动物细胞的 DNA 分子量巨大，对机械力敏感，目前已有的方法与技术都很难保证其完整性，而噬菌体 DNA 相对分子质量小，常规方法亦不会造成分子的断裂。

（一）分离与纯化的方法

虽然不同生物的基因组 DNA 的提取方法有所不同，不同种类或同种类的不同组织因其细胞结构及所含的成分不同，分离的方法也有差异，但有关分离纯化的原则、主要步骤、主要试剂及作用原理基本上是一样的。目前基因组 DNA 分离纯化常用的方法有如下几种。

1. 酚抽提法

目前使用的酚抽提法是在斯塔福德及其同事提出的方法上改进而来的。以含

EDTA、SDS及RNA酶的裂解缓冲溶液裂解细胞，经蛋白酶K处理后，用pH 8.0的Tris饱和酚抽提DNA，重复抽提至一定纯度后，根据不同需要行透析或沉淀处理，获得所需的DNA样品。

其中，EDTA为二价金属离子螯合剂，可以抑制DNA酶的活性，同时降低细胞膜的稳定性；SDS为阴离子表面活性剂，主要作用是降解细胞膜及乳化脂质和蛋白质，使与其结合的物质沉淀，SDS还能使蛋白质变性，有解聚和降解DNA酶的作用；RNA酶可以有效水解RNA，从而避免DNA的消化；蛋白酶K则有水解各种蛋白质及裂解细胞的作用；酚可以使蛋白质变性沉淀，从而抑制DNA酶的活性；pH8.0的Tris溶液能保证抽提后DNA进入水相，而避免滞留于蛋白质层。

多次抽提可提高DNA的纯度。一般在抽提2～3次后，移出含DNA的水相，做透析或沉淀处理。透析处理能减少对DNA的剪切效应，因此可以得到200kb的高分子量DNA。沉淀处理常加入醋酸铵等盐类，以中和核酸中带负电荷的磷酸聚集的负电荷排斥力。用2倍体积的无水乙醇沉淀，并用70%的乙醇洗涤，最后得到的DNA大小为100～150kb。

2. NaⅠ法

从全血制备白细胞DNA，可用双蒸水溶胀红细胞及白细胞膜，释放出血红蛋白及细胞核，使核酸处于易提取状态，加NaⅠ破核膜并使DNA从核蛋白中解离，用氯仿/异戊醇抽提使蛋白质沉淀完全（异戊醇去泡沫），DNA存在于上层水相中，以37%异丙醇沉淀DNA，离心弃去异丙醇，重复操作一次，即可获得白细胞DNA。用NaⅠ法提取白细胞中的DNA可用于Southern印迹杂交、PCR等。

3. 甲酰胺解聚法

该法的细胞裂解与蛋白质水解同酚抽提法相似，但不进行酚的抽提，而是以高浓度的甲酰胺裂解DNA与蛋白质的复合物，然后通过透析以除去蛋白酶和有机溶剂。甲酰胺是一种离子化溶剂，既可以裂解蛋白质与DNA的复合物，还可使释放的蛋白质变性，但甲酰胺对蛋白酶K的活性无显著影响。本法操作步骤少，所得DNA长度一般可以大于200kb。

4. 玻棒缠绕法

缠绕法适于同时从不同的细胞或组织标本中提取DNA。与前两个方案不同，它有两个关键步骤：一是基因组DNA沉淀于细胞裂解液与乙醇液的交界面；二是要将沉淀的DNA缠绕于带钩的玻棒上。通过带钩玻棒将高分子量DNA沉淀从乙醇溶液中转移到pH 8.0的TE溶液重溶。小片段的DNA与RNA不能有效形成凝胶状线卷。该方案以盐酸胍裂解细胞，制备的DNA分子量只有大约80kb，不能有效构建基因组DNA文库，但用于Southern印迹杂交和PCR反应可以获得很好的结果。

5. DNA 样品的进一步纯化

纯化的方法包括透析、色谱分离、电泳及选择性沉淀等。其中电泳法简单、快速、易于操作、分辨率高、灵敏度高、易于观察及便于回收，在DNA的进一步纯化中占有重要的地位。由于聚丙烯酰胺凝胶与琼脂糖凝胶可以制成各种形状、大小和孔径不一的电泳支持介质，并可以在多种装置中进行电泳，因此，聚丙烯酰胺凝胶电泳（PAGE）与琼脂糖凝胶电泳（AGE）被广泛用于核酸的分离、纯化与鉴定。

目前，国内外开发了多种商品化的DNA提取纯化试剂盒，其分离原理有的利用核酸的长度差异，有的利用特异性膜与DNA结合达到分离、回收的目的，如离子交换柱、磁珠等。这些试剂盒针对不同的材料来源设计了不同的提取方法，操作简单、高效，DNA质量较高，但价格昂贵，提取量少。

（二）DNA 片段的回收

通过凝胶电泳可以对各种大小与来源的DNA片段进行分离、纯化与鉴定。琼脂糖凝胶与聚丙烯酰胺凝胶是最常使用的电泳支持介质，电泳分离的DNA处于凝胶的三维网状结构中。下面介绍从琼脂糖凝胶与聚丙烯酰胺凝胶中回收DNA片段的主要方法。

1. 总体原则与要求

无论采用何种方法从何种支持介质中回收DNA片段，都要注意两个原则：一是要提高DNA片段的回收率；二是要去除回收DNA样品中的杂质。

回收的DNA样品往往受到支持介质、回收溶液的污染，应对回收的DNA样品进行纯化，以除去污染物。常用的纯化方法包括有机溶剂抽提法与商品化的柱层析法。柱层析法主要是利用带负电荷的DNA在低离子强度的缓冲溶液中与阴离子交换树脂结合，洗去杂质，然后再用高离子强度的缓冲溶液洗脱下来。上述两种纯化方法以及其他回收DNA片段的方法，最终均要在有盐的情况下进行乙醇沉淀，并以70%的乙醇除去有机分子与共沉淀的盐。

2. 从琼脂糖凝胶中回收 DNA 片段

从琼脂糖凝胶中回收DNA片段的方法主要包括二乙氨基乙基（diethyl aminoethyl，DEAE）纤维素膜插片电泳法、电泳洗脱法及低熔点琼脂糖凝胶挖块回收法等。

（1）DEAE纤维素膜插片电泳法　DEAE纤维素是一种阴离子交换纤维素，可以结合带负电荷的DNA分子。将DEAE纤维素膜插入经琼脂糖凝胶电泳分离的核酸条带前，继续电泳直至所需回收的DNA片段刚好转移到膜上。取出DEAE纤维素膜，低盐条件下洗去杂质，高盐条件下洗出DNA分子。该法操作比较简单，可同时回收多个DNA片段，对500bp～5kb的DNA片段回收率好、纯度高，能满足大多数实验的要求。但分离的DNA片段大于5kb或为单链DNA时，因

DNA与膜的结合力增大而回收率下降。因此，本法不适用于长度大于5kb的DNA片段的回收，也不能回收单链DNA。

（2）电泳洗脱法　将待回收的DNA片段电泳出凝胶介质，使其进入一个便于回收的小容积溶液中，再通过其他方法分离纯化出DNA片段。按是否使用透析袋可分为透析袋电泳洗脱法与非透析袋电泳洗脱法两大类。其中，透析袋电泳洗脱法需要切下含待回收DNA片段的凝胶条，然后放入透析袋内进行电泳，使DNA分子迁移出凝胶条进入透析袋的溶液中，最后经抽提纯化回收DNA分子。该法操作很不方便，但可有效回收从200bp至大于50kb的DNA，尤其对大于5kb的DNA有良好的回收率。非透析袋电泳洗脱法又分为槽沟电泳洗脱法、V形内槽电泳洗脱法和“眼睛”槽电泳洗脱法等，但需要特殊的装置。

（3）低熔点琼脂糖凝胶挖块回收法　该法是从低熔点琼脂糖凝胶中切出含待回收DNA的凝胶块，利用其纯度高、熔点低（65℃）及凝固温度低（30℃）的特点，在室温大于30℃、琼脂糖仍为液态的情况下，对DNA片段进行回收的方法。根据不同的提取纯化方案，又可分为有机试剂提取法、玻璃珠（或玻璃粉）洗脱法和琼脂水解酶法。有机试剂法以酚、氯仿抽提DNA，可以有效回收500～5000bp的DNA片段。玻璃珠（或玻璃粉）洗脱法是将琼脂糖凝胶溶于高浓度的碘化钠溶液或高氯酸钠溶液中，然后加入玻璃珠（或玻璃粉）以结合DNA，经分离、洗涤后，在低盐缓冲溶液中将DNA洗脱下来。玻璃珠（或玻璃粉）洗脱法较有机试剂提取法快，但回收率略低。琼脂水解酶法对切下的含DNA的凝胶块进行消化，将琼脂糖水解为二糖，释放的DNA用酚抽提，乙醇沉淀回收。

目前，有许多能从琼脂糖凝胶中回收DNA片段的方法与改良方案，每种方法各有其特点和适用范围，应根据不同的要求选择不同的方法并对某些步骤做出相应的调整。

3. 从聚丙烯酰胺凝胶中回收DNA片段

从聚丙烯酰胺凝胶中回收DNA的标准方法是压碎浸泡法。它是将含待回收DNA条带的凝胶块切出，用吸头或接种针将其压碎，然后以洗脱缓冲液浸泡，使DNA洗脱出来。该法能很好地回收小于1kb的单链或者双链DNA，且纯度很高，无酶抑制剂，也无对转染细胞或微注射细胞有毒的污染物，操作简单，是小片段DNA回收的较好方法。但对大于3kb的DNA片段，其回收率小于30%。

4. 从凝胶中回收DNA片段注意事项

① 切胶回收DNA片段是把整个目的片段所在位置的胶全部回收。为了减少胶的体积，可以用相对比较薄的胶来跑电泳，采用薄齿梳子来制胶。

② 紫外灯下切下含待回收DNA的凝胶时，要衬以干净的塑料薄膜，使用无DNA污染的新刀片，防止外源DNA的污染，尽量缩短紫外线照射时间，避免对DNA造成损伤。

③ 加入平衡液（BL）能够改善吸附柱的吸附能力并提高吸附柱的均一性和稳

定性，消除高温、潮湿或其他不良环境因素对吸附柱造成的影响。

④ 如果回收率较低，可在胶充分溶解后检测 pH 值，如果 pH 值大于 7.5，可向含有 DNA 的胶溶液中加 10～30μL 3mol/L 醋酸钠（pH 5.2）将 pH 值调到 5～7。

⑤ 回收小于 100bp 及大于 10kb 的 DNA 片段时，应加大溶胶液的体积，延长吸附和洗脱的时间。

⑥ 回收率与初始 DNA 量和洗脱体积有关，初始量越少，洗脱体积越少，回收率越低。

三 质粒 DNA 的提取与纯化

质粒是存在于细菌染色体外双链闭合环状小分子 DNA，主要发现于细菌、放线菌和真菌细胞中。质粒依赖宿主进行自主复制和转录，它的存在赋予菌体一些特殊的表型，如耐药性、降解复杂有机化合物、合成限制酶等。质粒常被用作克隆载体，是携带外源基因进入宿主细胞中扩增或表达的重要媒介物，因此，质粒 DNA 的分离和提取是最常用、最基本的分子生物学实验技术。

（一）质粒 DNA 的提取与纯化的方法

根据实验目的不同，质粒 DNA 的提取方法也各异。一般分离质粒 DNA 的方法包括三个步骤：培养细菌使质粒扩增；收集和裂解细胞；分离和纯化质粒 DNA。菌体裂解方法的不同决定了质粒 DNA 提取方法的差异。目前菌体裂解的方法主要有碱裂解法、煮沸裂解法、SDS 裂解法等。按制备量的不同，质粒 DNA 提取与纯化的方法可分为质粒 DNA 的小量（1～2mL）制备、质粒 DNA 的中量（20～50mL）制备及质粒 DNA 的大量（500mL）制备。

1. 碱裂解法

碱裂解法简单、重复性好而且成本低，是使用最广泛的方法。碱裂解法是在强碱性（pH 12.0～12.6）条件下，用 SDS 破坏细胞壁并使菌体蛋白质和染色体 DNA 变性，双链解开，在高盐条件下形成沉淀，而质粒 DNA 保留于上清液中，通过离心将其分离；当 pH 值调至中性时，染色体 DNA 不能复性，而质粒 DNA 则恢复天然构象，通过无水乙醇沉淀质粒 DNA，并用 70%的乙醇洗涤等步骤即可获得质粒 DNA。

碱裂解法是一种适用范围很广的方法，能从所有的大肠埃希菌（*E. coli*）菌株中分离出质粒 DNA，制备量可大可小。

2. 煮沸裂解法

煮沸裂解法是将细菌悬浮于含有 Triton X-100 和溶菌酶的缓冲溶液中，然后加热到 100℃使其裂解。Triton X-100 和溶菌酶能破坏细胞膜，加热裂解细胞的同时可解开 DNA 链的碱基配对，并使蛋白质和染色体 DNA 变性，但闭环质粒

DNA因结构紧密不会解链。当温度下降后，质粒DNA又重新恢复其超螺旋结构，通过离心除去变性的染色体DNA和蛋白质，就可从上清液中回收质粒DNA。

煮沸裂解法是一种条件比较剧烈的方法，对于大于15kb的质粒有明显的机械剪切作用，只适合小于15kb的质粒DNA的制备，并且适用于大多数的*E. coli*菌株。但不适合那些经变性剂、溶菌酶及加热处理后能释放大量糖类的*E. coli*菌株（如HB101）。这是因为一方面糖类会抑制限制性内切酶和聚合酶活性，另一方面糖类在氯化铯-溴乙锭梯度离心中会使超螺旋质粒DNA带变得模糊不清。另外，煮沸不能完全灭活核酸内切酶A（endonuclease A，end A）的活性，故表达end A的菌株亦不适用于本法。

3. SDS裂解法

SDS裂解法是将细菌悬浮于蔗糖溶液中，用溶菌酶和EDTA破坏细胞壁，破壁细菌再用阴离子表面活性剂SDS处理，使菌体染色体DNA缠绕附着在细胞壁碎片上，离心时易被沉淀下来，从而释放质粒DNA。蔗糖可提高溶液的黏度，减轻细菌裂解时DNA泄露过快产生的机械剪切力。整个操作中条件温和，该法常用于大于15kb质粒DNA的提取。但该法在处理过程中，有一部分质粒DNA因缠绕在细胞碎片上而丢失，故产率不高。

4. 质粒DNA的纯化

无论用何种方法提取质粒DNA，还会有少量染色体DNA和大量RNA混合在其中，须进一步提高质粒DNA的纯度。这种纯化不仅要求去除细菌染色体DNA、RNA及蛋白质，有时还要选择质粒DNA的分子构型。目前，关于纯化的方法与方案非常多，都利用了质粒相对较小和共价闭环的结构特点。其中，纯化效果好而且适用范围广的方法主要有氯化铯-溴乙锭等密度梯度超速离心法（CsCl-EB法）、聚乙二醇沉淀法和柱层析法。

（1）CsCl-EB法　CsCl-EB法是一种沉降平衡离心法，经超速离心，离心介质CsCl形成一连续的密度梯度，在过量EB存在的条件下，由于质粒DNA和染色体DNA与溴乙锭结合量的不同，因而密度下降不一致，通过密度离心则能有效分离。其中蛋白质密度小（1.3～1.4g/cm^3），各种DNA密度均为1.7g/cm^3左右。经过量EB处理后，闭环质粒DNA为超螺旋结构，EB不易插入，结合量少，密度下降小，约为1.59g/cm^3，而染色体DNA、开环质粒DNA插入EB多，密度下降较多，约为1.54g/cm^3，从而能与闭环质粒DNA分开。回收的闭环质粒DNA含有嵌入的EB，可采用有机溶剂抽提法或离子交换层析法加以去除。经典的CsCl-EB法由于其容量大、分辨率高、纯化效果好，是质粒DNA纯化的经典方法，但该法费时并需要昂贵的设备与试剂，为此发展了许多替代方法。

（2）聚乙二醇沉淀法　聚乙二醇（polyethylene glycol，PEG）沉淀法是一种分级沉淀法。质粒DNA的粗制品首先用氯化锂（LiCl）沉淀大分子RNA，并用RNase消化小分子RNA；随后在高盐条件下，用PEG选择性地沉淀质粒DNA；

沉淀的质粒DNA进一步用酚/氯仿抽提，乙醇沉淀。该法简单、经济、适用范围广，尤其对碱裂解法提取的质粒纯化效果好。但PEG法不能有效地分离带切口的环状质粒DNA与闭环质粒DNA。因此，纯化容易带上有切口的大质粒DNA（大于15kb）。

（3）柱色谱法　柱色谱法纯化质粒DNA主要是以硅基质作为填充材料的柱色谱，其作用原理是在多盐条件下，利用DNA与硅基质的可逆性结合来进行纯化。多盐造成磷酸二酯骨架的脱水，通过暴露的磷酸盐残基，DNA吸附到硅基质上，以50%的乙醇溶液洗去RNA和糖类等生物大分子，然后加入TE或水溶液使DNA分子重新水合，并通过离心洗脱出来。DNA与硅基质的吸附作用与DNA的碱基组成和拓扑结构无关，因此，可用于闭环质粒DNA和线性DNA的纯化。小于100～200bp的DNA分子由于与硅基质的吸附力很弱，不能用于小分子DNA片段的纯化。但在纯化大分子DNA时，可有效去除小分子DNA的污染。

（二）质粒DNA的回收

作为分子克隆的常用载体，常需对质粒DNA做各种酶修饰。为获得一定纯度的某一特定修饰的质粒DNA，从琼脂糖凝胶中分离并回收质粒DNA的方法具有简便快捷、成本低和效率高等优点，可直接用于各种分子克隆操作，是一种切实可行的方法。

四　RNA的分离与纯化

RNA是基因表达的中间产物，存在于细胞质与核中。对RNA进行操作在分子生物学中占有重要地位。获得高纯度和完整的RNA是很多分子生物学实验所必需的，如Northern印迹杂交、cDNA合成及体外翻译等实验的成败，在很大程度上取决于RNA的质量。由于细胞内的大部分RNA是以核蛋白复合体的形式存在，所以在提取RNA时要利用高浓度的蛋白质变性剂，迅速破坏细胞结构，使核蛋白与RNA分离，释放出RNA。再通过酚、氯仿等有机溶剂处理、离心，使RNA与其他细胞组分分离，得到纯化的总RNA。

RNA中rRNA的数量最多，占总量的80%～85%；tRNA及核内小分子RNA占10%～15%；mRNA仅占1%～5%。目前对RNA的分离与纯化主要指总RNA与mRNA的分离与纯化。

（一）RNA制备的条件与环境

RNA提取条件较DNA要求严格，主要是因为临床标本及实验室环境中，存在大量对RNA有强烈降解作用的RNase。RNase是一类生物活性非常稳定的酶类。这种酶耐酸、耐碱、耐高温，煮沸也不能使之完全失活。蛋白质变性剂可使之暂时失活，但变性剂去除后，又可恢复活性。除细胞内RNase以外，环境中灰尘、各种实验器皿和试剂、人体的汗液及唾液中均存在 RNase，因此在提取 RNA 时，关键要避免 RNase 对标本的污染及防止 RNase 对提取的 RNA 的降解。在 RNA 的一切操作过程中，都应戴一次性手套和口罩。所用的玻璃器皿需置 250℃烤箱烘烤 30min 以上。

凡是不能高温烘烤的材料可用 0.1%的焦碳酸二乙酯（DEPC）水溶液处理。DEPC 能与 RNase 的活性基团组氨酸的咪唑基反应而抑制酶活性。实验所用试剂液可用 DEPC 处理，加入 DEPC 至 0.1%浓度，置 37℃水浴箱过夜，再经高压灭菌以消除残存的 DEPC。

除 DEPC 外，其他 RNase 抑制剂还有钒氧核苷酸复合物、异硫氰酸胍和 RNase 蛋白抑制剂（RNasin），它们都能与 RNase 结合使其变性失活。

（二）总 RNA 的分离与纯化

总 RNA 提取法中最常使用的是一步法。需要指出的是，目前常用的一步法均以异丙醇沉淀 RNA，由于其选择性地沉淀大分子 rRNA 和 mRNA，故提取的总 RNA 中含有的小分子 RNA 较少，rRNA 和 mRNA 所占的比例相应增高。当然，目前的研究重点不是小分子 RNA，而是分子量较高的 mRNA，不必苛求真正的总 RNA。

1. 异硫氰酸胍-酚氯仿一步法

异硫氰酸胍-酚氯仿法是经典的一步法。它以含 4mmol/L 的异硫氰酸胍与 0.1mmol/L 的 B-巯基乙醇的变性溶液裂解细胞，然后在 pH 4.0 的酸性条件下，用酚/氯仿抽提裂解溶液，最后通过异丙醇沉淀与 75%乙醇洗涤来制备 RNA。本方法由于从一开始样品就置于异硫氰酸胍和 β-巯基乙醇中，使得 RNA 酶处于失活状态。因此，没有特殊的要求来保护 RNA 以防降解，这就省去了在常规 RNA 制备法中对许多试剂和器皿要求特殊处理的不便。该法比异硫氰酸胍-CsCl 超速离心法更简便、经济和高效，能同时迅速地处理多个标本，且 RNA 的完整性与纯度均很高。采用本法每毫克组织总 RNA 的产量为 4～7μg，每 10^6 个细胞为 5～10μg。

2. 可同时制备 RNA、DNA 与蛋白质的一步法

该法是异硫氰酸胍-酚氯仿一步法的改进方法。它是以异硫氰酸胍-酚的单相裂解试剂裂解细胞，然后加入氯仿后形成两相。变性的 DNA 与蛋白质位于两相的界面，保留于上层水相的 RNA 在 RNA 沉淀溶液中通过异丙醇沉淀与 75%的乙醇洗涤进行制备。其中 RNA 沉淀溶液的成分为 1.2mmol/L NaCl 与 0.8mmol/L 柠檬酸二钠。由于 RNA 沉淀溶液的使用，该法制备的 RNA 样品极少有多糖与蛋白多糖的污染，可用于 mRNA 的纯化、Northern 印迹杂交、逆转录和 RT-PCR 反应等。处于界面的 DNA 与蛋白质可通过乙醇和异丙醇分别分级沉淀出来。该法制备的 DNA，大小约为 20kb，可作 PCR 反应的模板，蛋白质样品则主要用于免疫印

迹。目前，该法已有多种商品化的单相裂解试剂供选择，是最常用的总 RNA 提取法，其产率与异硫氰酸胍-酚氯仿一步法相当。

（三）mRNA 的分离与纯化

真核生物的 mRNA 在细胞中含量少、种类多、大小不一。mRNA 分子最显著的结构特征是在其 3′末端带有一个由 20～300 个腺苷酸组成的 poly（A）尾巴。这一结构特征为真核生物 mRNA 的提取提供了极为方便的选择性标志，以总 RNA 制品为起始材料，利用核酸的碱基配对原理，通过寡聚（dT）-纤维素或 poly（U）-琼脂糖凝胶亲和色谱，可以很容易地同时分离不同种类与大小的 mRNA 分子。

1. 寡聚（dT）-纤维素柱色谱法

寡聚（dT）-纤维素柱色谱法是 mRNA 制备的一种标准方法。它是以寡聚（dT）-纤维素填充色谱柱，加入待分离的总 RNA 样品，其中 poly（A^+）RNA 在高盐条件下，通过碱基互补，与寡聚（dT）-纤维素形成稳定的 RNA-DNA 杂交体，洗去未结合的其他 RNA，然后在低盐缓冲液中洗脱并回收 poly（A^+）RNA。回收的 poly（A^+）RNA 量可达总 RNA 的 1%～10%。但该法分离速度慢，易阻塞，不适合同时对多个标本的处理，而且很难回收全部的 poly（A^+）RNA，故不适合对少量 RNA 样品的分离。

2. 寡聚（dT）-纤维素液相结合离心法

为适应同时对多个标本进行处理的要求，应选用批量的层析法。寡聚（dT）-纤维素液相结合离心法不经填柱，而是直接将寡聚（dT）-纤维素加入一系列的含不同 RNA 样品的微量离心管中，通过离心收集吸附有 poly（A^+）RNA 的寡聚（dT）-纤维素，经漂洗后，用含 70%乙醇的洗脱液将吸附的 poly（A^+）RNA 从寡聚（dT）-纤维素上洗脱并沉淀出来。该法可同时批量处理多个样品，而且能从少量的 RNA 样品中分离出 poly（A^+）RNA。用本法分离 poly（A^+）RNA 时，应选用等级较高的寡聚（dT）-纤维素，如寡聚（$dT)_{18\sim30}$ 纤维素，而一般的柱层析填充的是寡聚（$dT)_{12\sim18}$ 纤维素。

3. 磁珠分离法

磁珠分离法是基于寡聚（dT）与 poly（A）的互补配对特性、生物素（biotin）标记寡聚（dT），通过寡聚（dT）与 mRNA 3′端 poly（A^+）形成杂交体，然后通过生物素与链霉亲和素顺磁性磁珠之间的相互作用捕获这些杂交体，实现对 poly（A^+）RNA 的高效、灵敏、快速分离，且分离的 poly（A^+）RNA 能用于几乎所有的分子生物学实验。但它对组织或细胞的最大处理量每次不超过 1g，而且磁珠很贵并需要专门的磁性分离架。

第二节 核酸分子杂交技术

一 核酸分子杂交分类与基本过程

核酸分子杂交按其反应介质的不同可分为液相杂交和固相杂交两类。液相杂交是指待测核酸样品和核酸探针的杂交反应发生在液相中，反应完成后，直接对杂交结果进行检测。固相杂交是先将待测的靶核酸片段固定在固相支持物上，然后与溶解于杂交液中的核酸探针进行杂交，反应后洗去支持物上未参加反应的游离核酸探针，再检测杂交信号，分析杂交结果。固相杂交因其具有杂交后未杂交探针易于除去、不存在同源与异源核酸分子的竞争反应和杂交信号方便检测等特点，发展迅速，是目前最为常用的核酸分子杂交方法。

常用的固相杂交根据固体支持物的不同，可概括为两大类：膜上印迹杂交和核酸原位杂交。前者是将待测核酸从细胞中分离与纯化后，再利用各种物理方法，固定于尼龙膜或硝酸纤维素膜等固体支持物上，然后与液相中的核酸探针进行杂交，主要有 Southern 印迹杂交、Northern 印迹杂交、菌落杂交、斑点杂交和狭缝杂交。核酸原位杂交是将核酸探针直接与细胞或组织切片中的核酸进行杂交。实验中，应根据不同的检测目的，选择适宜的杂交方法（表 3-1）。

表 3-1 不同固相杂交方法的检测目的

杂交类型	检测目的
Southern 印迹杂交	检测经凝胶电泳分离后转印至膜上的待测 DNA 分子
Northern 印迹杂交	检测经凝胶电泳分离后转印至膜上的待测 RNA 分子
菌落杂交	检测固定在膜上，经裂解由菌落释放出的 DNA 分子
斑点杂交或狭缝杂交	检测固定在膜上的 DNA 或 RNA 分子
核酸原位杂交	检测细胞或组织中的 DNA 或 RNA 分子并进行定位研究

虽然这些方法各具特点，但操作流程基本一致，可概括为：靶核酸的制备，探针分子的制备及标记，靶核酸固定于固相载体，预杂交和杂交，漂洗，检测杂交信号，分析杂交结果。对于 Southern 印迹杂交和 Northern 印迹杂交，靶核酸样品制备后，首先要通过凝胶电泳分离核酸片段，然后采用有效的转移方法，将电泳凝胶中的核酸片段转移到膜固相支持物上，再进行杂交。良好的固相支持物和有效的转移方法的选择是膜上印迹杂交成功与否的两个关键因素。

（一）固相支持物的选择

良好的固相支持物应具备以下特点：①具有较强的结合核酸分子的能力；

②与核酸分子结合后，不影响其与探针分子的杂交反应；③与核酸分子结合稳定、牢固，经杂交、洗膜等操作后不脱落或脱落极少；④膜对探针的非特异性吸附少；具有良好的柔韧性，便于操作。

目前实验室中最常用的膜固相支持物有硝酸纤维素（nitrocellulose filter，NC）膜和尼龙膜。NC 膜在核酸印迹方法发展的早期应用比较广泛，但并不是很理想。NC 膜质地较脆，不适合反复使用；其依靠疏水作用非共价结合核酸分子，结合不是很牢固；与核酸结合需要较高的离子强度，较低的离子强度将降低其与核酸的结合能力；不适合用碱性溶液进行转移，在 pH 9.0 时不能结合核酸。

尼龙膜是目前比较理想的固相支持物，分为普通尼龙膜和带正电荷修饰的尼龙膜两种。带正电荷的尼龙膜与普通尼龙膜相比结合核酸能力更强，灵敏度更高，但价格较昂贵。尼龙膜的优点是韧性较强，便于操作，可反复使用；其通过共价作用与核酸牢固结合，在酸性、碱性、中性、高离子强度或低离子强度下均可与核酸结合。其缺点是杂交信号本底较高。值得一提的是，NC 膜既可用于核酸印迹分析，又可用于蛋白质印迹分析，但尼龙膜只适用于核酸印迹分析。

（二）膜印迹方法的选择

在印迹实验中，需要将凝胶电泳分离后的核酸片段从凝胶转移到杂交膜上。常用的转膜方法有毛细管转移、电转移和真空转移三种。在转移过程中，待检测核酸在膜上的相对位置与其在凝胶中的相对位置一一对应，故称为印迹。

1. 毛细管转移

毛细管转移是利用毛细管虹吸作用由转移缓冲液带动核酸分子从凝胶转移至固相支持物上。毛细管转移法最先用于核酸分子杂交。

含有高浓度盐的转移缓冲液［20×SSC（standard saline citrate，SSC）］，通过上层滤纸的毛细管虹吸作用上升，形成经滤纸桥、凝胶、固相膜、滤纸自下而上的液体流，凝胶上的核酸被携带移出而滞留在膜上。核酸转移的速率主要取决于核酸片段的大小、凝胶的浓度及厚度。一般来说，核酸片段越小，凝胶越薄，浓度越低，转移的速度就越快。转移后将固相膜用 6×SSC 冲洗以除去凝胶碎块，用滤纸吸干，80℃真空干燥 2h 固定，4℃保存。硝酸纤维素膜需用铝箔包好，真空保存，尼龙膜则需用塑料薄膜密封保存备用。

毛细管转移法转膜时间长，效率不高，尤其对于分子质量较大的核酸片段，且不适合聚丙烯酰胺凝胶中核酸的转移。但由于不需要特殊设备，操作简单，重复性好，目前仍是实验室最常采用的转移方法之一。

2. 电转移

电转移是利用电场作用将凝胶中的核酸转移至固相支持物上。其基本原理如下：在一种特殊的电泳装置中，利用核酸分子的电荷属性，在电场力的作用下，将凝胶中的核酸片段转移至固相膜上。核酸完成转移所需的时间取决于核酸片段的大小、凝胶的孔隙以及外加电场的强度。

通常电转移法根据装置的不同又分为两种：湿式电转移法和半干式电转移法。湿式电转移法采用的是铂金电极，在正、负电极之间填充了大量电泳缓冲溶液。湿式电转移法是将膜与凝胶紧贴在一起，置于滤纸之间，固定在支持夹内，各层之间不得有气泡滞留，并将支持夹放置于盛有转移缓冲溶液的电泳槽中，有膜的一面朝向正极。经过一段时间的电泳后，凝胶中的核酸片段转移至膜上，形成印迹。湿式电转移法应配有冷却装置以降低电泳过程中产生的过多热量。

半干式电转移法采用石墨电极，不需要大量的电泳缓冲液，只需几张被转印缓冲液浸湿的滤纸。即在半干式转印电泳仪阳极板上依次放上 6 层转印缓冲液浸湿的滤纸、固相膜、凝胶和 6 层转印缓冲液浸湿的滤纸，然后盖上阴极板，即可开始转印。

电转移法是一种简单、快速、高效的转移方法，一般只需 2～3h，至多 6～8h 即可完成转移，特别适用于不能用毛细管转移法的聚丙烯酰胺凝胶中的核酸以及大片段核酸的转移。但应特别注意的是，在电转移过程中，一般选用尼龙膜而不用硝酸纤维素膜作为固相支持物，因为 NC 膜与核酸结合依赖于高盐溶液，而高盐溶液在电泳过程中产生的强电流会导致转移系统的温度急剧升高，从而对核酸造成损伤。

3. 真空转移

真空转移是利用真空作用将转移缓冲溶液从上层容器中通过凝胶、滤膜在低压真空泵的抽吸作用下送入下层真空室，同时带动凝胶中的核酸片段转移至凝胶下层的固相膜上。真空转移法简单、快速、高效，一般只需 0.5～1h 即可完成。但要注意，真空压力不可过大，否则易使凝胶碎裂；同时严格洗膜，否则背景偏高。

（三）Southern 印迹杂交基本过程

Southern 印迹杂交是一种膜上检测 DNA 的杂交技术。由英国爱丁堡大学的萨瑟恩（Southern）首创，因此而得名。Southern 印迹杂交主要应用于克隆基因的酶切图谱分析、基因组中基因的定性及定量分析、基因突变分析及限制性片段长度多态性分析及疾病诊断等。

Southern 印迹杂交基本过程包括：①限制性核酸内切酶消化待测 DNA；②琼脂糖凝胶电泳分离 DNA 片段；③DNA 变性、中和并转印至固相支持物；④预杂交；⑤特异 DNA 片段的分子杂交；⑥杂交信号的检测及结果分析。

1. 用适当的限制性核酸内切酶消化待测 DNA

如果待测 DNA 很长，如来自基因组，需要用适当的限制性核酸内切酶将其切割成大小不同的片段，酶切完全后，通过加热灭活或乙醇沉淀等方法除去限制性核酸内切酶。

2. 琼脂糖凝胶电泳分离 DNA 片段

将酶切后的 DNA 样品通过琼脂糖凝胶电泳按照片段大小加以分离。通常在与样品邻近的泳道上加入 DNA 分子质量标准参照物（DN，Amarker），同时进行电泳，以确定待测 DNA 的分子质量大小。

3. 将电泳后的 DNA 变性、中和并转印至固相支持物上

使 DNA 变性形成单链分子是杂交成功的关键。Southern 印迹杂交通常采用碱变性方法原位变性凝胶中的 DNA 分子。不采用酸变性，因为强酸会使核酸降解。将凝胶浸泡于适量的变性液（1.5mol/L NaCl，0.5mol/L NaOH）中 1h 左右，然后取出凝胶，用蒸馏水漂洗后再浸泡于适量中和液（1mol/L Tris-HCl（pH 8.0），1.5mol/L NaCl）中，室温下放置 30min。随后，换一次新鲜中和液继续浸泡凝胶 15min。最后，将变性的 DNA 片段从凝胶转印至固相支持物上。膜转印方法如前述。转印结束后，膜于 80℃真空干燥 2h，使变性 DNA 固定于固相膜上。

4. 预杂交

待测 DNA 杂交前，首先进行预杂交，目的是用非特异性的 DNA 分子（变性的鲑鱼精子 DNA）及其他高分子物质，将杂交膜上非特异性 DNA 结合位点全部封闭，减少与探针的非特异性吸附作用，降低杂交结果的本底，提高杂交的特异性。

5. 特异 DNA 片段的分子杂交

杂交反应是单链核酸探针与待测核酸分子中特定序列在一定条件下形成异质双链的过程。杂交需在相对高盐的杂交液中进行。如果标记的核酸探针是双链，使用时需经热变性成单链才能使用。

6. 洗膜

杂交完成后，必须通过洗膜过程将未结合的探针分子与非特异性杂交的探针分子从膜上洗去。因为非特异性杂交分子稳定性较低，在一定的温度和离子强度下，易发生解链被洗掉，而特异性杂交分子依然保留在膜上。

（四）Northern 印迹杂交基本过程

Northern 印迹杂交是指将待测 RNA（主要是 mRNA）从凝胶转印至固体支持物上，与标记的 DNA 探针进行杂交的印迹技术。此技术用于检测 RNA 片段，正好与检测 DNA 的 Southern 印迹杂交相对应，故被称为 Northern 印迹杂交。目前该技术已成为研究真核细胞基因表达的基本方法，可用于研究靶基因表达水平，比较同一组织的不同基因或不同组织间相同基因的表达差异。

Northern 印迹杂交与 Southern 印迹杂交方法相似，其基本步骤为：①组织或细胞中总 RNA 或 mRNA 样品的制备；②变性电泳；③转膜；④预杂交；⑤Northern 杂交；⑥杂交分子检测；⑦结果分析。

与Southern印迹杂交比较，其不同点在于：①由于RNA非常不稳定，极易降解，因此在杂交过程中要尽量避免RNA酶的污染，营造无RNA酶的环境；②Northern印迹杂交采用变性剂（如甲醛、乙二醛、甲基氢氧化汞等）去除RNA分子内部形成的“发夹”式二级结构，保持其单链线性状态，以便于DNA探针杂交、精确分析RNA分子的大小。RNA不能采用碱变性，因为碱会水解RNA分子中的2'-羟基基团。

（五）斑点杂交与狭缝杂交

斑点杂交与狭缝杂交的原理和操作流程相同，都是将待检的DNA或RNA样品变性后直接点样于NC膜或尼龙膜上，烘干固定，再与特定的核酸探针杂交。两者的区别主要是点样点的形状不同，分别呈圆形和狭缝状。斑点杂交和狭缝杂交不需电泳和转膜，一张膜上可同时检测多个样品，整个过程简便、快速。常用作核酸定性、半定量分析和杂交条件的优化。但其不足是不能判断核酸片段的大小，且特异性不高。

（六）菌落杂交

菌落杂交是将琼脂培养板上生长的细菌直接印迹在硝酸纤维素膜或尼龙膜上，原位裂解细菌菌落，释放出DNA，通过真空80℃烘烤，使菌落样品中的DNA固定在膜上。结合在滤膜上的DNA再与相应的标记的核酸探针杂交，根据杂交结果筛选含有目的DNA序列的细菌菌落。菌落杂交技术主要应用于基因克隆以及基因文库的筛选，以期从大量细菌克隆中分离含有目的基因片段的阳性克隆。

（七）原位杂交

原位杂交是以标记的核酸探针分子与细胞或组织切片中的核酸进行杂交并对其进行检测的方法。原位杂交不需要从组织或细胞中提取核酸，对于组织中低丰度的DNA或RNA有较高的敏感性，并可保持组织与细胞形态的完整，其主要应用于以下几个方面：①染色体中特定核酸序列的精确定位；②通过与细胞内RNA杂交检测某个特定基因在该组织细胞中的表达水平；③应用特异的病原体核酸作为探针与受试者组织或细胞进行杂交，检测有无该病原体的感染。

核酸原位杂交分为细胞内原位杂交和组织切片原位杂交，所用探针可以是DNA探针也可以是RNA探针，既可检测靶DNA也可检测靶RNA。基本步骤如下：①杂交前准备，包括玻片的处理和组织细胞的固定；②组织细胞杂交前的处理；③预杂交、杂交；④杂交后漂洗；⑤杂交结果的检测。值得注意的是，进行RNA定位研究和检测时一定要防止RNA酶的污染。

1. 玻片的处理和组织细胞的固定

（1）玻片的处理　玻片包括盖玻片和载玻片，一般先用热肥皂水刷洗，用自来水清洗干净后，置于清洁液中浸泡 24h，用自来水冲洗后烘干，再在 95%乙醇中浸泡 24h 后用蒸馏水洗净、烘干。进行 RNA 杂交时，烘箱温度最好在 180℃或以上，烘烤 2h 以彻底灭活 RNA 酶。如果条件允许，盖玻片最好硅化处理，用锡箔纸包裹，无尘存放。为防止在操作过程中组织或细胞从玻片上脱落，应预先使用黏附剂涂抹在玻片上，干燥后待用。常用的黏附剂有铬矾-明胶液和多聚赖氨酸液，后者黏附效果更好，但价格昂贵。

(2) 组织细胞的固定　原位杂交固定的目的是保持细胞形态结构，最大限度地保持细胞内 DNA 或 RNA 水平，同时使探针易于进入细胞或组织。最常用的固定剂是多聚甲醛，多聚甲醛不会与蛋白质产生广泛的交联，因而不会影响探针的穿透。临床上常用的组织切片有冰冻切片和石蜡包埋切片，冰冻切片杂交信号强于石蜡包埋切片。

2. 组织细胞杂交前的处理

为了增强组织的通透性和核酸探针的穿透性，提高杂交信号，通常使用去污剂和蛋白酶降解核酸表面的蛋白，常用的去污剂有 Triton X-100 和十二烷基硫酸钠（SDS），常用的蛋白酶为蛋白酶 K。使用去污剂和蛋白酶处理时，要准确把握用量和孵育时间，以防止组织细胞结构被破坏甚至核酸从玻片上脱落。

3. 预杂交与杂交

杂交是在载玻片上进行，并加盖硅化的盖玻片。杂交前，首先进行预杂交，以封闭非特异性杂交位点，降低背景染色。杂交液中除标记的核酸探针外还有硫酸葡聚糖。硫酸葡聚糖具有极强的水合作用，能增大杂交液的黏稠度，以提高杂交率。当孵育时间较长时，可将玻片放在盛有少量 2×SSC 溶液的硬塑料盒中，以保证杂交所需的湿润环境。

4. 杂交后漂洗

杂交后要进行一系列不同浓度、不同温度的盐溶液的漂洗，以除去非特异性吸附的探针片段，降低本底。

5. 杂交结果的检测

包括放射性自显影或非放射性核素标记物的检测。组织或细胞的原位杂交切片均可进行半定量测定，放射自显影可利用图像分析仪分析银粒的数量和分布情况，非放射性探针原位杂交可利用相应的检测系统显色，然后利用图像分析仪检测核酸的显色强度和分布情况。

二 核酸探针

核酸探针是指能与特定靶基因序列发生特异性互补结合，并可用特殊方法检测的被标记的已知序列的核酸片段。核酸分子杂交是以已知序列的探针，去检测样本中是否存在与其互补的目的核酸片段。要实现对核酸探针分子的有效探测，必须用一定的示踪物（即标记物）对探针分子进行标记。因此，标记的核酸探针是核酸分子杂交的基础。

（一）核酸探针的种类及其选择原则

根据核酸探针的来源和性质可将其分为基因组 DNA 探针、cDNA 探针、RNA 探针和寡核苷酸探针。依据实验目的和要求的不同，可以选择不同类型的探针。但要注意，并非任意一段核酸片段均可作为探针，理想的探针应具有来源方便、特异性高、易于标记和检测灵敏度好、稳定且易于制备等特点。核酸探针的设计和选择是分子杂交实验成败的重要环节。

1. 基因组 DNA 探针

基因组 DNA 探针可来源于病毒、细菌、动物及人类等多种生物的基因组，多为某一基因的部分或全部序列。通常在几百个碱基对以上。该类探针的制备一般有两种方法。一是通过分子克隆。几乎所有的基因片段均可以克隆到质粒或噬菌体载体中，然后通过大量扩增、抽提、纯化，即可获得高纯度的 DNA。二是采用聚合酶链反应（polymerase chain reaction，PCR）扩增特定的基因组 DNA 片段，简便而快速。

基因组 DNA 探针来源丰富，制备方法简便、省时。相对 RNA 探针而言，DNA 探针稳定、不易降解，标记方法多样且较成熟，是分子杂交中常用的核酸探针。但在设计、选择此类探针时，对于真核生物基因，尽可能选用基因的编码序列作为探针，避开高度重复序列，否则可能会出现非特异性杂交而引起假阳性结果。

2. cDNA 探针

cDNA 是指与 mRNA 互补的 DNA 分子。它是以 mRNA 为模板，经逆转录酶催化合成。cDNA 再经克隆或 PCR 扩增，即可得到目的基因 cDNA 的大量拷贝。cDNA 探针是一种较为理想的核酸探针，不仅具有基因组 DNA 探针的优点，而且不存在内含子和其他高度重复序列，尤其适用于基因表达的研究。

3. RNA 探针

通常采用含 T7 或 SP6 启动子的表达载体来克隆、制备 RNA 探针。RNA 分子大多以单链形式存在，杂交时没有互补双链的竞争性结合，故杂交效率高，杂交分子稳定；由于 RNA 分子中不存在高度重复序列，所以非特异性杂交较少，未杂交的探针分子还可用 RNA 酶降解，本底低。但 RNA 分子极易被环境中的 RNA 酶降解，较 DNA 分子难操作，且不易标记，因此限制了其广泛应用。

4. 寡核苷酸探针

寡核苷酸探针是根据已知的靶序列，设计一段与靶序列特异互补的序列，利用 DNA 合成仪人工合成。此类探针具有以下特点：①根据实验需要合成相应的核酸序列，避免了天然探针的缺陷；②寡核苷酸探针长度一般为 20～50nt，序列短而简单，所以与等量靶分子完全杂交的时间比其他探针短，杂交速率高；③寡核苷酸探针可以识别靶分子中单个碱基的变化，可用于点突变的检测；④由于这种探针较短，如果设计得不够缜密，易出现特异性差、杂交信号不强的结果。因此，需要精心设计，以获得非常特异的寡核苷酸探针。

寡核苷酸探针的设计原则如下。①探针长度：一般要求在20～50nt，过长的探针人工合成时错误率高，而过短的探针特异性低，杂交信号弱。②碱基组成：G+C含量以40%～60%为宜，避免T值过高影响杂交结果。③探针分子中不应存在大于4bp的互补序列，否则探针内部易形成“发夹”式结构，抑制杂交。④避免同一碱基重复出现多于4次。⑤探针设计符合上述要求后，尚需借助计算机相应软件与基因库中相关序列进行同源性比对，同源性不应超过70%或有连续8个以上碱基同源，否则应重新设计探针。

（二）核酸探针的标记

为了便于示踪和检测，核酸探针必须用一定的标记物进行标记。

1. 核酸探针标记物及其选择

理想的核酸探针标记物应具备以下特点：①灵敏度高；②标记物与核酸探针结合后不影响探针与模板的结合及结合的特异性；③不影响杂交反应的Tm值和杂交分子的稳定性；④有较高的化学稳定性，易于保存；⑤标记和检测方法简单，易于操作；⑥检测方法应高度灵敏、特异，假阳性率低；⑦对环境污染小，对人体无损伤；⑧价格低廉。目前，应用于核酸分子杂交的标记物包括放射性核素标记物和非放射性核素标记物两大类。

（1）放射性核素标记物　放射性核素是目前最常用的一类核酸探针标记物，灵敏度高，特异性强，检测假阳性率低，但其存在放射线污染，且半衰期短，标记的探针不能长时间保存，必须现用现标记。常用于标记核酸探针的放射性核素有^{32}P、^{35}S、^{3}H等。

（2）非放射性核素标记物　虽然放射性核素标记探针灵敏度高、特异性好，但基于安全性问题，人们一直在寻找安全、可靠的非放射性核素标记物。目前用于核酸分子杂交的非放射性核素标记物主要有三类，即半抗原类、荧光素和酶。非放射性核素标记物安全、无污染、稳定性好，但灵敏度较低。

2. 核酸探针的标记方法

核酸探针的标记方法主要有化学法和酶促法两种。化学法是利用标记物分子上的活性基团与核酸探针分子上的基团发生化学反应而将标记物直接结合在核酸探针分子上，如光敏生物素标记和ALP或HRP直接酶偶联标记。该方法简单、快速，探针标记均匀，但每种标记物都有各自不同的标记方法，具体操作参照生产厂家的使用说明书。酶促法是将标记物首先标记在核苷酸分子上，然后经过酶促反应将标记好的核苷酸分子掺入探针分子中，或将核苷酸分子上的标记基团交换到探针分子上。酶促法是目前实验室最常用的核酸探针标记方法，对放射性核素和非放射性核素标记物均适用。在酶促反应过程中，采用的底物分别是放射性核素标记的核苷酸和非放射性核素标记的核苷酸。核酸探针的酶促标记方法种类很多，有切口平移法、随机引物法、末端标记法和体外转录法等，应根据实际需要进行选择。

（1）切口平移法　该法是目前常用的 DNA 探针标记方法。线性及环状双链 DNA 均可作为切口平移法标记的模板。它是利用大肠埃希菌 DNA 聚合酶Ⅰ的多种酶促活性的催化，将标记的 dNTP 掺入核酸探针分子中。

切口平移法的基本过程如下。

首先利用适量 DNase Ⅰ在 Mg^{2+} 的存在下，将 DNA 双链随机切割形成多个单链切口，再利用大肠埃希菌 DNA 聚合酶Ⅰ的 5′→3′核酸外切酶活性将原来的 DNA 链从切口 5′端向 3′端方向逐个切除核苷酸；与此同时在大肠埃希菌 DNA 聚合酶Ⅰ的 5′→3′聚合酶活性催化下，以切口处产生的 3′-OH 末端为引物、互补的单链为模板，dNTP 为原料（其中一种 dNTP 已被标记），在切口 3′-OH 末端逐个加入新的 dNTP。由于在切去核苷酸的同时又在切口的 3′末端补上核苷酸，使切口沿 DNA 链移动，这样原来特定的核苷酸残基被标记的同种核苷酸残基所取代，合成与两条模板 DNA 单链互补的具有高比活性的均匀标记的双链 DNA 探针分子。

切口平移法标记探针的注意事项：①切口平移法可标记任何形式的双链 DNA，但不适合对单链 DNA 和 RNA 的标记；②标记物需标记在脱氧核苷三磷酸的 α-磷酸位上；③由于 Klenow 片段没有 5′→3′核酸外切酶活性，所以本法必须采用大肠埃希菌 DNA 聚合酶Ⅰ；④DNase Ⅰ的浓度控制非常重要。浓度过大，导致切口过多，使 DNA 标记片段过短，影响杂交反应效率。浓度过小，形成的切口过少，导致标记效率降低。需通过预试验确定最适宜的 DNase Ⅰ浓度和作用时间。理想的标记条件是使 30%～60%的标记核苷酸掺入 DNA 探针中。

（2）随机引物法　该法是一种较理想的核酸探针标记方法，标记物掺入率高达 70%～80%，远远高于切口平移法，是一种简便并能重复的核酸探针标记方法。随机引物是人工合成的寡核苷酸片段。目前采用的随机引物大多数是由 6 个核苷酸残基构成的寡核苷酸片段的混合物，含有各种可能的组合排列顺序，但并不是包括这些可能序列的全部，经计算机分析排除了不必需的序列。

随机引物法的基本过程如下。

寡核苷酸随机引物可与任何来源的单链 DNA 模板的互补区域结合，提供引物 3′羟基末端，作为新链 DNA 合成的引物，在 Klenow 大片段的作用下，以互补的单链为模板，以 dNTP 为原料（其中一种 dNTP 已被标记物标记），合成与单链 DNA 模板互补的具有标记物的 DNA 单链探针。

随机引物法标记探针的注意事项如下。①随机引物法既适用于双链 DNA 探针的标记，也适用于单链 DNA 和 RNA 探针的标记。通过该法获得的标记探针是新合成的 DNA 单链，以双链的形式存在；当采用单链 DNA 或 RNA 作为模板时，所得到的标记探针是与模板互补的单链 DNA 片段。②标记探针的长度与加入的寡核苷酸引物的量成反比，加入引物的量越大，合成起点就越多，得到的探针长度也就越短，一般标准长度为 200～400bp，能基本满足各种杂交实验的需要。

(3) 末端标记法　该法是对 DNA 探针分子的 5′末端或 3′末端进行标记，不是对全长进行标记，因而标记活性不高，分布不均匀，一般很少用作核酸探针的标记，主要用于 DNA 序列测定等实验中。

① 3′末端标记法：来源于 *E. coli* DNA 聚合酶Ⅰ的 Klenow 大片段，具有 5′→3′聚合酶活性和 3′→5′核酸外切酶活性，应用此酶可对 DNA 探针分子的 3′末端进行标记。选择合适的限制性核酸内切酶，消化双链 DNA 模板，使 DNA 模板具有 5′突出末端，然后在 Klenow 大片段的作用下，以 dNTP 为原料（其中一种 dNTP 已被标记物标记)，实现 3′末端的填充标记，将 DNA 末端补平，获得 3′末端标记的探针。

② 5′末端标记法：5′末端标记法又称 T4 多核苷酸激酶（polynucleotide kinase，PNK）标记法。T4 多核苷酸激酶可以催化 ATP 分子上的 γ-磷酸基团转移到 DNA 或 RNA 分子的 5′-OH 基团上。首先将待标记的核酸探针用碱性磷酸酶切除 5′末端的磷酸基团，然后以 γ-^{32}P-ATP 分子为底物，在 T4 多核苷酸激酶的作用下，将标记好的 γ-磷酸基团转移到探针分子的 5′-OH 基团上，即可获得 5′末端标记的核酸探针。本法适用于寡核苷酸探针或短的 DNA、RNA 探针的标记。

(4) 体外转录法　该法以 DNA 为模板，利用体外转录系统进行 RNA 探针的制备和标记。该体外转录系统利用的是人工构建的质粒载体，这种载体含有可以被噬菌体 RNA 聚合酶识别的启动子序列（如 SP6 启动子、T7 启动子)。将目的基因（探针序列片段）克隆到启动子的下游，再用适当的限制性核酸内切酶在插入序列的下游将质粒线性化，以提供转录模板，以四种 NTP（其中一种已被标记）为原料，在特异的 SP6RNA 聚合酶或 T7RNA 聚合酶的催化下，进行转录，合成与目的 DNA 片段互补的 RNA 探针。标记结束后，DNA 模板可用无 RNase 污染的 DNase 除去。该法将 DNA 探针片段克隆到两个启动子之间，经适当的限制性核酸内切酶酶切后，选择各自特异的 RNA 聚合酶进行转录，从而得到从不同方向转录的单链 RNA 探针。

体外转录法标记 RNA 探针的优点如下：①可以得到多拷贝数的 RNA 探针，产量高；②标记的 RNA 探针活性高；③探针的大小较恒定，增加了杂交的敏感性和均一性；④由于克隆于载体的 DNA 片段可以从不同的方向进行转录，因此合成的 RNA 探针可以是任意一条链的互补链。

(5) 聚合酶链反应标记法　在已知核酸探针序列的情况下，可根据核酸探针序列设计特异性引物，在 PCR 反应体系中，将其中一种 dNTP 进行标记，在 DNA 聚合酶的作用下，经过变性、退火、延伸的多次循环，标记的核苷酸就可掺入扩增的 DNA 片段中。本法重复性好、标记率高、简便、快速并可大量制备。

三 核酸分子杂交信号的检测

杂交信号的检测是核酸分子杂交过程的最后一步，滤膜经洗脱后，需根据核酸探针标记物的不同，选择适宜的方法进行杂交信号的检测，以呈现杂交结果。

（一）放射性核素探针的检测

放射性核素探针杂交结果的检测有两种方式：一种是放射自显影，另一种是液闪计数法。

1. 放射自显影

放射自显影是利用放射线在 X 线胶片上的成影作用来检测杂交信号。杂交洗膜结束后，取出杂交膜，在滤膜的一定部位进行标记，以利于杂交结果的定位。将滤膜用保鲜膜包好，置暗盒中。在暗室里，将磷钨酸钙增感屏前屏置于滤膜下，光面朝上，将 1～2 张 X 线胶片压在杂交膜上，再压上增感屏后屏，光面对着 X 线胶片，盖上暗盒，置－70℃低温冰箱中曝光（自显影）适当时间，根据放射性的强弱曝光一定时间后，在暗室中取出 X 线胶片，进行显影、定影后，在 X 线胶片上可见黑色条带。如果曝光不足，可再压片，重新曝光。放射自显影时，曝光时间取决于样品放射性的强度，大多数情况下必须进行多次不同时间的曝光实验，凭经验确定。

2. 液闪计数法

液闪计数法是将漂洗结束后的杂交膜剪成小块（每份样品一块），真空干燥后装入闪烁瓶，加入 2～5mL 闪烁液，以与样品模块相同大小的无样品模块作为本底对照，在液体闪烁计数器上自动计数。液闪计数法主要用于斑点杂交、狭缝杂交及比对两个杂交信号的强弱。

（二）非放射性探针的检测

采用非放射性核素标记的探针进行杂交时，可直接在膜上显色，呈现杂交结果。非放射性探针的标记物不同，其检测体系和方法也不同。如使用荧光素标记的探针，可直接通过荧光显微镜或荧光检测系统检测荧光信号；酶直接标记的探针，可通过酶作用于底物进行直接检测；而对于半抗原类标记物，不能直接被检测，需经两步反应将非放射性核素标记物与检测系统偶联。第一步称为偶联反应，第二步称为显色反应。

1. 偶联反应

偶联反应即核酸探针与检测体系发生偶联反应。对于膜印迹杂交结果的检测，酶联免疫检测体系最为常用。前面已介绍目前用于膜印迹杂交的非放射性核素标记物如生物素和地高辛，均属于半抗原。生物素可与卵白亲和素（avidin，A）或链霉亲和素（streptavidin，SA）特异性结合，形成稳定的复合物，后者出现的非特异性结合明显少于前者。地高辛可与抗地高辛抗体稳定结合。因此，在实验中，首先用特定的酶标记亲和素或抗地高辛抗体，使之成为酶标亲和素或酶标抗地高辛抗体，最后通过酶作用于底物显色来判定杂交结果。根据酶偶联反应的机制不同，可分为直接亲和法、间接亲和法和间接免疫-亲和法。直接亲和法＝靶基因＋生物素标记探针＋酶标亲和素＋底物显色；间接亲和法＝靶基因＋生物素标记探针＋亲和素＋生物素化酶＋底物显色；间接免疫-亲和法＝靶基因＋生物素标记探针＋第一抗体＋生物素化第二抗体＋亲和素-生物素化酶复合物＋底物显色。

2. 显色反应

（1）酶促显色法　酶促显色法是最常用的显色方法。通过酶促反应使其底物形成有色反应产物。最常用的酶是碱性磷酸酶（alkaline phosphatase，ALP）和辣根过氧化物酶（horseradish peroxidase，HRP）。

① ALP 显色体系：ALP 可使其作用底物 5-溴-4-氯-3-吲哚磷酸（5-bromo-4-chloro-3-indolylphosphate，BCIP）脱磷并聚合，在此过程中释放的 H^+ 使硝基四氮唑蓝（nitrobluetetrazolium，NBT）被还原而形成紫色化合物。因此，结合了 ALP 的杂交膜，用 BCIP/NBT 处理后，在杂交探针存在的地方将形成不溶性的紫色化合物，显示紫色条带，其颜色深浅与靶核酸片段含量成正比，可进一步进行半定量、定量分析。

② HRP 显色体系：HRP 催化下列反应：$AH_2 + H_2O_2 \longrightarrow 2H_2O + A$。因此，可采用一种能产色的供氢体化合物作为 HRP 的底物，在 HRP 作用下氧化脱氢，从而在滤膜上的杂交部位生成不溶性的有色化合物，用于定性、定量分析。目前，常用的供氢体有二氨基联苯胺（diaminobenzidine，DAB）和四甲基联苯胺（tetramethyl benzidine，TMB）。以 DAB/H_2O_2 为底物，结果为棕色；以 TMB/H_2O_2 为底物，结果为蓝色。

两种显色系统相比较，ALP 的灵敏度和分辨率较 HRP 高，但稳定性低于 HRP；另外，ALP 的分子质量较大，不易透入细胞，故不可用于原位杂交的显微镜下检测。HRP 标记物较稳定，价格低廉，分子质量较小，易渗入细胞内，因此应用较 ALP 更普及，除用于滤膜杂交外，也可用于原位杂交的显微镜下检测。

（2）化学发光法　化学发光是指在化学反应过程中伴随的发光反应。化学发光法是依据化学检测体系中待测物浓度与体系的化学发光强度在一定条件下呈线性定量关系的原理，利用仪器对体系化学发光强度进行检测，从而确定待测物含量的一种痕量分析方法。目前化学发光酶免疫技术中常用的酶有辣根过氧化物酶（HRP）和碱性磷酸酶（ALP）。HRP 常用的发光底物是鲁米诺，HRP 催化鲁米诺/H_2O_2，伴随发光反应（产生光子）。ALP 常用的发光底物是 3-（2-螺旋金刚烷）-4-甲氧基-4-甲基-4（3-磷酸氧基）-苯基-1,2-二氧乙烷（AMPPD），AMPPD 在碱性条件下，被 ALP 催化降解伴随发光反应。在暗室里，与杂交膜结合的酶

（HRP 或 ALP）催化发光底物降解产生的光可使 X 线胶片曝光，通过放射自显影，显示杂交结果。该法灵敏度高，X 线胶片的显影清晰、快速。商品化的检测试剂盒可用于非放射性核素标记物探针杂交结果的检测，可从有关的生物公司获得。

综上所述，探针的标记和检测方法多种多样，各有其特点和适应范围，应根据实验要求综合考虑，选择适宜的标记及检测方法。

第三节 核酸测序技术

一 第一代测序技术

DNA 测序技术是分子生物学研究中最常用的技术，是研究核酸序列结构、功能及其相互关系的基础，并可为临床疾病的分子学诊断提供依据。20 世纪 80 年代中期出现了以荧光标记代替放射性同位素标记、以荧光信号接收器和计算机信号分析系统代替放射性自显影的自动测序仪。另外，20 世纪 90 年代中期出现的毛细管电泳技术使得测序的通量大为提高。除此之外，这一时期还出现了一些其他的测序方法，如焦磷酸测序技术、杂交测序技术、单分子测序技术等。这些方法不属于第一代测序技术。第一代测序技术在分子生物学研究中发挥过重要的作用，如人类基因组计划（human genome project，HGP）主要基于第一代测序技术。

（一）基本原理

1. 双脱氧核苷酸末端终止测序法

双脱氧核苷酸末端终止测序法也称 Sanger 法或末端终止法。该法的原理是利用大肠埃希菌 DNA 聚合酶Ⅰ，以待测的单链或双链 DNA 为模板，以 dNTP（含放射性核素标记的 dNTP）为底物，合成互补的 DNA 链。大肠埃希菌 DNA 聚合酶Ⅰ催化 DNA 合成时需要引物，引物先与 DNA 模板结合后，DNA 聚合酶Ⅰ才能根据碱基配对的原则将 dNTP 的 5′磷酸基团加到引物的 3′-OH 末端生成 3′,5′-磷酸二酯键，新合成的 DNA 链从 5′→3′不断延伸。当在反应体系中加入双脱氧核苷三磷酸（ddNTP）时，因为 ddNTP 在 3′位置上缺少一个羟基（—OH），虽然 ddNTP 的 5′磷酸基团还可以结合到 DNA 链的 3′-OH 末端，但下一个核苷酸不能通过 5′磷酸基团与之结合，DNA 链的继续延伸就被终止。在 4 组互相独立的反应体系中分别加入 4 种不同的 ddNTP 作为链反应的终止剂，并通过控制 dNTP 与 ddNTP 的浓度，就会得到 4 组终止于互补链中每一个 A、G、C、T 位置的一系列寡核苷酸产物。然后通过高分辨率变性聚丙烯酰胺凝胶电泳和放射自显影检测，可直接读出 DNA 链上的核苷酸序列。

2. 化学降解法

化学降解法测序的基本原理是先将待测 DNA 的末端进行放射性标记，然后分成 4 组或 5 组，把它们分别放在互相独立的化学反应体系中，每一组反应特异地针对某种碱基，DNA 片段分别被部分降解，生成 4 组或 5 组放射性标记的长短不一的混合物，其长度取决于该组反应所针对的碱基在待测 DNA 片段上的位置。例如在 C 反应体系中，DNA 在任意位置的胞嘧啶处断裂，产生了一组一端为放射性核素标志物标记，另一端为胞嘧啶的长短不一的 DNA 片段混合物。然后，连同其他反应体系 G、G＋A、C＋5 等各组混合物通过聚丙烯酰胺凝胶电泳进行分离，再通过放射自显影来检测末端标记的分子，最后识读出待测 DNA 序列。

化学降解法中 DNA 断裂的化学机制如下。

G 反应：硫酸二甲酯（DMS）使鸟嘌呤（G）的 N_7 甲基化，与 C_8、N_9 之间的化学键断裂，鸟嘌呤被吡啶取代。

G＋A 反应：甲酸使嘌呤环上的 N 原子质子化，削弱了糖苷键，然后嘌呤被吡啶取代。

C＋T 反应：肼能致嘧啶环断裂，从而被吡啶取代。

C 反应：当溶液中有 NaCl 存在时，肼只能与胞嘧啶作用，然后被吡啶取代。

3. 荧光自动测序技术

随着计算机软硬件技术、电泳技术、仪器制造和分子生物学研究的迅速发展，DNA 自动化测序技术也取得了突破性进展。第一代 DNA 自动化测序仪是以 Sanger 法为基础，用荧光标记代替同位素标记，用成像系统自动收集、处理、分析数据，具有快速和准确的特点。目前应用最广泛的是应用生物系统公司（ABI）的全自动 DNA 测序仪，它以毛细管电泳和荧光标记技术为基础。

该技术的原理是采用 4 种荧光染料分别标记不同组的反应终止物 ddNTP 或引物，经 Sanger 测序反应后，产物的 3′端或 5′端带有不同颜色的荧光标记，再经毛细管电泳将各组片段分开。一个样品的 4 个测序可以在一个泳道内电泳，一次即可测定 64 个或者更多的样品，不仅避免了泳道间迁移率差距对结果的影响，还提高了测序的速度。经电泳后各荧光谱带分开，激光检测同步扫描，4 种荧光基团被激发出 4 种不同颜色的荧光，被 CCD 成像系统识别，最终读出 DNA 序列。

4. 焦磷酸测序技术

焦磷酸测序技术是一种酶级联反应测序技术，其原理是以靶 DNA 链为模板，在核酸合成过程中，检测荧光信号，从而实时记录靶 DNA 的核苷酸序列。单链 DNA 模板与引物退火后，通过 DNA 聚合酶、ATP 硫酸化酶（ATP sulfurylase）、荧光素酶、三磷酸腺苷双磷酸酶 4 种酶催化发生酶级联反应，每一轮反应中加入一种 dNTP，若 dNTP 与模板配对则释放出焦磷酸（PPi），焦磷酸将生成 ATP，催化产生荧光，反应结束后，游离的 dNTP 会在双磷酸酶的作用下降解 ATP，导致荧光淬灭，从而使反应体系再生。每一个 dNTP 的加入都与一次荧光信号的释放耦联，产生的荧光信号自动传入分析系统，实时记录靶 DNA 序列。

5. 杂交测序技术

DNA 杂交测序（sequencing by hybridization，SBH）技术是利用分子杂交技术来测定 DNA 序列，从根本上实现了创新。该法将大量序列已知、长度特异、具有所有可能碱基序列的寡核苷酸探针与生物样品的靶序列进行分子杂交，然后根据产生的杂交图谱排列出靶 DNA 的序列。目前的杂交测序技术一般与基因芯片技术结合使用，称为寡核苷酸测序芯片技术，具有快速、微型、自动化的特点，在基因点阵、探针合成、核酸标记、信号检测等方面都有快速发展，在大规模测序和基因诊断中发挥着重要作用。

6. 单分子测序技术

单分子测序技术的原理是单链 DNA 片段所有碱基均进行标记，4 种碱基分别标记上不同的荧光基团，置于液流系统中，用核酸外切酶依次快速切断 DNA 中标记的核苷酸，依次用激光荧光检测，便可直接得到 DNA 序列。该方法有测序速度快的优点，每秒可达 100～1000 个碱基，但会受核酸外切酶外切速度的影响。

（二）临床应用

DNA 测序是一个技术平台，其所提供的信息是疾病诊断、监测治疗以及评价健康状况的重要依据。20 世纪 90 年代初，人类基因组计划正式启动，经过 10 年时间，人类的基因组草图发表，第一代测序技术在人类基因组计划 DNA 测序的后期起到了关键作用，加速了人类基因组计划的完成。随着测序技术的不断发展，第一代测序技术在医学领域的应用也越来越广泛。在理论研究方面，第一代测序技术可以应用于肿瘤学、遗传学、免疫学、病原学、微生物学、寄生虫学、药学等多学科；在临床诊疗方面，第一代测序技术成熟、稳定，而且拥有传统 PCR 方法所不具备的灵敏、精确、经济、信息量大等优势，因而更适用于基因水平的检测。

临床对于病原微生物鉴定的“金标准”是将标本接种于合适的培养基，使其生长繁殖，并进一步作出鉴定。该法特异性高，但受专业化技术、试剂、设备、培养条件等因素的影响，容易产生假阴性，而且培养周期长。特别对于多个病原微生物的混合感染会产生一定的判断偏差，而对于未见报道的病原微生物则难以找到合适的培养方法。使用第二代测序技术，对病原微生物群体不再逐一分离，而是提取 DNA 后进行测序，通过得到的大量序列信息，从整体上把握病原微生物群体的组成情况，也可获得含量低的病原微生物序列，并通过未知序列鉴定新的物种。更进一步，若预先定义每种病原微生物的特征序列谱，在测序结果中逐一比对，可以迅速识别各类病原微生物，使诊断时间缩短，诊断结果更加精确。目前，毛细管凝胶电泳技术、全基因组鸟枪测序法、多位点序列分析等技术均已用于临床鉴定疑难病原体。

二 第二代测序技术

虽然第一代测序技术已经帮助人们完成了人类基因组计划，从基因组时代进入了后基因组时代，但其存在成本高、速度慢等缺点，已经不能满足深度测序和重复测序等大规模测序的需求。经过多年的研发和测试，2005 年前后，第二代测序技术诞生了。第二代测序技术包括 Roche 公司的 454 测序技术、Illumlna 公司的 Solexa 测序技术和 ABI 公司的 SOLiD 测序技术。

三种第二代测序技术都采用合成测序法，只是在 DNA 阵列的排布、DNA 簇扩增以及基于酶的测序生化反应方面存在差异。人类基因组计划用了十余年的时间，花费了近 30 亿美元，然而现在使用第二代测序技术，完成一个人的基因组测序只需要一周的时间。第二代测序技术都采用了大规模矩阵结构的微阵列分析技术，阵列上的 DNA 样品可以被同时并行分析，这种大规模的并行化提供了高程度的信息密度，实现测序数据产出的高通量。第二代测序技术都要经过克隆扩增以加强测序过程中的光学检测灵敏度，克隆的扩增有桥式 PCR、微乳液 PCR 或原位成簇等方法，再利用 DNA 聚合酶或连接酶以及引物对模板进行一系列的延伸，通过显微设备观察并记录连续测序循环中的光学信号。

（一）基本原理

1. 454 测序技术

454 生命科学公司是第二代测序技术的奠基者，发明了边合成边测序（sequencing by synthesis，SBS）技术，俗称 454 测序技术。454 测序技术的原理如下。

（1）构建待测 DNA 文库　用喷雾法将待测 DNA 序列打断成 300～800bp 的片段，并在单链 DNA 的 3′端和 5′端加上不同的接头，或将待测 DNA 变性，再用杂交引物进行 PCR 扩增，连接载体，构建单链 DNA（ssDNA）文库。

（2）连接　将磁珠与带有接头的单链 DNA 一起孵育、退火，由于磁珠表面含有与接头互补的寡聚核苷酸序列，因此单链 DNA 被捕获到磁珠上。随后将包含磁珠和扩增试剂的水溶液注入矿物油中，水溶液分散形成小水滴，被矿物油包裹，形成了油包水的乳浊液结构，每个小水滴就是一个只包含一个磁珠及 PCR 试剂的微反应器。

（3）扩增反应　每个小片段在微反应器内进行独立的扩增（乳浊液 PCR，emulsionPCR），因而排除了其他序列的竞争。整个 DNA 片段文库的扩增平行进行。经过扩增反应，每一个小片段被扩增产生几百万个相同的拷贝，从而达到下一步测序反应所需的模板量。孵育体系中含有 PCR 反应试剂，因此反应终止后扩增产物仍然结合到磁珠上，破坏孵育体系并富集带有 DNA 的磁珠。

（4）测序　先用嗜热脂肪芽孢杆菌（*Bacillus stearothermophilus*）聚合酶与

单链结合蛋白处理带有 DNA 的磁珠，测序时将磁珠放在 PTP 平板上进行。PTP 板上有许多小孔，每个小孔直径约为 30μm，小孔内只能容纳一个磁珠，通过此方法固定每个磁珠的位置以监测反应过程。测序的原理是焦磷酸测序法，当磁珠进入 PTP 板上的小孔内时，启动测序反应。测序反应以磁珠上大量扩增的单链 DNA 为模板，每次反应加入一种 dNTP 进行合成反应。4 种碱基依照 T、A、C、G 的顺序依次循环进入 PTP 板，每次只进入一个碱基。如果这个碱基能与待测序列配对，就会释放一个焦磷酸基团。释放的焦磷酸基团与反应体系中的 ATP 硫酸化酶反应形成 ATP。生成的 ATP 在荧光素酶的催化下产生荧光。测序反应产生的荧光信号被 CCD 照相机记录下来，再经过计算机分析转换为测序结果。当碱基和测序模板配对时，会捕获到相应的光信号，因而可以准确、迅速地确定待测模板的碱基序列。因为 PTP 板上每个小孔之间相互独立，因而大大减少了反应的干扰和误差。

454 测序技术的主要优势是较长的读长，目前 GSFLX 测序系统的序列读长已超过 400bp，在新物种基因组和转录组测序中占据主要的地位。454 测序技术的主要缺点是无法准确测量同聚物的长度，当相同碱基连续掺入时，由于没有终止元件来阻止连续掺入，相同碱基的长度只能靠荧光信号的强度来推断，这个过程可能产生误差。因此，454 测序技术的主要错误类型是插入或缺失，而不是替换。

2. Solexa 测序技术

(1) 构建待测 DNA 文库　用喷雾法将待测 DNA 序列打碎成 200～500bp 的片段，并在单链 DNA 的 3′端和 5′端加上不同的接头，连接载体，构建单链 DNA 文库。

(2) DNA 的桥式扩增　将待测 DNA 片段变成单链后通过接头与芯片表面的引物碱基互补而使一端被固定在芯片上，另外一端随机和附近的另外一个引物互补，也被固定住形成寡核苷酸桥状结构。芯片具有 8 个独立的通道，每条通道的表面均可固定寡核苷酸。固定了寡核苷酸桥的芯片放置于流通池内，向反应体系中添加未标记的核苷酸和酶，进行 Bridge PCR 扩增反应，经扩增将桥型单链 DNA 扩增成桥型双链 DNA。

(3) 双链 DNA 的变性　将桥形双链 DNA 变性成单链 DNA，然后继续扩增。通过 30 轮扩增变性反应，单链 DNA 都在各自的位置集中成束，成为单克隆的 DNA 簇。流通池中芯片表面的 8 个通道中，每条通道上都可以独立产生数百万这样的簇（这样就可以在一个反应中对 8 个不同的文库并行测序）。每个单分子被扩增 500～1000 倍，从而达到能支持下一步测序反应所需信号强度的模板量。

(4) 测序　测序是边合成边测序。反应体系中有 DNA 聚合酶、引物和带有 4 种特异荧光标记的 dNTP。由于 dNTP 的 3′-OH 端被化学方法保护，因此每轮合成反应都只能添加一个 dNTP。在 DNA 合成时，每一个 dNTP 加到引物末端时都会释放出焦磷酸盐，激发生物发光蛋白发出荧光，用光学设备完成荧光信号的记录，再通过计算机分析转化为测序结果。当荧光信号的记录完成后，加入化学试剂猝灭荧光信号并去除 dNTP 的 3′-OH 端的保护基团，恢复 3′端的黏性，随后添加第二个核苷酸。如此重复，直到每个模板序列都完全被聚合为双链。统计每轮收集到的荧光信号，就可以得知每个模板 DNA 片段的序列。

相比 454 测序技术，Solexa 测序技术在每次合成中只能添加一个 dNTP，因此不存在同聚物长度难以准确测量的问题。

Solexa 测序技术的缺点是序列读长较短。测序过程中要记录每个 DNA 簇的光学信号，每一簇中所有 DNA 链的延伸必须保持同步。但是，测序中有可能出现如不能将荧光标记物切掉或者未能去除封闭化学基团的情况，这将导致一个簇中 DNA 链没有同步延伸，引起信号衰减或荧光信号位移，最后使得序列读长较短。Solexa 测序技术主要的错误来源是核苷酸的替换，而不是插入或缺失，目前它的错误率在 0.1%～0.5%。

3. SOLiD 测序技术

与 454 测序技术和 Solexa 测序技术不同，SOLiD 测序技术的独特之处在于以连接反应取代传统的聚合酶延伸反应，其基本原理是以四色荧光标记的寡核苷酸进行多次连接、合成。另外，它采用了双碱基编码策略来协助检测错误。

（1）构建待测 DNA 文库　SOLiD 测序技术支持两种 DNA 文库：片段文库和配对末端文库。片段文库就是把待测 DNA 序列打碎成很小的片段，并在小片段两端加上不同的接头，连接载体，构建单链 DNA 文库。配对末端文库则是将待测 DNA 序列打成小片段，与中间接头连接，然后环化，用 Eco P15 酶酶切，让中间接头两端留出 27bp 的碱基，最后再加上两端的接头形成文库。片段文库适用于转录组测序、RNA 定量、mRNA 研究、重测序、3′,5′-RACE、甲基化分析及 ChIP 测序等。配对末端文库适用于全基因组测序、SNP 分析、结构重排及拷贝数分析等。

（2）连接和扩增反应　在连接和 PCR 扩增方面，与 454 测序技术类似，将带接头的单链 DNA 固定在磁珠表面，磁珠直径只有 1μm，并进行乳浊液 PCR 扩增，对扩增产物进行 3′端修饰。

（3）连接酶测序　乳浊液 PCR 结束后，把模板变性，富集带有 DNA 模板的磁珠，磁珠上的模板经过 3′端修饰，就可以共价结合到玻片上。由于磁珠直径只有 1μm，所以每张玻片能容纳更高密度的磁珠，轻松实现更高的通量。含有 DNA 模板的磁珠共价结合在 SOLiD 玻片表面，进行连接酶测序。

向体系中加入 DNA 连接酶、通用测序引物和 8bp 的探针。在这个八聚核苷酸中，5′端标记有荧光，3′端 1～2 位碱基对与 5′端荧光信号的颜色对应，由于 2 个碱基有 16 种组成情况，而只有 4 色荧光，因此每色荧光对应 4 种碱基组成。SOLiD 测序共有 5 轮，每轮测序又由多个连接反应组成。第 1 轮的第 1 次连接反应将掺入 1 条探针，测序仪记录下反映该条探针 3′端 1～2 位碱基信息的荧光信号，随后除去 6～8 位碱基及荧光基团，这样实际上连接了 5 个碱基，并获得 1～2 位的颜色信息。以此类推，第 2 次连接反应得到 6～7 位的颜色信息，第 3 次连接反应得到 11～12 位的颜色信息。多次连接后，开始第 2 轮测序。由于第 2 轮测序的引物比第 1 轮前移 1 位，这轮测序将得到 0～1 位、5～6 位、10～11 位的颜色信息，5 轮测序过后，就可得到所有位置的颜色信息，并推断出相应的碱基序列。

SOLiD 测序技术在第二代测序技术中准确度最高，原因是每个碱基都被测定了两遍（即在两个独立的连接反应中被测定），使用连接酶替代聚合酶能减少因碱基错配而出现的错误，确保 SOLiD 测序技术的原始碱基数据的准确度大于 99.9%。该技术主要的缺点是序列读长相对较短，这也是由于同一簇扩增产物中存在移相造成的。

（二）临床应用

随着测序技术的不断发展，第二代测序技术比第一代更加自动化，测序通量呈指数增加，而成本急剧降低。快速、经济的测序能力引领我们开辟疾病诊断的新领域。

1. 无创筛查

多年科学研究表明，在孕妇血浆中存在微量的胎儿游离 DNA，但是 PCR 技术及 Sanger 测序法的灵敏度难以达到对微量 DNA 物质进行检测。第二代测序平台的高灵敏度，使得基于外周血标本进行无创性产前筛查（如唐氏综合征筛查）成为可能。

2. 确定疾病的基因根源

目前国内很多大型医院已使用第二代测序仪，积累了很多的临床病例，比如在癌症治疗方面。传统的癌症化疗方法疗效差、毒性强，如果能通过基因测序找到突变基因，就可以用靶向药物治疗。有数据显示，目前癌症化疗总体有效率为 30%～40%，而通过基因测序筛选出获益患者，有效率可以提高到 80%。

3. 健康监测与疾病预防

检验不仅应帮助提升疾病诊疗的效果，而且应为健康监测与疾病预防提供强大的支持，也就是通过基因测序发现缺陷基因，对可能引起的疾病进行提前干预，从而达到降低疾病发生率的目的。

三 第三代测序技术

当个人基因组图谱的绘制正在进行中，第二代测序技术广泛运用时，第三代测序技术出现了。第三代测序技术是基于纳米孔的单分子测序技术，与前两代相比有着更快的数据读取速度，应用潜能也将超过前两代测序技术。第三代测序技术包括 Helicos 生物科学公司的 Heliscope 单分子测序技术、太平洋生物科学公司的单分子实时DNA测序技术（SMRT）和牛津纳米孔技术公司的纳米孔单分子测序技术。三种技术的共同点是单分子测序，其中，Heliscope测序技术和SMRT测序技术利用荧光信号进行测序，而纳米孔单分子测序技术则利用不同碱基产生的电信号进行测序。

（一）基本原理

1. Heliscope单分子测序技术

Heliscope单分子测序技术采用边合成边测序的方法，将待测DNA序列打碎成小片段，在片段的3′端加上多聚腺苷酸尾poly，另一端用Cy3荧光标记。然后将标记的片段与表面带有寡聚poly T的平板进行杂交。加入Cy5荧光标记的dNTP和DNA聚合酶进行反应，每一轮反应只加入一种dNTP。当荧光标记的dNTP被掺入DNA链的时候，它的荧光就同时能在DNA链上探测到。即一个dNTP的加入就会有一个荧光信号产生，相机快速扫描整个阵列，检测特异性结合到DNA片段上的荧光碱基。一轮反应完成后用化学试剂去掉荧光标记，以便进行下一轮反应。经过数轮重复合成、洗脱、成像、淬灭的过程完成测序。

Heliscope单分子测序的读长为30～35bp，另外，该技术可通过二次测序来提高准确度。在第一次测序结束后，通过变性和洗脱去除3′端带有poly A的模板链，而第一次合成的链5′端上有固定在平板上的寡聚poly T，因而会被保留。第二次测序以第一次合成的链为模板，测序的是其反义链。

Heliscope单分子测序技术的缺点与454测序技术一样是无法准确测量同聚物的长度，但可以根据荧光信号的强弱，推测同聚物的长度。Heliscope单分子测序技术的主要错误类型是缺失，那是因为在合成中可能掺有未标记的碱基。

2. 单分子实时（single-moleculereal-time，SMRT）测序技术

SMRT测序技术与Heliscope单分子测序技术一样是基于边合成边测序的方法，以SMRT芯片为测序载体进行反应。SMRT芯片是一种厚度为100nm的金属片，金属片上带有很多ZMW孔，孔的直径只有几十纳米。将待测DNA序列、DNA聚合酶和不同荧光标记的dNTP放入ZMW孔的底部，进行合成反应。与其他测序技术不同，SMRT测序技术荧光标记的位置是磷酸基而不是碱基。当一个dNTP合成到DNA链的同时，它会进入ZMW孔的荧光信号检测区并被激发出荧光，4种dNTP发出4种不同颜色的荧光，根据不同颜色的荧光就可以判读出dNTP的种类。在ZMW孔内，DNA链周围的荧光标记dNTP有限，而且由于A、T、C、G这四种荧光标记的dNTP非常快速地从外面进入孔内又出去，形成了非常稳定的背景荧光信号。在下一个dNTP与DNA链形成化学键之前，结合在DNA链上dNTP的被荧光标记的磷酸基团就会被氟聚合物切除，荧光消失。

SMRT测序技术的优点是测序速度很快，每秒可测10个碱基，精度非常高，

达到99.9999%。

3. 纳米孔单分子测序技术

纳米孔单分子测序技术是一种基于电信号测序的技术。牛津纳米孔技术公司设计了一种低成本且稳定的物质——以抗溶血素蛋白为材料制作的纳米孔，在孔内共价结合有环糊精接头分子。目前有两种测序方法，即核酸外切酶测序和链测序。

在核酸外切酶测序方法中，环糊精接头分子位于蛋白纳米孔的内部，作为DNA结合位点。此外，纳米孔还偶联了一个核酸外切酶分子，该酶分子可以从单链DNA上逐个剪切单个核苷酸，被切下来的单个核苷酸会落入纳米孔，并和纳米孔内的环糊精相互作用，短暂地影响流过纳米孔的电流，这种电流的变化幅度就成为每种核苷酸的特征。核苷酸在纳米孔内的平均停留时间是20ms，足以用于精确检测。它的解离速率常数与电压有关，180mV的电压就能够保证在电信号记录后将核苷酸从纳米孔中清除。

另外一种是链测序技术，即当单链DNA片段通过纳米孔时检测每个核苷酸。这个方法比核酸外切酶测序方法更快、更准确。因为所有的核苷酸都是相互连接的，所以可以避免读错方向。不过，真正的困难在于，当它们通过纳米孔时，如何精确地读取每个单个核苷酸。

纳米孔单分子测序技术的另一大特点是能够直接读取甲基化的DNA序列，因为DNA聚合酶复制A、T、C、G的速度是不一样的。以正常的胞嘧啶或者甲基化的胞嘧啶为模板，DNA聚合酶停顿的时间不同。根据这个不同的时间，可以判断模板的胞嘧啶是否甲基化，这为在基因组水平研究表观遗传相关现象提供了巨大的帮助。纳米孔单分子测序技术的准确率能达到99.8%，而且一旦发现替换错误也能较容易地更正。另外，由于每次只测定一个核苷酸，因此该技术可以很容易地解决同聚物长度的测量问题。

（二）临床应用

随着第三代测序技术的出现，大规模测序的成本迅速下降。届时，对于遗传病的诊治将变得简单、快速，并能从基因组水平上指导个人的医疗和保健，从而进入个体化医疗的时代。

1. 临床医生将更多使用基因测序技术

基因测序的发展趋势就是更简单、更方便、更快速、更便宜。基因测序作为一个技术平台，其所提供的信息为医生的疾病诊断和患者的疾病治疗以及健康状况的监测提供了相当重要的依据。虽然我国医疗领域的基因测序应用刚刚起步，但今后的发展趋势是临床医生将更多地使用基因测序技术。

2. 个体化医疗

个体基因组测序的意义不言而喻，临床医师可以通过全基因组图谱，了解患者的整体遗传信息，对预防、诊断、治疗和用药提供指导性意见。特别是常见的复杂性遗传疾病，如肿瘤、心脑血管疾病等，以及临床药物在体内的消化、吸收、转运所涉及的药物代谢酶，涉及多个染色体上的多种变异形式，都可以通过测序得到全部信息。

第四章

聚合酶链反应技术

第一节　聚合酶链反应基本原理

一　聚合酶链反应（PCR）技术基本原理

（一）基本原理

现在生物医学实验中广泛使用的 PCR 技术是以美国化学家穆利斯（Mullis）发明的 PCR 技术为基础的。一个典型的 PCR 反应过程包括多个“变性（denaturation）—退火（annealing）—延伸（elongation）”循环。其一般反应过程如下。

① 变性：将体系加热至 95℃左右并维持一定时间，使模板 DNA 互补双链解离成为单链 DNA，以便它与引物结合，为下轮反应做准备。

② 退火：将体系温度降低至 40～72℃（通常以 55℃作为初选），让寡核苷酸引物与模板 DNA 单链上的互补序列杂交。同时，体系中的 DNA 聚合酶在此温度下也被部分激活，一旦引物与模板杂交，DNA 聚合酶就结合到杂交序列上使引物开始沿着模板 DNA 延伸。这一步对扩增产物特异性有重要的决定性作用。

③ 延伸：将反应体系升温至 DNA 聚合酶的最佳扩增温度（常用的大多数酶为 72℃），使引物延伸以最快速度完成。与模板 DNA 结合的引物在 DNA 聚合酶的作用下，以 dNTP 为反应原料，按碱基配对与半保留复制原理，合成一条新的与模板 DNA 链互补的 DNA 链。

④ 重复以上 3 步，根据所需产量，循环 25～40 次。

⑤ 将体系温度保持在 DNA 聚合酶的最佳扩增温度数分钟，使体系中未完成延伸的 DNA 链得以继续延伸。

⑥ 将体系温度降低至室温或 4℃，结束 PCR 过程。

在 PCR 反应中，每个循环都以前一循环完成后的所有产物为模板，因此扩增产物是以指数方式增长的。如果 PCR 反应的效率达到 100%，那么 20 个循环即可以将模板 DNA 扩增 100 万（2^{20}）倍，1μg 的人类基因组 DNA（大约有 3×10^5 个分子）模板就能得到 3×10^{11} 个目的产物片段。但是实际情况下，这个效率不可能达到，不过 10^5 倍以上的扩增产量往往是能够获得的。普通 PCR 每个循环所需时间为 2～4min，这样只需 2～3h 就能将目的基因扩增放大几百万倍。这意味着，一般情况下，即使只有微量的模板 DNA，经过一轮 PCR 反应后的产量也足以满足一般实验的需求，例如用溴乙锭染色的琼脂糖凝胶分析和克隆到载体中进行后续实验。这种特性也正是 PCR 技术最大的魅力所在。

（二）PCR 反应动力学

根据 PCR 反应产物数量的增长状态，一个 PCR 实验过程可以分为 3 个部分，即早期（early phase，E 期）、中期（mid phase，M 期）和晚期（late phase，L 期）。这 3 个时期的划分对应于 PCR 体系 3 种不同的状态。

① 早期（E 期）：即一个 PCR 反应中最初的几个循环。此时，PCR 体系中主要发生的事件是引物在单链 DNA 模板上搜索它们的互补序列，并与模板的特定位点杂交。

② 中期（M 期）：在一个 PCR 反应的中期循环中，产物数量呈爆炸式增长。主要特点是引物与特异性位点的杂交变得容易，在 DNA 聚合酶的作用下，引物在模板上进行延伸，扩增反应顺利进行。在这一时期产物呈指数型增长。

③ 晚期（L 期）：也称为平台期（plateau phase），此时反应体系渐渐不适宜于产物的继续扩增，这通常是由于反应物过度损耗（往往是 DNA 聚合酶）或者产物的抑制造成的。

理想情况下，应在 E 期能够增强引物的选择性，以扩增出需要的特异性序列；在 M 期能够达到最大的扩增效率，得到更多的产物；而在 L 期到达之前终止反应，获得最好的纯度和效率。通常情况下，30～35 个循环是比较合适的，能够比较高效率地得到高纯度的 PCR 产物，而更多的循环往往会造成产物纯度和扩增效率的下降。如果需要更高的产物量，可以取少量 PCR 产物作为模板进行第二次 PCR，对这些过程的调节和控制，将在本书后面的有关章节中进行详细论述。

（三）PCR 技术的特点

PCR 技术能够得到广泛的应用，主要因为它具有以下几个特点。

1. 高特异性

PCR 的特异性主要指扩增产物的专一性。扩增产物的专一性由引物与 DNA 模板中靶序列互补的专一性决定，即取决于引物与模板 DNA 互补的特异性。因此，PCR 引物的设计直接关系着 PCR 反应的成败，要尽可能地避开重复序列，尽可能选择模板 DNA 中的单拷贝区。要想特异地扩增某一 DNA 片段，必须事先已知该DNA的序列，至少要知道引物所在位点的DNA序列。反之，只要知道任何一段模板的DNA序列，就能设计出相应的引物，对其进行特异性的体外扩增。

2. 高敏感性

PCR技术具有高度的敏感性，理论上，一根毛发的毛囊或一个细胞中所含有的DNA就能满足PCR扩增的需要。然而，高度的敏感性也使PCR反应极易产生交叉污染，因为如果反应条件特异性不高，极微量的污染物就能够产生大量的非特异性片段。

3. 高产率

PCR技术能在2～3h内将靶DNA序列扩增到上百万倍的水平，皮克（pg）级的DNA模板可以扩增到微克（μg）级的水平，这已经能够满足大多数后续研究的需要。

（四）PCR反应体系的组成

在常规PCR反应中，体系通常由模板、引物、缓冲液、脱氧核苷酸、DNA聚合酶、Mg^{2+}和K^{+}等组成。

1. 模板

模板是PCR产物产生的基础，PCR反应过程就是不断地合成DNA互补链的过程。PCR反应中所采用的模板，既可以是纯化的基因组、质粒DNA、RNA逆转录的cDNA，也可以是未经纯化处理的样品如细菌、噬菌体和动植物组织样品。

2. 引物

引物通常是两条20～30个碱基长度的寡聚核苷酸链。其中，在PCR反应中与DNA负链结合，扩增产物为DNA正链的引物称为正链引物、正向引物或正义引物，而与DNA正链互补，扩增产物为DNA负链的引物称为负链引物、反向引物或反义引物。引物的作用有两个：①按照碱基互补的原则，与模板DNA上的特定部位杂交，决定扩增目的序列的特异性；②两条引物结合位点之间的距离决定最后扩增产物的长度。

3. 缓冲液

反应缓冲液的作用主要是控制PCR体系的pH值和离子强度，使反应在最适条件下进行。缓冲液的离子强度、pH值、Mg^{2+}浓度和缓冲能力等都对PCR反应有非常重要的影响，不能随意配制。PCR中一般使用10～50mmol/L的Tris-HCl缓冲液，很少使用其他类型的缓冲液。Tris-HC1缓冲液是一种双极化的离子缓冲液，pK_a为8.3（20℃时）。当温度发生改变时，其pK_a值也会改变，温度升高（降低），pK_a值降低（升高），ΔpK_a约为0.021/℃。因此，采用pH值为8.3的20mmol/L Tris-HCl（20℃）为PCR缓冲液时，在反应的延伸阶段（温度为72℃左右），反应体系的pH值会下降到7.2左右，达到热稳定DNA聚合酶的最佳工作pH值环境。

4. 脱氧核苷酸

脱氧核苷酸是 DNA 的基本组成元件，为 DNA 合成所必需。PCR 中使用的脱氧核苷酸通常是 4 种脱氧核苷酸的等摩尔混合物，即腺嘌呤脱氧核苷酸（dATP）、鸟嘌呤脱氧核苷酸（dGTP）、胞嘧啶脱氧核苷酸（dCTP）和胸腺嘧啶脱氧核苷酸（dTTP），通常统称为 dNTP。

4 种脱氧核苷酸必须等摩尔数混合，否则将会导致 DNA 合成时碱基错配水平升高。通常，在一个 25～50L 的标准 PCR 反应体系中，每种 dNTP 的浓度介于 200～250μmol/L，这种浓度的 dNTP 可以满足 6～6.5μg 的 DNA 产物的合成。由于 dNTP 可以和反应体系中的 Mg^{2+} 螯合，从而影响 Mg^{2+} 对热稳定 DNA 聚合酶的激活作用，所以过高浓度的 dNTP 反而会抑制 PCR 扩增。反复冻融会破坏 dNTP 的分子结构，导致其失效，因此，实验中常将 dNTP 小量分装在微碱性溶液（pH 8.1）里，在－20℃保存。多次使用时，会有少量水分蒸发而凝结附于试管壁，因此使用前可将试管内液体混匀、短暂离心将液体收集到管底，以减少浓度的改变。

5. Mg^{2+}

几乎所有热稳定 DNA 聚合酶的活性都依赖于游离的二价阳离子的存在。PCR 反应体系中使用的二价阳离子通常是 Mg^{2+}，它的有效浓度是 PCR 反应的一个重要影响因素。由于 Mg^{2+} 能与 PCR 反应体系中的 dNTP、模板 DNA 和寡核苷酸引物内的磷酸基团结合形成复合物，因而 PCR 反应系统中的 Mg^{2+} 浓度应高于 dNTP、模板 DNA 和引物中磷酸基团数的总和，能发挥功能的是游离的 Mg^{2+}。正因为如此，很难提出一个适用于所有 PCR 体系的标准 Mg^{2+} 浓度。通常当各种 dNTP 的浓度为 200μmol/L 时，所采用的 Mg^{2+} 浓度为 1.5mmol/L。对于特殊的体系，可以在此基础上对 Mg^{2+} 浓度进行优化，以获得理想的实验结果。Mg^{2+} 的浓度过低会降低反应产物得率，过高则会增加非特异扩增和碱基错配。如果要提高扩增的保真度，通常选择较低的 Mg^{2+} 浓度。

6. K^+

标准的 PCR 缓冲液中含有 50mmol/L 的 KCl，在此浓度下，K^+ 能够促进引物退火。但有研究表明，高于此浓度的 KCl 或者用 50mmol/L 的 NaCl（或 NH_4Cl、NH_4Ac）时，会抑制 Tag DNA 聚合酶的活性；如果 KCl 浓度达到 200mmol/L，则会导致酶失活。

7. 增强剂

在实际的 PCR 实验中，除了以上基本组成成分以外，有的体系还需要添加一些辅助成分，用来优化 PCR 反应，这类物质称为 PCR 增强剂。PCR 增强剂一般能增加引物的特异性，提高 DNA 聚合酶的热稳定性以及使反应体系适应较宽范围的退火温度和 Mg^{2+} 浓度等。但增强剂对 PCR 的影响常常是难以预测的，对一种 PCR 系统有效的增强剂，用于另一种 PCR 系统时可能完全无效。因此，在建立一个新的 PCR 扩增系统时，需要对选用的 PCR 增强剂的作用重新予以检验。

（五）PCR 所需设备和器材

PCR 实验所需的设备和器材包括：全自动 PCR 仪、微量移液器和 PCR 试管、移液嘴等。PCR 技术面世不久，就实现了自动化。PCR 的变性—退火—延伸 3 个步骤中，精确的温度调控非常重要，是 PCR 成功的关键。全自动 PCR 仪首先实现了精确、快速的温度调控，其次是 3 个步骤的自动循环往复，从而提高了 PCR 的效率，降低了实验过程中的系统误差和随机误差，全自动 PCR 仪已经成为开展 PCR 技术所必需的设备。为了使 PCR 反应试管内的温度变化尽可能地与 PCR 仪同步，最好采用薄壁 PCR 专用试管。

由于 PCR 高度灵敏，PCR 反应体系必须在一个洁净的环境中进行。因此，PCR 所需的试管和移液嘴只能一次性使用。PCR 反应体系各成分常常是微量添加的，对各反应成分的浓度要求也很严格，因此，取样必须使用校准过的微量移液器。

二 PCR 技术在医学研究领域中的应用

（一）PCR 在医学检验中的应用

目前，PCR 在医学研究中的应用领域包括病因诊断（细菌、病毒、寄生虫、遗传病等）、免疫学分析（如 T 细胞受体或抗体多样化的定性、自身免疫病基因作图、淋巴因子定量等）、遗传图谱的构建（检测 DNA、多态性、精子绘图等）、法医检验（如犯罪现场标本分析）、肿瘤检验、传染病的诊断和流行病学分析等。随着 PCR 技术的不断革新，相信其应用会更加广泛，为医学研究提供更多的帮助。

1. 基因表达研究

人体中有许多具有重要功能的蛋白质，它们的表达量高低对机体的健康具有重要影响。例如，对免疫系统具有重要调节作用的细胞因子，其表达量的改变常常与一些疾病如炎症反应、自身免疫性疾病及移植排斥反应等有密切的关系。实际情况中，常常由于所得到组织样本太小而不能满足在蛋白质水平进行检测的要求，此时应用 PCR 检测细胞因子 mRNA 的表达水平就显得很有意义，因为 PCR 技术能够将样品量扩增放大，结合灵敏度高的检测方法，就可以很容易地检测到细胞因子的表达水平高低。

2. 单核苷酸多态性分析

设计两条探针，一条探针横跨可能的突变位点，另一条为锁定探针，与无突变位点的靶序列杂交，并分别用两种不同的发光基团标记探针。如果靶序列中发生了突变，探针与其杂交后，其杂交体的稳定性会较野生型杂交体的低，从而其溶解温度（Tm）也会比野生型杂交体的低。因此，通过比较溶解温度，就可以对突变和多态性进行分析。例如，病毒基因组变异有可能导致耐药性的产生，采用这种方法就可以对病毒是否发生变异进行检测，同时也可以用来检测药物是否容易诱导病毒变异。

3. 病原体检测

目前，采用荧光定量 PCR 技术可以检测多种病原体，包括淋球菌、解脲支原体、沙眼衣原体、单纯疱疹病毒（herpes simplex virus，HSV）、人乳头瘤病毒、肝炎病毒、流感病毒、结核分枝杆菌、幽门螺杆菌（*Helicobacter pylori*，HP）、柯萨奇病毒、梅毒螺旋体（*Treponema pallidum*），人类免疫缺陷病毒、EB 病毒和巨细胞病毒（human cytomegalo virus，HCMV）等。与传统的检测方法相比，荧光定量 PCR 技术具有灵敏度高、取样少、快速简便等优点。

4. 肿瘤基因检测 RE

肿瘤是众多相关基因发生累积性突变所导致的。癌基因与抑癌基因的表达变化和突变，往往在许多肿瘤早期就会出现。采用实时荧光定量 PCR 技术，不但能有效地检测到基因的突变，而且可以准确检测基因的表达量，从而为肿瘤的治疗与预防提供重要线索。随着更多与肿瘤产生相关的新基因的发现，荧光定量 PCR 技术必将会在肿瘤的预防和治疗中发挥更大的作用。

5. 产前诊断

现在，人们对由于遗传性物质改变而导致的遗传性疾病的治疗还处于摸索期，因此只能通过产前监测，减少病婴的出生，来达到优生目标。传统的产前基因诊断主要依赖于以探针为基础的 Southern 印迹及限制性片段长度多态性（restriction fragment length polymorphism，RFLP），虽然可以诊断缺失型突变以及个别的点突变，但是由于其操作的复杂性及仪器设备的限制、耗时长、准确性不高、需同位素标记等缺点，它的应用受到了很大限制。而 PCR 技术的应用则使诊断变得简单方便，而且准确性高。例如为减少 X 染色体连锁遗传病患儿的出生，可以从孕妇的外周血中分离得到胎儿 DNA，采用实时荧光定量 PCR 方法检测其 Y 性别决定区基因。这类无创伤性的方法，不仅简单快速，而且易为孕妇所接受。

6. DNA 甲基化研究

染色体中存在着许多 CpG 岛，它们的甲基化和去甲基化对基因转录和表达可以起到调控作用。甲基化特异性 PCR（methylation specific PCR，MSP）是一种检测 CpG 岛甲基化状态的快速而且廉价的方法。该方法能够对微量 DNA 样品的甲基化模式进行检测，通过比较甲基化和去甲基化基因之间的甲基化程度差异，就可以确定样品中 CpG 位点的丰度。DNA 甲基化分析可以用于检测肿瘤发生过程中的 CpG 岛甲基化异常、遗传印记和染色体的甲基化失活等。

7. 重大疾病的诊断和预防

采用 PCR 技术可以对很多重大疾病进行诊断，并且可以分辨遗传因素与后天突变因素，为患者提供预防建议和治疗方法。例如，采用 PCR 方法进行检测的血友病A基因和地中海贫血等疾病的遗传变异和后天突变等。

在各种PCR技术中，实时荧光定量PCR技术是目前应用最为广泛和发展最快的。该技术由美国ABI公司首先进行商业化应用之后，近十多年来获得了飞速发展，通过在PCR反应体系中加入能够结合双链DNA并发光的荧光基团，利用对荧光信号的实时检测来监测整个PCR进程，最后通过标准曲线对未知模板进行定量分析。因此，它不仅能够实现对DNA模板的定量分析，而且具有灵敏度和特异性高、能实现多重反应、自动化程度高、封闭无污染以及实时准确等优点，目前已广泛应用于生物医学研究的许多方面。而且以此为基础的衍生技术也发展得非常快，例如实时定量免疫PCR。

（二）对PCR技术医学应用的正确认识

PCR技术的应用无疑为医学研究和检测带来了很大的方便，能够提供很多数据。但是，PCR作为一项实验技术，医学工作者在实践中需要对其有正确的认识。PCR技术的高灵敏度是大家广为熟知的一项特性，但是在医学领域中使用PCR技术时，要对这种高灵敏度有正确的认识，因为医学领域对实验结果准确性的要求要高于一般生物学实验室中的要求。PCR技术的高灵敏度，主要是相对于其他生物学实验手段而言的。虽然PCR技术发展得已经比较成熟，但是也会存在一些不确定因素影响实验的结果。对于这种实验结果在一定程度上的不确定性，普通生物学实验可以重复进行，以得到较为稳定的结果。但是在临床医学检验中，这种重复却基本上是不可能的。

同时，PCR技术还存在着假阴性和假阳性，它们对实验结果的判断会有很大影响。因此，在医学检验中必须要认真对待，进行客观分析，千万不能主观地排除假阴性和假阳性的结果，做出错误的判断。因为任何一个错误的医学检测结果都可能导致临床上不可挽回的错误诊断和错误治疗。

最后，医学工作者在采用PCR技术进行临床检测和分析时，不仅要掌握标准的PCR实验技术，而且必须对PCR技术的影响因素有一个理性认识，例如样品处理方法的选择、核酸样品的提取和纯化、聚合酶的活性以及不同检测方法的差异等。只有对所有这些相关因素有正确的认识，才可能对结果进行正确分析，尽可能减少错误的可能性。

第二节　常规PCR

一 PCR操作

PCR实验操作全过程包括实验前期的模板制备、引物设计与合成、产物纯化与回收等。

（一）PCR 模板制备

PCR 实验对模板的要求包括核酸的浓度和纯度。当模板含有蛋白质、有机化合物或金属盐离子等污染物时，常常导致扩增反应失败。因此，PCR 模板制备的目的就是获得高纯度的核酸分子，同时也要避免核酸的降解。

1. DNA 模板制备

可用作 PCR 模板的 DNA 包括基因组 DNA、环状双链质粒 DNA、病毒单链 DNA 和逆转录获得的 cDNA 等。基因组 DNA 的获取通常是以强去垢剂裂解细胞（如果是组织，则需要对组织进行匀浆），然后用蛋白酶消化、酚/氯仿抽提以去除蛋白质。最后用有机溶剂（乙醇或异丙醇）沉淀核酸，再用 RNA 酶消化 RNA 后，就获得了基因组 DNA。质粒 DNA 的获取常采用碱裂解法或煮沸法。病毒的 DNA 模板可从病毒宿主的体液和细胞中获取。

（1）哺乳动物组织或培养细胞中基因组 DNA 的提取

① 材料：液氮，TBS（200mmol/L NaCl，5mmol/L KCl，25mmol/L Tris-HCl，pH 7.4），DNA 抽提液（100mmol/L NaCl，10mmol/L Tris-HCl，25mmol/L EDTA，pH 8.0，1%SDS），蛋白酶 K（10mg/mL），平衡酚/氯仿混合液（1∶1），3mol/L 乙酸钠（pH 5.2），70%乙醇，无水乙醇，TE 缓冲液（10mmol/L Tris-HCl，1mmol/L EDTA，pH 8.0），淋巴细胞分离液（市售）。

② 步骤

a. 组织：组织剪碎成 1～2g 的小块，先以纱布包裹，再以牛皮纸包裹后，浸入液氮中冻结，取出后以木槌敲碎，再放入液氮预冷的研钵中，加入少许液氮将组织块研磨成粉状。将 0.1g 组织粉末放入 1.5mL 的 EP 管中，加入 DNA 抽提液 1mL，混合均匀，37℃水浴 60min。

在上述 DNA 抽提液中加入蛋白酶 K（终浓度为 100μg/mL），然后 50℃振荡水浴 3～5h（也可选择过夜消化）。如果没有振荡水浴的条件，也可以在水浴的第一个小时内每隔 10min 左右颠倒混匀一次，以利于蛋白酶 K 有效消化蛋白。

消化结束后，将反应管转移至室温，加入等体积平衡酚/氯仿抽提 1 次以去除蛋白。将上层水相转移到新的 EP 管中，加入 2 倍体积的无水乙醇和 0.1 倍体积的乙酸钠，然后反复颠倒混匀。如果 DNA 的量比较多，这时会看到一些白色悬浮物，这是疏松缠结在一起的 DNA 团块，10000g 离心 10min，弃去上清液，加入 70%的乙醇 1mL 洗涤 DNA，再次 10000g 离心 2min，弃去上清液。将管盖打开晾置数分钟，使残留乙醇挥发完全后，加入 TE 缓冲液或去离子水溶解 DNA 沉淀，即可用于下一步实验或者－20℃保存。

b. 培养细胞：将培养细胞消化，1500g 离心 3min，弃去上清液，以 TBS 重悬细胞，再次 1500g 离心 3min，弃去上清液，向细胞沉淀中加入 DNA 抽提液 1mL，混匀，37℃水浴 60min。其余步骤与前述从组织中提取 DNA 的方法相同。

c. 血液有核细胞：取 2mL 血液（添加抗凝剂），用等体积的 PBS 溶液稀释后，沿管壁轻轻滴加 1.5 倍体积的淋巴细胞分离液，尽量避免分离液混入下层血液中。2000g 离心 20min 使溶液分层，吸取上层浅黄色液体层并弃掉后，小心吸取中间的白色有核细胞层，将之转移到新的 EP 管中，再次 2000g 离心 3min 沉淀细胞。弃去上清液，加入 1mL 的 PBS 溶液重悬细胞并于 2000g 离心 3min 沉淀细胞，弃掉上清后，以 1mL DNA 抽提液重悬细胞，37℃水浴 60min。其余步骤与前述从组织中提取 DNA 方法相同。

（2）质粒 DNA 的提取　碱裂解法是目前为实验室人员广泛采用的常规质粒 DNA 制备方法，由于这种方法简单、方便、快捷而且廉价，大多数商品化的质粒 DNA 提取试剂盒采用的都是这种方法。此法使用 NaOH 和十二烷基磺酸钠（sodium dodecyl sulphate，SDS）裂解细胞，使质粒 DNA、染色体 DNA 和蛋白质释放出来并变性，在加入醋酸钾溶液中和后，质粒 DNA 由于其特殊的双链环状的拓扑学结构特性而迅速复性，染色体 DNA 和蛋白质则缠绕在一起生成不溶性沉淀。高速离心后，质粒 DNA 留在上清液中，而染色体 DNA、蛋白质和细胞碎片沉淀下来。该法多用于小量质粒 DNA 的制备，操作快捷、简便，而且所获得的质粒 DNA 纯度高，有利于随后的 PCR 和测序等操作。

① 材料：溶液Ⅰ（50mmol/L 蔗糖，25mmol/L Tris-HCl，10mmol/L EDTA，pH8.0），溶液Ⅱ（0.2mol/L NaOH，1%SDS），溶液Ⅲ（3mol/L 醋酸钾，1.9mol/L 冰乙酸，使用前 4℃预冷），70%乙醇，无水乙醇，等体积酚/氯仿混合液（1∶1），RNA 酶（10μg/mL，使用前 100℃煮沸 15min 以破坏其中可能污染的 DNA 酶），TE 缓冲液，LB 培养基，TAE 凝胶电泳缓冲液。

② 步骤：a. 从平板上挑取单克隆细菌（或取少量细菌冻存样品）接种于 3mL 含抗生素的 LB 培养基中，37℃振荡培养过夜。

b. 取 1mL 培养物加入 1.5mL EP 管中，离心（4000g）2min 沉淀细菌，弃去上清液。

c. 加入溶液Ⅰ 150μL，振荡、重悬细胞沉淀成均匀悬浮液。再加入溶液Ⅱ 150μL，轻轻颠倒数次混匀，室温静置 2min（如质粒在此强碱性环境中时间过长，会导致质粒 DNA 开环、断裂）。待细菌裂解完全，打开 EP 管盖会看到“拉丝”现象（这是细胞裂解后释放出的染色体 DNA 和蛋白的混合物，非常黏稠）。及时加入溶液Ⅲ 200μL，轻轻颠倒数次混匀后（混匀动作若过于剧烈，有可能导致质粒 DNA 断裂），冰上静置 5min。

d. 12000g 4℃离心 10min，将上清液转移到新的 EP 管中，加入等体积的酚/氯仿，振荡混合，静置 5min 后，重复上述离心步骤。将水相转移到新的 EP 管中，加入 2 倍体积的无水乙醇，颠倒混匀后，再次 12000g 4℃离心 10min。弃去上清液，此时在管底会看到白色的沉淀（核酸）。加入 70%乙醇 700L，洗涤 DNA 沉淀，12000g 4℃离心 2min，弃去上清液。打开 EP 管，室温下使乙醇挥发（不可使DNA过度干燥，否则DNA极难溶解)，加入20～50LTE缓冲液或去离子水溶解DNA沉淀。

e. 加入RNA酶（10μg/mL）2～5 L，37℃消化30min去除其中的RNA。

f. 琼脂糖凝胶电泳分析鉴定DNA质量，测定DNA浓度后用于后续实验或在－20℃保存。

(3) 从石蜡包埋组织标本中提取核酸　通常，用经过固定的组织中提取的DNA进行PCR扩增的效果不太理想，常常出现假阳性和高背景。这主要是因为在组织固定过程中，甲醛或酸性条件常会导致组织细胞中的DNA片段水解。但如果扩增小的靶基因序列（＜500bp)，则影响仍然不大。

① 材料：消化液（50mmol/L Tris-HCl，pH 9.0，1mmol/L EDTA，0.5％吐温20，20mg/mL蛋白酶K)，辛烷，无水乙醇，其他DNA纯化试剂同哺乳动物组织或培养细胞中基因组DNA的提取。

② 步骤：a. 将2～3片组织切片（厚5μm左右）放入EP管，加入1mL辛烷抽提石蜡，室温放置30min后，12000*g*离心5min，弃去上清。将此抽提步骤重复一次。

b. 加入0.5mL无水乙醇，颠倒混匀，室温放置10min，12000*g*离心5min，弃去上清。将此抽提步骤重复一次。

c. 真空干燥或室温放置10min使乙醇挥发干净，加入消化液100μL，于55℃水浴保温60min，然后95℃水浴10min，灭活蛋白酶K。

d. 消化结束后，将反应管转移至室温，加入等体积平衡酚/氯仿反复抽提2～3次以除去蛋白。将上层水相转移到新的EP管中，加入2倍体积的无水乙醇和0.1倍体积的乙酸钠，然后反复颠倒混匀。12000*g*离心10min，弃去上清液，加入700μL的70％乙醇洗涤DNA，12000*g*离心2min，弃去上清液，室温干燥去除残留的乙醇，加入TE缓冲液或去离子水溶解DNA沉淀，－20℃保存备用。

2. RNA模板制备

由于环境中RNA酶的广泛存在（包括人的唾液和汗液等)，为防止RNA的降解，提取RNA的过程必须在低温环境下快速进行。使用的试剂要用去RNA酶处理过的无菌去离子水配制，移液器吸头（简称“枪头”)、EP管和玻璃器皿等材料也必须经过去RNA酶处理。在进行电泳时，要使用去RNA酶处理过的无菌去离子水配制电泳缓冲液，电泳槽进行清洗后，需再次用去RNA酶处理过的无菌去离子水冲洗后使用。

(1) 去RNA酶活性处理方法

① DEPC（焦碳酸二乙酯）灭活。此法用于试剂和不耐高温的实验材料的处理。用0.1％ DEPC水溶液浸泡枪头、EP管等实验材料24h，然后高压（121℃，0.1MPa，20min）灭菌处理，可有效去除RNA酶活性。DEPC不易溶于水，配制时需要过夜搅拌方可溶解。需注意的是，DEPC本身影响PCR反应，用DEPC处

理过的溶液应高温高压处理以分解溶液中残余的 DEPC。

② 180℃高温破坏，用 180℃高温干烤可耐高温的玻璃器皿等 4～6h，可以破坏 RNA 酶。

③ RNA 酶抑制剂（RNasin）抑制处理。RNasin 是从大鼠肝或人胎盘中提取的酸性糖蛋白，它是 RNA 酶的一种非竞争性抑制剂，以与多种 RNA 酶结合，使其失活。

（2）Trizol 法提取细胞总 RNA　Trizol 是一种商品化的 RNA 分离液，能够裂解细胞，从细胞或组织样品中同时分离 RNA、DNA 和蛋白质。该方法源于 Chomezynski 的 RNA 一步分离法，操作简便，适用于小量提取细胞或组织样品中的总 RNA。

① 材料：Trizol 试剂，DEPC，氯仿，异丙醇，75%乙醇，无菌去离子水（0.1% DEPC 水溶液，经高压灭菌去除残余 DEPC）。

② 步骤

a. Trizol 液裂解样品

ⓐ 组织：将组织用 Trizol 试剂直接匀浆或剪碎成 1～2g 的小块，先以纱布包裹，再以牛皮纸包裹后，浸入液氮中冻结，取出后以木槌敲碎，再放入液氮预冷的研钵中，加入少许液氮将组织块研磨成粉状。将 0.1g 粉末放入 1.5mL 的 EP 管中，再加入 Trizol 液 1mL，用移液器吹打混合均匀，冰上放置 5min。

ⓑ 培养细胞：弃去细胞培养液后，用 PBS 洗涤细胞一次并再次离心沉淀细胞，然后加 Trizol 液（贴壁细胞为 $10cm^2/mL$；悬浮细胞为 1×10^6 个细胞/mL），冰上放置 5min，用细胞刮将贴壁细胞刮下，转移到试管中。

b. 每毫升 Trizol 样品裂解液加入 0.2mL 的氯仿，充分混匀后，冰上放置 2～5min；12000g 4℃离心 15min。

c. 将上层水相转移到新的试管中，加入异丙醇溶液沉淀 RNA。异丙醇加入量为每毫升 Trizol 样品裂解液加 0.5mL。颠倒混匀，冰上放置 10min，12000g 4℃离心 10min，此时在管底可见到白色 RNA 沉淀。

d. 弃去上清液，加入 800μL 75%乙醇洗涤沉淀，12000g 4℃离心 5min，弃去上清液，室温放置 10min 使乙醇挥发干净。

e. 加入无菌去离子水溶解 RNA，−80℃保存。

3. DNA 和 RNA 模板浓度检测和纯度估计

常用的 DNA 和 RNA 浓度和纯度的检测方法是测定 DNA 和 RNA 水溶液在 260nm 和 280nm 波长下的吸光度，然后以 DNA 或 RNA 的 A_{260} 值来计算浓度。但这是个估计值，应该和琼脂糖凝胶电泳成像结果比对。样品溶液中常存在低分子质量紫外线吸收物质而使结果偏高。采用紫外吸收法测定核酸浓度的计算公式如下。

$$\text{DNA 浓度}(\mu g/mL) = A_{260}\times 50(\text{常数})\times\text{稀释倍数}$$

RNA 浓度（μg/mL）A_{260}×40（常数）×稀释倍数

A_{260} 与 A_{280} 的比值可用于 DNA 和 RNA 样品纯度的估计。较纯的 DNA 样品的 A_{260}/A_{280} 值在 1.8 左右（1.7±0.08），较纯的 RNA 样品的 A_{260}/A_{280} 值在 2.0 左右（1.9～2.2）。

4. PCR 所需 DNA 模板浓度

一般而言，在能获得足够 PCR 产物的前提下，PCR 所用的 DNA 模板量应尽可能地少。当用基因组 DNA 作为模板时，每个 PCR 反应体系中的模板量可高至 1.0μg DNA，对于单拷贝系列而言，它相当于约 300000 个模板分子。当用酵母、细菌或质粒 DNA 作为 PCR 反应模板时，通常加入的 DNA 量分别约为 10ng、1ng 和 1pg。过高的模板 DNA 浓度会显著增加 PCR 非特异产物和长片段产物的量，直接影响 PCR 的效率和特异性以及后续操作。闭合环状 DNA 模板的扩增效率略低于线性 DNA 模板。尽管模板分子的大小不是 PCR 反应的关键因素，但实践证明，当使用高分子质量的 DNA 作为模板时，用限制性内切酶对模板进行部分消化（避免切割靶基因序列），使之长度减小，可以提高扩增效率。

RT-PCR 反应体系中，以总 RNA 作为逆转录反应的模板时，RNA 用量约为 2.5μg，实际用量需根据目的基因在样本组织中的表达水平予以调整。

5. PCR 模板的进一步纯化

对质量较差的 DNA 样品，或样品中含有较多影响 PCR 反应的成分（如尿素、SDS 和乙酸钠）时，需要对其进一步纯化方可用作 PCR 模板。目前有商品化的核酸纯化试剂盒可供使用，也可使用酚/氯仿反复抽提 DNA 样品以去除杂蛋白，试剂盒采用硅胶柱吸附的方法去除杂蛋白、酚/氯仿残留物和长度在 50bp 以下的寡核苷酸。

使用酚/氯仿反复抽提对 DNA 样品进行纯化经济简便，方法如下。

① 在 DNA 样品中加入等体积的酚/氯仿（已平衡至 pH 8.0），充分混匀、静置，待水相和有机相分层后，离心（10000*g* 4℃）10min，将水相转移到新的 EP 管中。必要时，可将此步骤重复一次。

② 加入 0.1 倍体积的乙酸钠（pH 5.2）和 2 倍体积的无水乙醇，反复颠倒混匀数次，离心（10000*g* 4℃）10min 以沉淀 DNA。

③ 弃去上清液，加入 70% 乙醇 1mL 洗涤沉淀，再次离心（10000*g* 4℃）2min，弃去上清液，打开 EP 管口于室温下放置 10min 使乙醇挥发，将沉淀溶于 TE 缓冲液（pH 8.0）中。

（二）PCR 引物设计方法

引物是 PCR 特异性反应的关键，同时也与 PCR 扩增效率密切相关。PCR 产物的特异性取决于引物与模板 DNA 互补的程度。引物错配、引物二聚体和引物自身互补等都会大大降低扩增的特异性和反应效率或使反应失败。因此，精心设计特异、高效的引物是 PCR 技术的重要环节。一般情况下，引物的设计可以归纳为以下 10 条原则。

① 引物具有足够的特异性。

② 避开易形成二级结构的区域。

③ 引物长度适当。

④ G+C 的含量合适。

⑤ 碱基随机分布。

⑥ 引物自身不含有互补的连续 4 个碱基。

⑦ 一对引物之间不含有互补的连续 4 个碱基。

⑧ 引物 3′端不可以进行修饰。

⑨ 引物 3′端避开密码子的第 3 位。

⑩ 引物 5′端可以适当修饰。

在引物设计的过程中参照以上这些原则，通常都能设计出合适的 PCR 引物。对以上这些原则的具体解释如下。

1. 引物的特异性

要设计引物，首先要确定所需扩增的 DNA 序列，选择其起始和结束位置的序列用于引物设计。如果需要从基因组等较复杂的体系中扩增特定的 DNA 序列，则还需要考虑目的 DNA 序列的保守性，尽量避免所选引物设计区域序列的非特异性。因为如果引物设计区域的序列不是目的 DNA 序列所特有的，那么就很可能扩增出其他的 DNA 序列，干扰目的序列的扩增。一般要求引物与非特异序列的同源性不超过 70%或有连续 8 个互补碱基。如果是从基因组文库中扩增特定序列，引物设计完成后，可以到美国国家生物技术信息中心（National Center for Biotechnology Information，NCBI）的核酸序列数据库进行序列比对，以避免非特异性产物的扩增。

2. 避开易形成二级结构的模板序列区域

具有一定长度的寡核苷酸，无论 DNA 还是 RNA，都有形成复杂高级结构的倾向，如分子内互补、发卡结构或分子间互补等。如果引物设计区域的 DNA 序列容易形成复杂的二级结构，它就会增加引物杂交和 PCR 的困难，因此要尽可能地避开易形成二级结构的序列区域。用有关计算机软件可以预测估计 mRNA 的稳定二级结构，有助于选择模板。实验表明，待扩区域自由能小于 58.61kJ/mol 时，扩增往往不能成功。若不能避开这一区域时，用 7-脱氮-2′-脱氧 GTP 取代 dGTP 对扩增的成功可以有一定的帮助。

3. 引物长度

寡核苷酸引物的长度一般在 18～30 个碱基之间，通常为 20～27 个碱基。引物长度与反应的特异性和解链温度呈正相关，因而也对 PCR 有较大的影响。引物长度过短会使扩增的特异性下降，过长则引物自身二级结构生成以及引物间二聚体出现概率增加。引物的有效长度＝2（G＋C）＋（A＋T），一般不能大于38，因为大于38时，反应的最适延伸温度会超过Tag DNA聚合酶的最适反应温度（75℃），从而不能保证产物的特异性。

4. G+ C含量

引物解链温度主要由其长度和碱基组成决定，对PCR扩增的特异性和扩增效率有重大影响。G＋C含量以40％～60％为宜，G＋C含量过低则引物解链温度低，引物易于从模板上解离，扩增效果不佳，G＋C含量过高则会使引物解链温度升高，易与非特异性序列杂交，出现非特异性扩增条带。同一PCR反应体系中，不同引物的Tm值应尽可能接近，引物间的Tm值差应小于3℃。一对引物的Tm值差过大可直接导致PCR扩增效率下降或失败。因为，对于这样一对彼此间Tm值差较大的引物而言，两个引物需要两个合适的退火温度，在一个退火温度下只能实现其中一个引物与模板的有效结合，难以满足PCR扩增的需要。

5. 碱基分布

引物中的A、T、G、C四种碱基最好是随机分布的，避免4个以上嘌呤或嘧啶的重复。特别是引物的3′端不应有G或C连续3个以上的排列，否则会使引物在G＋C富集序列区错误引发，降低扩增的特异性。

6. 引物自身互补

引物自身不应存在互补序列，否则引物自身会在复性过程中折叠成发夹状结构。这种二级结构会因空间位阻而影响引物与模板的复性结合，从而增加PCR反应的难度。尤其是引物的3′端，因为是引物延伸的起始位点，如果形成了发卡结构，则很可能导致扩增失败。一般而言，引物自身连续互补碱基不能超过3bp。

7. 引物之间互补

作为同一PCR反应的一对引物，两引物之间不应该具有互补性，因为引物之间若能形成二聚体，就会干扰引物与模板的杂交。同样应避免的是3′端的互补重叠。一般而言，一对引物间不应有超过连续4个互补碱基的存在。

8. 引物3′端的修饰

由于引物的延伸是从3′端开始的，所以不能进行任何修饰。同时，为了尽可能避免3′端的碱基错配，一般应使3′端的碱基为G或C，因为G-C互补的稳定性高于A-T互补，可以降低3′端错配的风险。

9. 引物3′端的密码子简并性

如果待扩增序列位于基因编码区域，引物3′端尽量不要终止于密码子的第3位。因为密码子的第3位往往容易发生简并，并不严格保守，可能会影响扩增特异性与效率。

10. 引物5′端的修饰

虽然引物的3′端有严格要求，不能进行任何修饰，但是引物的5′端对扩增特异性影响不大，因此可以进行适当的修饰。在实际中，往往引物的5′端都会进行修饰，最常见的就是添加限制性内切酶的酶切位点。其他的修饰还包括标记（生物素、荧光、地高辛和 Eu^{3+} 等）、引入蛋白质结合 DNA 序列、引入插入和缺失突变序列以及引入启动子序列等。以上这些原则主要是针对普通 PCR 反应的，而其他特殊的 PCR 可能会有一些差别，这将在后续的相关章节中予以介绍。另外，除了根据这些原则进行引物的人工设计外，现在也有很多相关的引物设计软件可以帮助我们进行引物设计。需要强调的是，虽然软件和程序能够使引物设计智能化，但是其设计原则还是一样的。

（三）PCR 产物的纯化与回收

目前有商品化的 PCR 产物纯化试剂盒可供使用，也可使用低熔点琼脂糖凝胶纯化、回收 PCR 产物。试剂盒多采用核酸结合柱纯化 DNA，可去除 PCR 反应系统中的 DNA 聚合酶、50bp 以下的寡核苷酸引物和 dNTP，使用低熔点琼脂糖凝胶对 PCR 产物进行纯化和回收简单经济，而且可以借助电泳分离、去除非特异性扩增的目的 DNA 片段。

低熔点琼脂糖凝胶纯化和回收 PCR 产物的具体操作如下。

① 用 0.8%的低熔点琼脂糖凝胶电泳分离 PCR 产物。在紫外线照射指示下切下目的片段条带（尽可能去掉不含 PCR 产物的多余凝胶），操作应在 30s 内尽快完成，以减少紫外线对 DNA 的损伤，操作过程中戴护目镜以防视网膜受到紫外线伤害。

② 将切下的目的片段条带放入 1.5mL EP 管中，加入大约 3 倍体积（0.1g 凝胶按 100μL 体积计算）的 TE 缓冲液（pH 8.0），55～65℃水浴 10min，其间不断振荡以促使琼脂糖凝胶融化。然后，使温度降至室温，加入等体积的酚/氯仿，振荡混匀，静置，待水相和有机相分层后，4℃离心 10min（12000g）。将水相转移到新的 EP 管中。用等体积的 TE 缓冲液（pH 8.0）重新抽提酚相，再次离心，合并两次离心获得的水相。

③ 用 2 倍体积的无水乙醇和 0.1 倍体积的 3mol/L 乙酸钠（pH 5.2）沉淀水相中的 DNA，4℃离心 10min（12000g），弃去上清液，用 70%乙醇洗涤 DNA 沉淀，再次离心后，去上清液，打开 EP 管口于室温下放置 10min 使乙醇挥发，将 DNA 沉淀溶于 TE 缓冲液（pH 8.0）中备用。

（四）PCR 中对照的设定

与其他实验方法一样，PCR 实验中也常常会出现假阳性或假阴性结果。要排除其他因素（无关变量）对结果的影响，就必须设置实验对照组，既对 PCR 反应的可靠性进行验证，又对扩增系统的可信性进行评价，使得出的实验结果的可信度更高，说服力更强。

对照组是指实验体系和条件中无实验变量处理的对象组；实验组是指实验体

系和条件中接受实验变量处理的对象组。PCR 实验要设计的对照包括空白对照、阴性对照和阳性对照。

1. PCR 空白对照

即在 PCR 反应体系中剔除反应模板 DNA，代之以 PCR 反应用的去离子水。因此，在相同的 PCR 实验条件下，该体系不应该发生 PCR 扩增，没有核酸产物。如果在 PCR 空白对照中产生 DNA 产物，则表明 PCR 反应体系存在 DNA 模板污染，必须采取措施查找污染因素并去除污染。

2. PCR 阴性对照

即 PCR 反应体系中用无关的基因片段代替目的模板。因此，在相同的 PCR 实验条件下，该体系不能发生特异性 PCR 扩增。如果该体系发生了 PCR 扩增，则表明 PCR 反应体系出现了非特异性扩增，需要修改扩增条件（如退火温度和 Mg^{2+} 浓度等）或重新设计特异性引物。

3. PCR 阳性对照

即 PCR 反应体系中含有已知能够成功进行特异性扩增的模板。它是检验 PCR 反应体系是否成功、产物大小是否符合理论要求的重要参考标志。阳性对照多选择扩增度中等、重复性好的标本。但阳性对照（尤其是高浓度重组质粒）也很容易造成 PCR 污染，在准备 PCR 反应体系时，多选择在最后添加阳性对照的模板片段。而且，PCR 反应体系经确定后，在后续的实验中就可不再设置阳性对照。在相同的 PCR 实验条件下，PCR 阳性对照应该能够发生 PCR 扩增，产生符合预期长度的核酸产物。如果该体系不能发生 PCR 扩增，或虽发生 PCR 扩增但产生的核酸产物长度与预期不符，则表明整个 PCR 反应体系无效或出现非特异性扩增，需要修改或调整。

（五）PCR 实验污染控制

PCR 具有高度的灵敏性，因此，痕量的污染也会被高倍放大使得 PCR 实验无法正常进行。PCR 反应的模板（DNA/RNA）是非常微小的分子，极易通过气溶胶扩散。同时，在一般的实验室环境下，它们还具有相当稳定的性质。这使得 PCR 污染很难控制。在研究型的实验室中，由于经常使用不同的引物进行 PCR 实验，所以这种污染即使发生，其影响往往也比较局限。在临床实验室或法医鉴定中的 PCR 实验则经常是引物长期反复使用，如果出现 PCR 污染，就会导致灾难性的后果：结果无法分析而导致实验停止，污染也极难消除。因此，对 PCR 实验环节的污染控制显得极为重要。

1. PCR 污染的预防

① 设置专用的 PCR 操作区，将 PCR 样品制备区、PCR 反应实验区和 PCR 产物的电泳分析区分开，防止各个操作区之间的空气对流。操作按照一定的方向进行。如标本制备→PCR 扩增产物分析产物处理。因为 PCR 污染的主要来源是前

一次 PCR 过程的产物，如果对 PCR 产物的操作被限定在特定实验区，则操作中产生的气溶胶也不会带来很大的麻烦。

② 在实验操作过程中使用一次性试管和加样枪头。取或加不同反应成分时，使用固定的移液器。PCR 反应用水需要经过超滤和高压灭菌处理，操作者穿戴一次性工作隔离衣、口罩、帽子和手套。操作过程中，打开反应管，吸取样品或 PCR 产物时注意轻柔操作，防止形成气溶胶而导致污染。

③ 同时操作多份样品时，可制备反应的混合液，先将 dNTP、缓冲液、引物和酶混合好，然后分装，最后加入目的模板，这样可以减少操作，避免污染，同时可以提高反应的精确度。在 PCR 反应管中加入矿物油或石蜡油，它们会在反应液上形成隔离层，防止气溶胶的形成。如果 PCR 产物没有下一步操作的需要，仅作为结果报告，那么可以对之进行紫外线照射处理，另外，对 PCR 操作区要经常进行紫外线照射处理，实验垃圾也要进行袋装焚烧处理。

④ PCR 环境污染中常见的污染源有移液器，电泳装置，紫外分析仪，切胶用刀或手术刀片，离心机，冰箱门把手、冷冻架、门把手或实验台面等以及气溶胶。

⑤ 可疑 PCR 污染源查找，用无菌水浸泡过的灭菌棉签擦拭可疑污染源＋0.1mL 去离子水浸泡→取 5μL 做 PCR 实验→电泳检测结果。如果经过上述追踪实验，仍不能查找到确切污染源，则污染可能是由空气中 PCR 产物的气溶胶造成的，此时就应该对实验场所进行通风、紫外线照射等彻底清洁或更换实验室，若条件不允许，则重新设计新的与原引物无相关性的引物也是一种解决方案。

2. PCR 污染的处理

尽管 PCR 污染很难处理干净，但对于已经发生 PCR 污染的操作区还是必须采取一些措施进行彻底的处理。

(1) 紫外线照射法　紫外线照射是简便有效的破坏外源 DNA 的方法。紫外线 (254nm/300nm) 照射 30min，可使 DNA 中相邻嘧啶碱基形成嘧啶二聚体而被破坏 (DNA 聚合酶无法越过这种二级结构进行复制)。但紫外线照射有一定的片段长度限制，该法仅对 500bp 以上长片段 DNA 有效，对短片段 DNA 效果不明显。

(2) 化学法处理　可以对怀疑污染器具用 1mol/L 盐酸擦拭或浸泡，使残余 DNA 脱嘌呤，也可用低浓度的漂白剂或过氧化氢处理实验台。

另外，一旦确认发生了 PCR 污染，则尽量丢弃被污染的反应用品和材料。

二 PCR 条件优化

PCR 反应具有高效率、高灵敏度和高特异性的特点，对检测和扩增目的基因非常有利。但这些特点在某些情况下也可能是 PCR 的缺点，因为 PCR 体系中任何一种反应成分的污染、质/量的微小偏差或 PCR 反应参数的微小改变都会通过 PCR 反应被放大，从而对 PCR 结果产生显著影响。因此，要实现高效、灵敏和高特异性的 PCR 反应，就必须对 PCR 反应条件进行摸索和优化，PCR 反应条件的优化包括对PCR反应体系的优化和对PCR反应循环参数的优化。

（一）PCR循环参数优化

1. 变性温度与时间

模板的变性对PCR的成功很重要，因为PCR扩增是以单链DNA为模板的。若模板（包括循环过程中的产物）不能完全变性，就会导致PCR效率降低或失败。典型的变性条件是95℃维持30s或者97℃维持15s，较高的温度变性更快、更彻底，尤其是对复合G+C的靶序列。为使初始模板彻底变性，通常在PCR循环前先将体系在93～97℃变性3～10min，在PCR循环中，在94℃或95℃下变性1min。由于环状质粒DNA复性很快，所以用其作模板时，事先酶切线性化会对扩增有一定帮助。

2. 延伸温度与时间

通常情况下，PCR的延伸温度就是所用DNA聚合酶的最适工作温度，72℃适合多数PCR反应。72℃时，核苷酸的掺入速率为每秒几十个到几百个甚至上千个，既与DNA聚合酶种类有关，也与缓冲体系、pH值、盐浓度和DNA模板的性质等有关。因此，延伸的时间需要根据实验体系进行调整。通常，采用Tag DNA聚合酶，72℃下延伸1min对于扩增1kb左右的目的片段是足够的。对延伸温度的调整需要小心，不合适的延伸温度不仅会影响扩增产物的特异性，也会影响其产量。另外，延伸时间过短会降低产物产量甚至导致PCR失败，过长则会导致非特异扩增带的出现。

3. 循环数

PCR最突出的特点就在于其循环过程，PCR产物的增长由循环数和扩增效率决定。在其他参数都已经优化的条件下（扩增效率达到最佳），最适循环数取决于靶序列的初始浓度。由于平台效应的存在，过多的循环数会增加非特异扩增产物的数量和复杂性，而循环数太少，PCR产量就会太低。一般情况下，初始靶序列拷贝数越少，所需循环数越多。例如初始靶序列为3×10^5、1.5×10^4、1×10^3和50拷贝分子时，其循环数可分别为25～30个、30～35个、35～40个和40～45个。但是循环数不能无限增加，否则会增加非特异性扩增。如果一次PCR不能得到足够的产量，可以取部分产物进行第二次PCR。

（二）有助于提高PCR反应特异性和效率的PCR技术

在扩增目的DNA片段时，除了常规PCR方法外，目前还有很多能够克服常规PCR的缺点、提高产物特异性和扩增效率的PCR方法，比较常见和有效的方法有以下几种。

1. 热启动PCR

在PCR反应体系混合后、尚未达到变性温度之前这段时间内，在低于*T*m值的温度下会发生引物二聚体形成以及引物与模板DNA之间的非特异结合。而在此较低温度下，耐热的DNA聚合酶会有一定的酶活性，导致反应早期的非特异扩增。为避免这种非特异性扩增，可以采用热启动PCR方法，实现热启动PCR的方法如下。①在PCR反应体系达到变性温度之后再加DNA聚合酶或Mg^{2+}，此法的缺点是增加了操作步骤及污染发生的机会；②在反应体系中使用固体蜡隔离各反应成分（固体蜡熔点在53～55℃，当PCR进入循环温度时，蜡就会融化），由于反应体系不完整，所以在变性温度之前的非特异扩增无法进行，此法操作有一定难度，现已很少使用；③目前一种更有效的方法是在反应体系中加入抗DNA聚合酶的多克隆抗体，该抗体在PCR循环的混合和第一次升温期间，与DNA聚合酶特异性结合而有效抑制DNA聚合酶的活性，当达到变性温度时，抗体失活，DNA聚合酶的活性被释放，PCR反应开始。需要注意的是，PCR增强剂DMSO抑制抗体与DNA聚合酶之间的相互作用，采用此种热启动方法时，在PCR反应中不要加入DMSO。

热启动PCR能极大增加PCR的特异性、敏感性和产量，因而被许多研究者采用。

2. 温度递减PCR

温度递减PCR（touch down PCR，TD-PCR）通过在PCR仪上编定程序来实现对一个PCR反应体系进行一系列连续的退火温度下降的循环反应，退火温度的跨度范围在15℃左右，退火温度一般是从比理论上的退火温度高5℃左右一直到比退火温度低5℃左右。例如理论上的退火温度为60℃，在TD-PCR中退火温度热循环可以设定为从65℃到55℃，每隔一次循环比前一退火温度下降1℃（即每摄氏度值下进行2个PCR循环），随后在55℃进行15个左右的PCR循环。

TD-PCR开始时，反应的退火温度高于估计的退火温度，随着循环的进行，退火温度逐渐降到估计的退火温度并最后低于这个温度水平。该策略避免了在早期PCR循环中引物与模板之间的非特异性杂交，确保了早期PCR循环在引物与模板之间特异性进行，从而极大地消除了早期非特异配对扩增带来的干扰。与高退火温度相比，低退火温度下的寡核苷酸引物之间、引物与模板DNA之间的非特异配对明显增加，而且早期的非特异扩增对PCR特异性影响更大。

3. 巢式PCR

巢式PCR（nested PCR）采用外侧和内侧两对引物，进行两次PCR来扩增目的基因片段。由于同时与两对引物都同源互补的非特异性序列很少，巢式PCR能使PCR扩增的特异性和灵敏性都大大提高。首先，针对包含目的基因的模板DNA片段设计一对外侧引物来扩增较目的片段略大的DNA片段，再以外侧引物扩增的PCR产物为模板，用内侧引物来扩增目的基因片段。因为第一步外侧引物扩增的产物被作为内侧引物扩增的模板，这样进行两步连续的PCR放大，可显著提高PCR检测的特异性和灵敏度。

4. 多重 PCR

多重 PCR（multiplex PCR）即在一个 PCR 反应体系中使用一对以上的引物，同时扩增模板 DNA 中的几个目的基因片段，从而节省模板和时间，提高 PCR 效率。不过，随着引物对的增加，每种 PCR 扩增产物的产量会减少，但如设计得当，一个使用 8 对引物的 PCR 反应体系中，每种目的基因的 PCR 产物都可得到在琼脂糖电泳上可见的产量。

多重 PCR 的设置必须考虑的问题如下。

① 所有引物的解链温度相近，以保证在同一退火温度下各引物与模板的有效复性。

② 扩增产物片段的大小应该相近而又能相互区分。

③ 所有引物之间不能形成二聚体。

④ 对扩增条件进行优化，使各目的基因片段都能有近似的扩增效率。

第三节 逆转录 PCR

真核生物的基因组中，仅 10%～15%的基因在细胞中表达，而且不同发育阶段、不同生理状态和不同类型的细胞中表达的基因也不尽相同。为了研究基因的表达状况和表达水平，逆转录（RT）以及随后进行的 PCR 是 RNA 分析中使用最广泛的技术之一。该技术通过提取组织或细胞中的总 RNA，以其中的 mRNA 作为模板，利用 oligo（dT）或随机引物和逆转录酶将 mRNA 逆转录成 cDNA 第一链，然后以 cDNA 第一链为模板，用特异性引物进行 PCR 扩增，从而获得目的基因或检测基因表达水平。逆转录 PCR（RT-PCR）具有灵敏度高、专一性好、简便快捷等优点，它不仅是定量检测微量样品和表达水平低的基因的一种有效方法，同时也是从真核生物中获得目的基因的一条重要途径。该技术主要用于分析基因的转录产物、获取目的基因、合成 cDNA 探针以及构建 RNA 高效转录系统等。

一 RT-PCR 原理

RT-PCR 将以 RNA 为模板的 cDNA 合成与 PCR 扩增结合在一起，是一种用于定性或定量分析基因表达的快速灵敏的方法，可用于检测细胞中基因表达水平、RNA 病毒含量和直接克隆特定基因的 cDNA 序列等。另外，这项技术还可以用来检测基因的表达差异。RT-PCR 比其他 RNA 分析技术，包括 Northern 印迹、RNase 保护分析、原位杂交及 S1 核酸酶分析等，更灵敏和更易于操作。RT-PCR 可以一步法或两步法的形式进行，在两步法 RT-PCR 中，cDNA 的合成首先在逆转录缓冲液中进行，然后取部分反应产物进行 PCR 扩增；在一步法 RT-PCR 中，逆转录和 PCR 在一只管中顺次进行。

RT-PCR 技术灵敏而且用途广泛，作为模板的 RNA 可以是总 RNA、mRNA

或体外转录的RNA产物。无论使用何种RNA，关键是确保RNA中无RNA酶和基因组DNA的污染。在RT-PCR系统中使用纯度高、RNA酶和基因组DNA污染少的RNA，通常都可得到满意的结果。cDNA第一链的合成是RT-PCR的关键环节，它以mRNA为模板，在逆转录酶的催化下和随机引物、oligo（dT）引物或基因特异性引物的引导下，合成互补DNA（complementary DNA，cDNA）。在随后的PCR反应中，再以cDNA第一链为模板，按照普通PCR的方法用两条引物扩增出不含内含子的结构基因序列。不同mRNA分子逆转录成cDNA的效率不同，因此，适合于一种mRNA逆转录的条件可能对另一种mRNA并不适合。

RT-PCR反应体系如下。

（一）逆转录酶

现今实验室中常用两种不同的逆转录酶来催化以mRNA为模板的cDNA合成。一种酶来自禽成髓细胞瘤病毒（AMV），由两条肽链组成，具有DNA聚合酶活性和很强的RNase H活性，它的最适反应温度是42℃，最适pH为8.3。该酶在较高温度下催化反应可消除mRNA的二级结构对逆转录的阻碍，然而，它高水平的RNase H活性既可抑制cDNA产生也能限制其合成的长度。另外，禽源逆转录酶制剂常含有微量的能切割DNA的核酸内切酶，可消化模板RNA对逆转录反应产生的不良影响，另一种酶来自鼠白血病病毒（Mo-MLV），为单肽链的，有DNA聚合酶活性和相对较弱的RNase H活性，最适温度37℃，最适pH为7.6，它较弱的RNase H活性对获得大于2kb的mRNA的全长cDNA有很大好处。

常用的逆转录酶有以下几种。

① Money鼠白血病病毒（MMLV）逆转录酶：有强的聚合酶活性，RNase H活性相对较弱。最适作用温度为37℃。

② 禽成髓细胞瘤病毒（AMV）逆转录酶：有强的聚合酶活性和RNase H活性。最适作用温度为42℃。

③ 源于*Thermus thermophilus*、*Thermus flavus*等嗜热微生物的热稳定性逆转录酶：在Mn^{2+}存在下，允许高温逆转录RNA，可有效消除RNA模板的二级结构。

④ MMLV逆转录酶的RNase H-突变体：该酶商品名为Superscript™和Super Script Ⅱ，此种酶经人工突变去掉了RNase H的活性，能更有效地将RNA转换成cDNA，这一特性允许从含二级结构的、低温逆转录很困难的mRNA模板合成较长的cDNA分子。

（二）离子浓度

① 单价阳离子：单价阳离子浓度影响各种模板的转录效率。在逆转录反应中，用钾离子比用钠离子能获得更长的转录产物，最适钾离子浓度为140～

150mmol/L。

② 二价阳离子：对于逆转录酶活性来说，二价阳离子是必需的。Mg^{2+} 浓度低于 4mmol/L 时，即观察不到逆转录活性。产生全长转录产物的最适 Mg^{2+} 浓度是 6～10mmol/L。

（三）脱氧核苷三磷酸

使用高浓度的 4 种脱氧核苷三磷酸（dNTP）对于有效合成 cDNA 是特别重要的。如果其中某一种脱氧核苷三磷酸的浓度下降到 10～50μmol/L 以下，全长转录物的产量将明显下降。常用的 dNTP 的浓度为 200～250μmol/L。

（四）逆转录引物

① 随机六聚核苷酸引物：该引物仅长 6 个核苷酸，合成时每一个核苷酸位点上都随机加入 4 种不同的脱氧核苷酸，因此，该种引物理论上是 4096（4^6）种不同引物的集合体。当特定 mRNA 由于含有使逆转录酶终止的序列而难于拷贝其全长序列时，可采用随机六聚核苷酸引物这一非特异的引物来拷贝全长 mRNA。用此种方法时，体系中所有 RNA 分子全部充当了 DNA 第一链的模板，需由 PCR 引物在扩增过程中赋予所需要的特异性。通常用此引物合成的 DNA 中，96%来源于 rRNA。为了延长 DNA 合成的长度，需要优化引物和 RNA 的比例。

② oligo（dT）：为仅由 dTTP 构成的引物，长度一般为 18～24 个核苷酸，是一种对 mRNA 特异的引物。因绝大多数真核细胞 mRNA 具有 3′端 poly（A）尾，oligo（dT）引物可与其配对，结果是仅 mRNA 可被逆转录。由于 poly（A）RNA 仅占总 RNA 的 1%～4%，故此种引物合成的 cDNA 比随机六聚体作为引物得到的 cDNA 在数量和复杂性方面均要低。

③ 特异性引物：能与目标 RNA 碱基序列互补的寡核苷酸引物。用于 cDNA 第一条链合成的特异性引物通常位于 mRNA 的 3′端，用此类引物仅产生待分析基因的 cDNA，可导致更为特异的 PCR 扩增，但缺点是只能用于单一基因的 PCR 分析。

二　RNA 的提取和纯化

完整 RNA 的提取和纯化是 RT-PCR 等的前提。RNA 的提取过程中有 5 个关键点：样品细胞或组织的有效破碎；使核蛋白复合体有效变性；对内源 RNA 酶有效抑制；将 RNA 从 DNA 和蛋白质的混合物中有效分离；对于多糖含量高的样品还涉及多糖杂质的有效除去。其中最关键的是抑制 RNA 酶活性。

所有 RNA 的分离纯化过程都希望得到全长的 RNA 分子。而实验失败的主要原因是核糖核酸酶（RNA 酶）的污染。由于 RNA 酶广泛存在而且相当稳定，反应也不需要其他辅助因子，因而 RNA 制剂中只要存在少量的 RNA 酶就会引起

RNA 在制备与分析过程中的降解，而所制备的 RNA 的纯度和完整性又可直接影响 RNA 分析的结果，所以 RNA 的制备与分析操作难度极大。在实验中，一方面要严格控制外源性 RNA 酶的污染，另一方面要最大限度地抑制内源性的 RNA 酶。RNA 酶可耐受多种处理而不被灭活，如煮沸、高压灭菌等。外源性的 RNA 酶存在于环境中的微生物、操作人员的手汗、唾液，甚至空气中的浮尘中，而各种组织和细胞中则含有大量内源性的 RNA 酶。在其他分子生物学实验中使用的 RNA 酶也会造成污染。这些外源性的 RNA 酶可污染器械、玻璃制品、塑料制品、电泳槽、研究人员的手及各种试剂。

（一）总 RNA 的提取

1. 酚法提取总 RNA

① 向研磨成粉状的样品或离心收集的细胞沉淀中加入适量的变性溶液（依据样品量的多少调整变性溶液用量，已经用变性液处理的样品直接进行下一步操作）。

② 加入 1/10 体积的 2mol/L 乙酸钠（pH 4.9～5.2）、等体积的酸酚（水饱和酚，pH<5，0）以及 1/3 体积的三氯甲烷（氯仿），充分混合，12500r/min 4℃离心 10min。

③ 将上清液转入一新的离心管，加入等体积的异丙醇，于冰上放置 15min，12500r/min 4℃离心 10min。

④ 将 RNA 沉淀悬浮于 200μL 4mol/L 氯化锂溶液中，于－20℃放置过夜，13000r/min 4℃离心 10ming。

⑤ 将沉淀溶于 0.4mL DEPC 处理水中，加入 1/2 体积氯仿和 1/2 体积酸酚，充分混合，13000r/min 4℃离心 5min。

⑥ 将上清液转入新的离心管，加入等体积氯仿抽提溶液中残留的酚，13000r/min 4℃离心 5min。

⑦ 将上清液转入新的离心管，加入 1/10 体积 3mmol/L 乙酸钠和 2.5 倍体积的无水乙醇，于－20℃放置 1h 或更长时间，13000r/min 4℃离心 15min。

⑧ RNA 沉淀溶于 DEPC 水中，贮存于－80℃或直接用于逆转录。

2. 氯化锂法提取总 RNA

本方法用高浓度尿素变性蛋白并抑制 RNA 酶，用氯化锂选择沉淀 RNA，特别适合于从大批量样品中提取 RNA，具有快速简洁的优点，但也存在少量 DNA 污染及 RNA 得率不高、小 RNA 片段丢失的缺陷。

① 对大量组织或细胞，每克组织或细胞加入 5～10mL 氯化锂-尿素溶液，匀浆器高速匀浆 2min；对少量细胞样品，向细胞中加入 10.5mL 氯化锂-尿素溶液，手工匀浆后转移至离心管中。

② 匀浆液在 0～4℃放置 4h 后，12000*g* 离心 30min。

③ 取沉淀，加入原匀浆液 1/2 体积的氯化锂-尿素溶液，重复步骤如②。

④ 沉淀用原匀浆液 1/2 体积的氯化锂-尿素溶液复溶后，加入等体积酚/氯仿/异戊醇在室温放置 15～30min，不时摇动混匀，10000*g* 离心 5min。

⑤ 取上层水相，加 1/10 倍体积的 3mol/L 乙酸钠（pH 5.2）及 2.5 倍体积的乙醇，−20℃放置 1h，10000*g* 离心。

⑥ 75%乙醇洗沉淀一次，真空干燥。

⑦ DEPC 水溶解 RNA 沉淀，−70℃保存备用。

3. Trizol 法提取 RNA

市售的 Trizol 试剂主要用于细胞总 RNA 的提取和纯化，适用于人类、动物、植物、微生物等组织或细胞，样品量从几十毫克至几克。

① 向样品中加入 5～10 倍体积的 Trizol 液，混匀。

② 室温放置 5min，然后以每毫升 Trizol 液加入 0.2mL 氯仿的比例加入氯仿，盖紧离心管，剧烈振荡离心管 15s，12000*g* 4℃离心 10min。

③ 取上层水相于新的离心管，按每毫升 Trizol 液加 0.5mL 异丙醇的比例加入异丙醇，室温放置 10min，12000*g* 离心 10min。

④ 弃去上清液，按每毫升 Trizol 液加入至少 1mL 的比例加入 75%乙醇洗涤沉淀，4℃下 7500*g* 离心 5min。

⑤ 重复步骤④。

⑥ 小心弃去上清液，室温干燥 5～10min，注意不要干燥过度，否则会降低 RNA 的溶解度。

⑦ 将 RNA 溶于 DEPC 水中，于−70℃保存备用。

（二）从总 RNA 中分离 mRNA

① 用 0.1mol/L NaOH 悬浮 0.5～1.0g oligo（dT）纤维素。

② 将悬浮液装入灭菌的一次性色谱柱中或装填有经 DEPC 处理并经高压灭菌的玻璃棉的巴斯德吸管中，柱床体积为 0.5～1.0mL，用 3 倍柱床体积的灭菌水冲洗柱床。

③ 用 1× 柱色谱加样缓冲液 [20mmol/L Tris-HCl（pH 7.6），0.5mol/L NaCl，1mmol/L EDTA（pH 8.0），0.1% SDS] 冲洗柱床，直到流出液的 pH 值小于 8.0。

④ 将提取的总 RNA 液于 65℃温育 5min 后迅速冷却至室温，加入等体积 2× 柱色谱缓冲液，上柱，当所有 RNA 溶液进入柱床后，用 1× 柱色谱缓冲液洗涤柱床，立即用灭菌试管收集洗出液。

⑤ 测定每一管的 OD_{260}，当洗出液中 OD_{260} 降低至 0 时，加入 2～3 倍柱床体积的灭菌洗脱缓冲液 [10mmol/L Tris-HCl（pH 7.6），1mmol/L EDTA（pH 8.0），0.05% SDS] 洗脱结合在柱上的 mRNA，分管收集洗脱液。

⑥ 测定每管 OD，合并含有 RNA 的洗脱组分。

⑦ 加入 1/10 体积的 3mol/L 乙酸钠（pH 5.2），2.5 倍体积的冰冷乙醇，混匀后−20℃放置 30min。

⑧ 4℃下 10000*g* 离心 15min，小心弃去上清液，用 75%乙醇洗涤沉淀，4℃下 10000*g* 离心 5min。

⑨ 小心弃去上清液，空气干燥沉淀物 10min。

⑩ 用少量水溶解 mRNA 沉淀，−70℃保存备用。

三 RT-PCR 的操作

（一）RT-PCR 定量分析

定量 PCR（quantitative polymerase chain reaction）技术是指以外参或内参为标准，通过对 PCR 终产物的分析或 PCR 过程的监测，进行 PCR 起始模板量的定量。定量 PCR 技术在定量过程中须借助于参照物进行特定模板在样品中的含量分析，参照物按其性质不同可分为内参照和外参照。内参照和外参照均是在定量 PCR 过程中一种已知含量的标准品。内参照是指参照物与待检样本一起加入同一扩增系统，如果参照物与待检样本共用同一对引物，两模板的扩增存在竞争性，此种参照物又称为竞争性参照物，这种条件下进行的定量 PCR 又称竞争性定量 PCR。若参照物与待检样本不共用同一对引物，这种定量 PCR 因其不存在引物竞争性，故属非竞争性定量 PCR。外参照是相对于内参照而言的，使用独立于待检样本定量 PCR 的扩增系统，常采用系列稀释的已知含量标准品用于制备标准曲线，即在非竞争性定量 PCR 中，通过外参照单独扩增建立标准品初始含量与最终产物之间的标准曲线，用于未知样本的类推定量，采用外参照进行的定量 PCR 亦属非竞争性定量 PCR。

1. 非竞争性 RT-PCR

在基因定量分析中，必须考虑两个影响定量结果的重要因素：一是不同样本的逆转录和 PCR 扩增效率不同，会使结果出现差异；二是 PCR 反应在后期会出现平台效应，只有在 PCR 平台期出现前，PCR 扩增得到的终产物才与加入的 RNA 模板数量呈线性关系，因此，只有严格控制条件、设置参照物才可以进行准确定量。

非竞争 RT-PCR 一般选用管家基因，如肌动蛋白、甘油醛-3-磷酸脱氢酶(GAPDH)、微管蛋白等作为内源性参照物，有时也用 18S rRNA，它们在细胞中有相对稳定的表达量。这些内参照物自然存在于样品 RNA 中，无须额外加入。通过内源参照物可以分析样品中 RNA 的完整性和降解情况，以及逆转录和 PCR 反应的效率，因此，通过内源性参照物可校正因 RNA 的完整性及反应效率的差异对 RT-PCR 终产物量的影响，同时，由 RNA 定量误差、加样误差以及各 PCR 反应体系中扩增效率不均一、各孔间的温度差等所造成的误差也可以经内参照得到校正。定量分析时，将同一样品 RT-PCR 反应中目的基因的产物量对内参照基因产物量的比值，作为分析不同样品间目的基因表达差异的定量标准，因而，它是一种半定量的方法。

内源参照物用于基因表达的定量分析也有其局限性，主要表现在：因内源性 mRNA 与目的 mRNA 的含量相差太大导致两者扩增动力学不一致；因二者 mRNA 的序列长度和二级结构存在差异造成逆转录效率不一致；两者在不同的引物下扩增，若扩增效率有细微的差别，将会极大地影响 PCR 产物量，使定量差异较大；内源性 mRNA 在组织细胞中的表达量不总是恒定的，由此影响对目的 mRNA 的精确定量。

2. 竞争性 RT-PCR

竞争性 RT-PCR 是目前用于分子水平检测基因表达的最有效的核酸定量方法之一，原理是在样品中同时扩增两种相似模板，一种为原始目的基因模板，另一种为参照物模板，它们竞争使用同一对引物、酶及 dNTP，且以相似效率扩增，所得两种产物量的比值能准确地反映两种模板初始浓度之比。竞争模板又可分为 RNA 和 DNA 两种。RNA 竞争模板是在样本 RNA 逆转录前引入的外源性参照 RNA 片段，它与目的基因中待扩增部分有相同的碱基序列，但在其中间部分某处缺失了一小段核酸片段。由此，RNA 竞争模板与待测模板有相同的引物识别序列和相近的产物长度，在理想的情况下它们以相同的效率逆转录和 PCR 扩增，在琼脂糖凝胶电泳中它们的产物片段能有效分离和鉴定。参照物的用量一般要根据靶 mRNA 的含量通过预试验而获得，优化的结果应该是靶序列和参照物的 PCR 产物的对数与 PCR 的循环数有相似的斜率（说明两者的扩增效率相同）。

DNA 竞争模板是在样本逆转录获得的 cDNA 被用于 PCR 扩增前引入的外源性参照 DNA 片段。其特点为竞争模板与目的 cDNA 有相似的碱基序列，与待检样品 cDNA 在同一试管中共同竞争引物、dNTP 和酶，但获得长度不同的 PCR 产物。通过对比待检样品 PCR 产物的量与外参照标准 DNAPCR 产物的相对含量，达到分析样品目的基因变化的目的。DNA 竞争模板最大的优点是准确性高、操作简便、节约时间、应用范围广。竞争性 RT-PCR 的另一个优点在于，PCR 反应达到平台期后，仍然可以得到有效数据，但缺点是不能校正由逆转录效率的差异引起的定量误差。

参照物的选择应根据试验的目的。如果感兴趣的是实验组和对照组间的相对差异，应用内源性参照物会更好，而希望进行绝对定量，并且是不同批次间的定量，则应使用外源性参照物。

（二）单细胞 RT-PCR

PCR 技术的灵敏度已达到能在单细胞水平检测到扩增的基因，可应用于单细胚胚胎植入前遗传学诊断（preimplantation genetic diagnosis，PGD）、各类干细胞基因表达和功能研究，以及法医学和古生物学研究等领域。因为应用单细胞制备的 RNA 及转录的 cDNA 相对量较少，所以一般需通过巢式 PCR 才能获得满意的扩增效果，巢式 PCR（nested PCR）是指利用两套或以上的 PCR 引物（巢式引物）进行两轮或以上的 PCR 扩增反应。在第一轮反应中，用外侧引物扩增产物，此产物在内侧引物的存在下进行第二轮扩增。由于巢式 PCR 反应有两次及以上特异性 PCR 扩增，从而降低了扩增多个靶位点的可能性（因为与多套引物都互补的非特异性序列很少），增加了检测的敏感性和可靠性。

（三）原位 RT-PCR

该技术将 DNA 或 RNA 精细的细胞定位和 PCR 的高灵敏度相结合，以定位检测组织细胞内单拷贝或低拷贝的特定 DNA 或 RNA 序列。原位 PCR 包括一般 PCR 和逆转录 PCR 即逆转录酶原位 PCR（in situ reverse transcription PCR）。逆转录酶原位 PCR 适用于对内源基因表达及外源感染基因的检测，特别是为 HIV 等逆转录病毒的细胞定位及检测提供了最敏感、最有效的手段。其基本过程包括标本固定、预处理、DNA 酶处理、逆转录反应、原位 PCR 扩增以及扩增产物检测。逆转录酶原位 PCR 的待检样本（切片、涂片、爬片等）首先需固定以保持组织细胞的良好形态结构。固定剂包括：①交联固定剂，如甲醛、戊二醛，它们能保持良好的组织细胞形态，但渗透较慢，且甲醛本身具有高毒性；②沉淀固定剂，如甲醇、乙醇和丙酮，其保存组织细胞形态结构能力较差，且影响部分双链核酸，检出效率低。常用的固定剂为 10%缓冲福尔马林和 4%多聚甲醛。有实验表明，用纯丙酮固定亦可。预处理时脱蜡要充分，去污及蛋白酶处理都要适度。蛋白酶首选胰蛋白酶和胃蛋白酶，其活性与反应液的 pH 值相关。蛋白酶消化处理不易掌握，容易出现消化过度和不足的问题，消化过度时组织缺乏清晰的结构和原位 PCR 信号，消化不足则检测不到信号，需要根据组织的来源及固定的时间确定合适的消化时间。逆转录酶原位 PCR 还需对组织的内源性 DNA 充分消化，以彻底消除非特异性信号。原位 PCR 宜用较短的引物，可使用单侧引物。引物、Taq 酶、dNTPs 和 Mg^{2+} 浓度应比常规 PCR 高，以使反应充分。PCR 产物的检测可根据标记物选择合适的方法。

（四）差异显示逆转录聚合酶链反应（DD RT-PCR）

基因的差异性表达不仅是细胞形态和功能多样性的根本原因，而且也是各种生理及病变过程的物质基础，因此，分离鉴定差异表达的基因具有重要的意义。真核生物基因的 mRNA 3′端多数都带有一段 poly（A）结构，与 poly（A）相邻的两个核苷酸（NM）理论上有 12 种不同的序列组合（5′-NMAAA…AA-3′，其中 N 代表 4 种不同的碱基，M 代表除 A 外的其他 3 种碱基）。根据此种序列特征，按碱基配对的原则，人工合成12种相应的逆转录引物，这些引物主要由poly(dT)构成，但在其3′末端加上两个锚定碱基：5′-TTT…TTTMN3′（M和N意义同上）。用这12种引物分别进行逆转录（在12个试管内），即可将所有mRNA分类合成12类cDNA，然后再用随机引物和锚定引物对这12类cDNA模板分别进行PCR扩增。将PCR产物在变性聚丙烯酰胺凝胶上电泳分离，即可显示不同的DNA条带，比较不同样本间的电泳图谱，即可挑选出差异性表达的DNA条带。由于在逆转录时已将总cDNA分为12类，故每一个PCR反应的产物复杂度大大降低，极有利于凝胶电泳中差异性条带的识别和回收。将差异性表达DNA回收后再扩增，并通过杂交、克隆、测序等技术鉴定差异表达基因的性质，这一技术即为差异显示逆转录聚合酶链反应（differential display of reverse transcriptional PCR，EDDRT-PCR）。该技术适用于种源近似生物或同一个体不同生理和病理条件下基因表达的对比分析。

DDRT-PCR的优点可概括为3SRV（simplicity，sensitivity，speed，reproducibility，versatility）。

① 简单，技术上仅仅依靠PCR和RNA测序胶电泳。

② 可以同时分析多个样品。

③ 灵敏性高，仅需0.2μg总RNA作为起始材料，可检出低丰度mRNA。

④ 实验周期短，约8天即可完成，便于重复。

⑤ 最突出的优点是实验过程中可步步验证比较。

⑥ 可进行多基因家族的表达分析。

DDRT-PCR技术的不足如下。

① 假阳性率高，假阳性的比例有时高达50%～75%。

② 由于某些序列的特异性，一些差异表达的转录体不能有效分离，所以凝胶中的单条带可能由1种以上的cRNA片段所构成。

③ 差异显示所得的cRNA片段较短，长度多在100～400bp，且大多位于mRNA 3′端约300bp的非翻译区（untranslated regions，3′UTR），很少能扩增到ORF（open-reading frame）范围内。

④ 研究表明，差显技术对高丰度mRNA具有明显的倾向性，不管用多高浓度的10mer随机引物，标准差显技术能有效显示的mRNA数量仍然有限。

第四节 实时荧光定量PCR

一 原理

实时荧光定量PCR（real-time fluorescent quantitative PCR，FQ-PCR或qPCR）技术是指在PCR反应体系中加入荧光基团，利用荧光信号累积实时监测整个 PCR 进程，最后通过标准曲线对未知模板进行定量分析的方法。

实时荧光定量 PCR 技术实现了 PCR 从定性到定量的飞跃，它以其特异性强、灵敏度高、重复性好、定量准确、速度快、全封闭反应等优点成为分子生物学研究中的重要工具。它不需 PCR 后处理，避免了交叉污染，配以实时定量 PCR 分析软件，整个 PCR 过程可实现自动化，较传统的定量方法劳动强度小，易于标准化和推广应用。

在一定的反应循环数内，PCR 反应过程中产生的 DNA 拷贝数是以指数方式增加的，随着反应循环数的增加，PCR 反应不再以指数方式生成产物而进入平台期。在传统的 PCR 中，常用凝胶电泳分离并用荧光染色来检测 PCR 反应的最终扩增产物，但用终点法对 PCR 产物定量是极不准确的。FQ-PCR 可以实时监测和分析扩增相关的荧光信号，随着反应的进行，监测到的荧光信号变化可被绘制成扩增曲线。在 PCR 反应早期，产生的荧光水平不能与背景明显区别，而后荧光信号依次进入指数期、线性期和最终的平台期，人们可以在 PCR 反应处于指数期的某一点上来检测 PCR 产物的量，并由此来推断模板最初的含量。为了便于对所检测样本进行比较，在 FQ-PCR 反应的指数期，首先需人为设定一个荧光信号的阈值，一般这个荧光阈值的缺省设置是 3～15 个循环的荧光信号的标准偏差的 10 倍。如果检测到的荧光信号达到阈值被认为是真正的信号，它可用于定义样本的阈值循环数（C_T）。C_T 值的含义是：每个反应管内的荧光信号达到设定的阈值时所经历的循环数。研究表明，每个模板的 C_T 值与该模板的起始拷贝数的对数存在线性关系，起始拷贝数越多，C_T 值越小。利用已知起始拷贝数的标准品可做出标准曲线，因此，只要获得未知样品的 C_T 值，即可从标准曲线上计算出该样品的起始拷贝数。

简单地说，FQ-PCR 就是在 PCR 体系中加入荧光信号，以便对反应体系和反应进程进行监测、记录、分析。而 FQ-PCR 仪就是在普通 PCR 的基础上，加上荧光探头和相应的数据处理软件。阈值是人为划定的“径赛终点”，起始拷贝数不同的模板好比运动员的起跑点不同，起始拷贝数多则离“径赛终点”近，运动员跑到“终点”的“步数”则少，起始拷贝少则离“径赛终点”远，运动员跑到“终点”的“步数”则多，这里的“步数”则是阈值循环数（C_T）。

二 实验操作与优化

（一）定量 PCR 实验步骤

以 mRNA 模板为例，定量 PCR 实验的一般步骤如下。

① 设计实验方案。例如样品的分离纯化、实验组和对照组的设置等。

② 引物和探针的设计和合成。

③ 抽提 RNA，测定提取的 RNA 的浓度。

④ 逆转录 PCR。

⑤ 定量 PCR。

⑥ 数据分析。

（二）实验优化

在进行定量 PCR 实验的过程中，PCR 的扩增效率是一个非常重要的影响因素，因为有的定量 PCR 原理的理论方程是基于扩增效率为 100%（最大值 1）而设定的，高的扩增效率能保证定量 PCR 实验的精确性及重复性。

影响 PCR 扩增效率主要有以下几个方面：①扩增序列的长度；②扩增序列的 GC 含量；③扩增序列、引物和探针的二级结构；④PCR 反应各组分的浓度；⑤RNA 或者 cDNA 的纯度。

在进行定量 PCR 实验时，必须设计好引物和探针。使用合适的引物除了能获得高的扩增效率外，也对提高 PCR 扩增的特异性，消除非特异性扩增及提高扩增的灵敏度等有很大的影响。

1. 应用 SYBR Green Ⅰ染料的引物设计注意事项

① 由于 PCR 延伸时 SYBR Green Ⅰ染料嵌入 DNA 双链会影响延伸的效率和速度，故设计引物时应将 PCR 扩增产物控制在 50～150bp。

② G-C 含量保持在 40%～80%。

③ 避免同一碱基重复过多，特别是不可有连续 4 个或更多的 G。

④ 用软件计算出来的 T 值应当在 58～60℃。

⑤ 在引物 3′端的倒数 5 个碱基中，G 和 C 加起来不要超过 2 个。

2. 探针设计的基本原则（以 Taq Man 探针为例）

① 探针的长度最好在 25～32bp，且 Tm 值在 68～72℃，确保探针的 Tm 值要比引物的 Tm 值高出 5～10℃，这样可保证探针在退火时先于引物与目的片段结合。

② 探针的 5′端不能为 G，因为即使单个 G 碱基与 FAM 荧光报告基团相连时，也可以猝灭 FAM 基团所发出的荧光信号，从而导致假阴性的出现。

③ 保守。探针要绝对保守，有时 SNP 分型仅仅依靠探针的特异性来决定。理论上只要有一个碱基不配对，就可能严重影响检测结果。

④ 确保探针中 GC 含量在 30%～80%。

⑤ 避免探针中多个重复的碱基出现，尤其是要避免 4 个以上 G 碱基连续出现。

⑥ Taq Man 探针应靠近与其在同一条链上的上游引物，两者的距离最好是探针的 5′端离上游引物的 3′末端仅有一个碱基。

⑦ 避免探针与引物之间形成二聚体。

⑧ 对于多重定量 PCR，例如 SNP 分型检测时，SNP 位点应设计在探针的中

间位置，并且各种探针的 Tm 值应相近。

（三）参比基因的选择

在进行基因表达定量分析时，实时定量 PCR 虽能提供 PCR 反应过程的实时数据进行分析，但分析前必须消除不同样本间和不同平行实验样品间初始模板量的差异。在 PCR 系统中引入适当的参比基因可以达到上述目的，大多数实验室选择管家基因作为参比基因。管家基因表达水平受环境因素影响较小，在个体各个生长阶段的大多数或几乎全部组织中持续表达且表达水平变化很小，它的表达只受启动序列或启动子与 RNA 聚合酶相互作用的影响，而不受其他机制调节。常用的参比基因有 β-肌动蛋白（β-actin）、3-磷酸甘油醛脱氢酶（GAPDH）、β_2-微球蛋白（β_2-MG）、18S 核糖体 RNA（18S rRNA）、葡萄糖-6-磷酸脱氢酶（G6PDH）等。

理想的参比基因应该满足以下条件：①稳定表达于不同类型的细胞和组织，而且其表达量是近似的，无显著性差别；②不受内源性或外源性因素的影响，也不受实验处理措施的影响；③表达水平与细胞周期以及细胞是否活化无关；④不存在假基因（pseudogene），以避免基因组 DNA 的扩增；⑤其稳定的表达水平与目标基因相似。

下述基因不适于用作参比基因：①在正常和异常的细胞/组织中的表达存在差异的；②呈现细胞周期依赖性表达的；③定位于 X 染色体上的；④过高或过低表达的。

依据参比基因在 PCR 中的应用方式，可分为内参照法与外参照法。内参照法是参比基因与目标基因在同一管中扩增，完全消除了不同管间的初始模板的加样误差，可以更加真实地反映样本中目的基因扩增的情况。但如果参比基因和目的基因的起始量差异太大，丰度大的一方在 PCR 的初始阶段的扩增将占据上风，得到优先扩增，而丰度小的一方扩增效率就受到极大抑制。由于在实时定量 PCR 中，使用内参照法分析的前提是两者有相对一致的扩增效率，上述情况将直接影响定量结果的准确性。两种基因在同一管中扩增效率不相同限制了内参照法的应用。外参照法是参比基因与目的基因分别在不同的试管中扩增，虽然外参照法解决了内参照法中目的基因与参照基因扩增时相互竞争产生的扩增效率差异，却受到不同孔间热循环、试管厚度、透光性以及体系不同的影响。内参照法由于两种基因的扩增相互竞争，必须优化反应体系使两者扩增效率大致相等。外参照法由于分别在不同管中扩增，体系不同是最大的影响因素，因此，在加样时应尽量做到加样精准。两种方法虽都有误差，但由于实时定量 PCR 分析是“起点”分析而不是“终点”分析，实验者可根据自己的实际情况选择合适的参比基因分析方法。

实时定量 PCR 分析中所选择的参比基因要根据研究的组织或细胞的特性和处理方法来确定，建议采用技术平台来确定参比基因。

（四）实时定量 PCR 体系的优化

1. 使用 SYBR Green Ⅰ荧光染料时的条件优化

① $MgCl_2$ 的浓度：大多数引物-模板对其的要求是 2～4mmol/L。

② 引物的浓度：引物的浓度是一个影响 PCR 反应的关键因素。浓度太低，会使反应不完全，引物太多，发生错配以及产生非特异性产物的可能性会大大增加。对于大多数 PCR 反应，0.3μmol/L 比较合适，若初次选用此浓度不理想，可在 0.1～1.0μmol/L 选择，直至满意。

③ 退火温度：首次实验设置的退火温度应比计算得出的 *T*m 值小 5℃，然后按 1～2℃/次的幅度增减，直至得到合适的退火温度。一般来说，退火温度要根据经验来确定，这个经验值往往会与计算得到的 *T*m 值有一定的差距。

④ 模板的浓度：初次实验要求做一系列的稀释浓度。如条件所限，至少完成两个稀释度的测定。模板为基因组 DNA 时在 50ng～5pg 之间选择，为质粒 DNA 时在 10^6 拷贝数左右选择。

2. 用 SYBR Green Ⅰ染料进行一步法 RT-qPCR 的条件优化

① $MgCl_2$ 的浓度：通常在 4～8mmol/L 选择。

② 模板的浓度：RT-qPCR 实验既可以用总 RNA，又可以用 mRNA，其浓度应在 1pg～1μg。

③ 对照设置：每个反应都应设有阴性对照、阳性对照和空白对照。

3. 用杂交探针时的条件优化

① $MgCl_2$ 的浓度：在 2～4mmol/L 的基础上加 0.5～1.0mmol/L。

② 杂交探针的浓度：初次实验每个探针用 0.2μmol/L，如果信号强度达不到要求，可以增加至 0.4μmol/L。

③ 对照设置：每一引物都要设阴性对照，每一探针都要设阴性对照。每次实验都要设阳性对照。

④ 其他条件优化同 SYBR Green Ⅰ。

4. 用杂交探针进行 RT-qPCR

① $MgCl_2$ 的浓度：在 4～8mmol/L 进行选择。

② 模板浓度设置：须进行一系列稀释度的实验优化模板浓度，如条件有限，至少需进行两个稀释度的测定。

③ 杂交探针的浓度：首次实验用 0.2μmol/L，如果荧光信号强度不足，可以增加至 0.4μmol/L。

④ 对照设置：每个引物都要设无模板对照、阳性对照以及空白对照。

第五章

蛋白质的分子检验技术

第一节　蛋白质分析技术

一　蛋白质的分离与纯化

蛋白质是生命活动的物质基础。蛋白质的复杂性不仅表现在自身的结构上，而且表现在蛋白质在细胞内与核酸、多糖、脂质及其他的小分子以混合物的形式存在。利用各种方法将蛋白质与其他分子的混合物或者不同种类蛋白质的混合物分成单一蛋白质成分的过程称为蛋白质分离；而进一步通过分离技术获得目的蛋白质的单一成分纯品的过程称为蛋白质纯化。要纯化必须先分离，不过有些定性或定量分析不要求回收目的蛋白，仅需充分分离即可。

根据蛋白质的种类、性质、所处体系以及蛋白质分离纯化的目的不同，蛋白质的分离与纯化的程序不尽相同。但各种不同蛋白质的分离纯化程序有着一定的规律，多数分离纯化工作都有类似的步骤与手段。

（一）细胞破碎

除了提取体液、细胞外，某些多肽激素、蛋白质、酶不需要破碎细胞，对于细胞内及多细胞生物组织中各种蛋白质的分离、纯化都需事先将细胞和组织破碎，使蛋白质充分释放出来。

（二）蛋白质的分离与纯化方法

蛋白质分离与纯化的设计应遵循分级分离、先粗后细的原则。先利用目的蛋白的一种特性，采用最简单的方法去除最主要的杂质，使其达到一定纯度，然后再利用其他特性进行细致的分离与纯化。

天然原料中的蛋白质含量低，应首先使用粗分离的方法，即非特异性和低分辨率的操作，如中性盐沉淀法、等电点沉淀法、超滤法等，中期主要采用多选择性的亲和层析、离子交换层析等，后期采用分离速度慢、分离规模小的凝胶过滤层析法。在分级分离的前提下，应尽量减少纯化步骤，缩短操作时间，以保证蛋白质的活性。纯化条件也应尽可能温和，避免蛋白质变性。

1. 利用溶解度差异的分离方法

（1）盐析法　盐析法是最经典的方法，常用于粗分离。加入一定浓度的中性盐，根据不同蛋白质在一定浓度的盐溶液中溶解度降低程度的不同而达到彼此分离的方法，称为蛋白质的盐析。这一现象是由于蛋白质分子内及分子间带电的极性基团有着静电引力，形成蛋白质分子表面的水化膜和电荷层，保持蛋白质溶液的稳定。当盐浓度增加到一定程度时，蛋白质表面的电荷大量被中和，水化膜被破坏，于是蛋白质分子相互聚集而被沉淀析出。

蛋白质盐析常用中性盐有硫酸铵、硫酸镁、硫酸钠、氯化钠等，其中应用最广的是硫酸铵。在具体应用中，一般采用分段盐析方法：加入不同的盐量，使溶液处于不同的饱和度，从而使不同性质的蛋白质析出。

（2）有机溶剂沉淀法　有机溶剂能降低溶液的介电常数，从而增加蛋白质分子之间不同电荷的引力，导致溶解度的降低；另外有机溶剂与水的作用，能破坏蛋白质的水化膜，使蛋白质在一定浓度的有机溶剂中沉淀析出。利用不同蛋白质在不同浓度的有机溶剂中的溶解度差异而分离的方法，称为有机溶剂分段沉淀法。常用的有机溶剂为乙醇、丙酮。高浓度的有机溶剂易引起蛋白质的变性失活，操作必须在低温下进行，并在加入有机溶剂时注意搅拌均匀以免局部浓度过大。有机溶剂沉淀蛋白质的分辨率比盐析法好，溶剂易于除去；缺点是易使活性蛋白或酶失活。

（3）等电点沉淀法　当蛋白质处于等电点时，蛋白质的净电荷为零，由于相邻蛋白质分子之间没有静电斥力而趋于聚集和沉淀，它的溶解度达到最低。利用蛋白质在等电点的溶解度低而各种蛋白质具有不同等电点的特点进行分离的方法称为等电点沉淀法。在等电点时，各蛋白质仍有一定的溶解度而使沉淀不完全，同时许多蛋白质的等电点十分接近，故单独使用此法效果不理想，实际工作中常把等电点沉淀法和盐析法、有机溶剂沉淀法联合使用。

大多数蛋白质在低温下比较稳定，因此蛋白质的分离、纯化一般在 0℃左右进行。

控制影响蛋白质溶解度的上述基本因素使蛋白质混合物得以分离的最典型例子是血浆蛋白质的分离。分离血浆蛋白质常用而有效的方法就是调节 pH 值，使溶液从中性逐渐变成酸性，同时控制乙醇浓度和离子强度以扩大各种蛋白质溶解度的差异，使血浆中不同蛋白质成分先后沉淀出来。

2. 根据分子量不同的分离方法

（1）透析和超滤法　透析和超滤是利用蛋白质分子不能通过半透膜的性质，使蛋白质和其他小分子物质（如无机盐、单糖等）分离的方法。透析是将待提纯的溶液装入透析袋内，透析袋置于蒸馏水中，更换透析外液，直到透析袋内的无机盐等小分子物质降到最少为止。超滤是利用压力或离心力，迫使水和其他小分子溶质分子通过半透膜而使蛋白质保留下来。可以选择不同截留分子量的超滤膜，将分子量不同的蛋白质分离开来。

（2）平衡离心法　根据蛋白质分子大小、形状不同进行分离的技术称为平衡离心法。平衡离心法主要包括差速离心法和密度梯度离心法。

① 差速离心法：逐渐增加离心速度，可以使样品中沉降速度不同的颗粒逐步分离开来。该方法主要适用于分子量或沉降系数相差较大的颗粒，一般用作粗分离，如从组织匀浆液中分离细胞器及分离病毒。

② 密度梯度离心法：又称为区带离心法，可以同时使样品中几个或全部组分分离，具有良好的分辨率。离心时先将样品溶液置于一个由梯度材料形成的密度梯度液体柱中，离心后被分离组分以区带层分布于梯度柱中。介质梯度应预先形成，其最大密度要小于所有样品颗粒的密度。常用的有蔗糖、甘油等，采用梯度混合器，形成由管口到管底逐步升高的密度梯度。

3. 根据电荷不同的分离方法

（1）电泳法　在外界电场的作用下，带电粒子在电场中向与其自身所带电荷相反方向移动的现象称为电泳。移动的速度取决于蛋白质分子所带的净电荷性质及量，也与分子的大小与形状有关。电泳技术的类型多种多样，下面介绍几种目前临床蛋白检测常用的电泳方法。

① 乙酸纤维素薄膜电泳：乙酸纤维素薄膜电泳（cellulose acetate film electrophoresis）是以乙酸纤维素作为支持物的一种电泳技术，纤维素的羟基经乙酰化而得的乙酸酯即乙酸纤维素，乙酸纤维素薄膜电泳操作简单、快速、价廉、便于自动化，广泛用于血浆蛋白、血红蛋白、甲胎蛋白、同工酶等生物大分子的检测。

② 琼脂糖凝胶电泳：琼脂糖凝胶电泳（agarose gel electrophoresis，AGE）是以琼脂糖为支持介质的一种电泳技术，它兼有“分子筛”和“电泳”的双重作用。琼脂糖凝胶具有网状结构，物质通过时会受到阻力，大分子物质在泳动时受到的阻力大，因此在凝胶电泳中，带电颗粒的分离不仅取决于净电荷的性质和数量，而且还取决于分子大小，这就大大提高了分辨能力。但由于其孔径相当大，对大多数蛋白质来说其分子筛效应微不足道，现已广泛应用于核酸的研究。

③ 等电聚焦电泳：等电聚焦（isoelectric focusing，IEF）电泳是利用一种特殊的缓冲溶液（两性电解质）在凝胶（常用聚丙烯酰胺凝胶）内形成一个由正极到负极依次增加的 pH 值梯度，电泳时各蛋白质组分将分别聚焦在各自等电点相应的 pH 值位置上，形成一个很窄的蛋白质区带。等电聚焦电泳具有很高的分辨率，尤其是固相 pH 值梯度等电聚焦，其分辨率可达 0.001pH，尤其适合分子量相同而等电点不同的蛋白质的分离，是目前分辨率最高的电泳方法之一。

④ 毛细管电泳：毛细管电泳（capillary electrophoresis，CE）是一类以毛细管为分离通道、以高压电场为驱动力的新型液相分离技术。毛细管中既可进行自由电泳，也可使用传统的凝胶介质。毛细管电泳的特点是柱效高、分析时间短、所用样品量及试剂消耗少、操作模式多、可以进行在线检测和自动化。由于电泳时毛细管柱中填充的介质不同，可以形成不同的电泳类型。

（2）离子交换色谱法　离子交换色谱法（ion exchange chromatography，IEC）是以离子交换剂为固定相，依据流动相中的组分离子与交换剂上的平衡离子进行可逆交换时的结合力大小的差别而进行分离的一种色谱方法。离子交换剂是通过化学反应将带电基团引入到惰性支持物上形成的，如带电基团带有正电荷，则能结合阴离子，称为阴离子交换剂；而带有负电荷的称为阳离子交换剂。离子交换色谱可用于蛋白质的分离纯化。由于蛋白质是两性电解质，蛋白质在不同的pH值条件下，其带电状况也不同。它们对交换剂的亲和力就有差异，因此经过离子的交换与洗脱过程，使不同的蛋白质依先后顺序被洗脱下来，从而达到分离目的。

（三）蛋白质分离纯化的条件

蛋白质是一类具有空间构象的结构复杂的生物大分子，离开天然环境，蛋白质分子变得极不稳定，因此从正常生物材料中提取各种蛋白质均需要特定的条件。

1. 缓冲溶液

缓冲溶液可以抗衡蛋白质溶液中pH值的改变，选择合适的缓冲溶液对于维持一定pH值下蛋白质的稳定及保证实验的可重复性十分重要。各种缓冲溶液原则上都可用于蛋白质的分离纯化，但具体选择何种缓冲溶液要视分离纯化的蛋白质及所采用的纯化技术而定。

2. 盐、金属离子和螯合剂

大多数蛋白质如球蛋白，在稀盐溶液中才能溶解，因此应采用含盐缓冲溶液。通常用0.1～0.2mol/L NaCl或KCl来模拟生理状态下的离子强度。某些金属离子特别是二价金属如Ca^{2+}、Mg^{2+}等往往是酶的组成部分，失去金属离子其活性会大大下降。为减少金属离子的影响，可以在缓冲溶液中加入特异金属离子的螯合剂除去这些金属离子，如Zn^{2+}的螯合剂为邻二氮杂菲，Ca^{2+}的螯合剂为乙二醇双（2-氨基乙醚）四乙酸（EGTA），重金属及其他金属离子的螯合剂为乙二胺四乙酸（EDTA）。

3. 还原剂

细胞内有许多种还原成分，一旦细胞破碎，由于和氧的接触以及稀释作用而使抗氧化成分减少，导致许多蛋白质被氧化而失去活性。一般应加入一些还原剂，如抗坏血酸、巯基乙醇（mercaptoethanol）、二硫苏糖醇（dithiothreitol，DTT），可以有效防止上述氧化过程。

4. 去垢剂

当膜蛋白与去垢剂分子接触时，膜蛋白的疏水区被去垢剂分子覆盖，成簇的去垢剂分子将亲水性头部向外，使其能与水溶性缓冲溶液相溶。常用的去垢剂有离子型去垢剂、非离子型去垢剂、两性去垢剂。

为了使蛋白质更好地溶解和保持蛋白质的活性，需选择合适的去垢剂。如溶解膜蛋白可选择 Triton X-114；1%～3%浓度的 Triton X-100 能使许多蛋白质不变性；Tween-20 通常用在固相免疫细胞化学反应（如 ELISA、RIA、免疫印迹等）中来阻断非特异性蛋白之间的相互作用；SDS 等离子型去垢剂由于可使蛋白质以单体形式被分离，常用于蛋白质分子量的测定；3-（3-胆胺丙基）二甲氨基-1-丙磺酸（CHAPS）常用于离子交换色谱和等电聚焦电泳，含有 CHAPS 的蛋白质溶液可以冰冻保存。如果所有的去垢剂均不能获得较好的结果，可以探索多种去垢剂混合使用。

5. 蛋白酶抑制剂

破碎细胞提取蛋白质的同时，会释放出多种蛋白酶，这些蛋白酶需要迅速被抑制才能保持蛋白质不被降解。由于大多数蛋白酶的最适 pH 值在 3～5 或更大，因此可以采用低 pH 值条件降低蛋白酶的活性，但最重要的是加入蛋白酶抑制剂。

6. 蛋白质的环境因素

（1）表面效应　蛋白质的稀溶液易使蛋白质失活，这可能是玻璃容器表面效应的结果。这一作用可以在溶液中加入高浓度的其他蛋白如牛血清白蛋白（BSA）来防止，通常在酶活性测定中至少加入 0.1mg/mL BSA，而在蛋白质储存液中则加入 10mg/mL BSA。

（2）温度　蛋白质在温度超过 30～40℃时变得极度不稳定，大多数会由于热变性而失去活性，蛋白质在低温度时其半衰期可延长。

（3）储存　蛋白质短期保存（1～7 天）时，可以溶液状态在 4℃保存。如需长期储存（超过 1 周），根据需要可以采取不同的方式，如在硫酸铵溶液中以沉淀悬浮的方式于 4℃保存；或者用硫酸铵沉淀蛋白，离心后在液氮中冷冻，然后低温保存；最好的方法是将蛋白质以冻干的粉末保存。以冰冻干燥的失水状态保存蛋白质对许多蛋白质是有利的，但冻干会使一些蛋白质部分失去活性。

二 Western 印迹技术

蛋白质有许多传统检测技术，如酶联免疫技术（ELISA）、双向电泳技术、激光捕获微切割（LCM）技术、Western blot 等。这些检测技术在蛋白质检测中均起到不同的作用，为基础研究和临床诊断等提供各种有用的资料。

免疫印迹法（immunoblotting test，IBT）因与 Southern 早先建立的检测核酸的印迹方法 Southern blot 相类似，故被称为 Western blot。免疫印迹是 20 世纪 70 年代末至 80 年代初在蛋白质电泳分离和抗原抗体检测的基础上发展起来的一项检测蛋白质的技术。它将 SDS 聚丙烯酰胺凝胶电泳的高分辨率与抗原抗体反应的特异性相结合。典型的印迹实验包括以下三个步骤。

第一步骤为 SDS-聚丙烯酰胺凝胶电泳（SDS-PAGE）。抗原等蛋白样品经 SDS 处理后带负电荷，在聚丙烯酰胺凝胶中从阴极向阳极泳动，分子量越小，泳动速度就越快。

第二步骤为电转移。将在凝胶中已经分离的条带转移至硝酸纤维素膜上。

第三步骤为酶免疫定位。将印有蛋白质条带的硝酸纤维素膜（相当于包被了抗原的固相载体）依次与特异性抗体和酶标第二抗体作用后，加入能形成不溶性显色物的酶反应底物，使区带染色。常用的 HRP 底物为 3，3′-二氨基联苯胺（呈棕色）和 4-氯-1-萘酚（呈蓝紫色）。

（一）SDS-聚丙烯酰胺凝胶电泳

聚丙烯酰胺凝胶电泳（polyacrylamide gel electrophoresis，PAGE）是目前对蛋白质进行分离、纯度鉴定及分子量测定的主要方法之一。十二烷基硫酸钠（SDS）是一种阴离子去垢剂，可与蛋白质结合，十二烷基硫酸根带负电荷使蛋白质变性并带上大量负电荷，消除蛋白质分子间本身的电荷差异与形状的差异，使得蛋白质在凝胶中的迁移速率只取决于分子量的大小。

通常采用不连续电泳系统，即用上层胶（浓缩胶）和下层胶（分离胶）两种不同浓度的凝胶灌制凝胶板，SDS-PAGE 通过其电荷效应、浓缩效应和分子筛效应，达到蛋白质高分辨率的分离效果。

待分离蛋白质样品在电泳中的泳动速度或相对迁移率（Mr）与蛋白质本身性质（如分子大小）、凝胶孔径和电泳条件（如电流、电压）等密切相关。

聚丙烯酰胺凝胶孔径对电泳速度及分离效果影响很大。总胶浓度（T）可在 3%～30%范围内变动，适用于大多数蛋白质样品的分离。

（二）蛋白质的电转移

电泳后蛋白质样品转移的原理：将膜与胶放在中间，上、下各加滤纸数层，做成“三明治”样的转移单位，并且保证带负电的蛋白质向阳极转移，即膜侧连接阳极。

可用于免疫印迹的固相载体有多种，如硝酸纤维素膜、尼龙膜、PVDF（聚偏二氟乙烯）膜。硝酸纤维素膜最为常用，它与蛋白质靠疏水作用结合，具有结合能力强、膜不需要活化、背景浅、能进行多次免疫检测并可用常规方法染色、功能基团寿命长等优点，但极易破碎，不易操作。尼龙膜软且结实，较硝酸纤维素膜易操作，与蛋白质或蛋白质-去污剂混合物有很高的结合力，每平方厘米可结合 400μg 蛋白（而硝酸纤维素膜只能结合 80μg），因此灵敏度高，背景也高，因其高电荷密度使得对其非结合区进行封闭较为困难。PVDF 膜在制备多肽供蛋白质化学分析中最为常用。在进行蛋白水解和序列分析时，通常是先将蛋白质结合在PVDF膜上。

将凝胶中的蛋白质转印至膜上的方法很多。目前常用方法是电洗脱或电印迹。其主要优点是转印迅速、完全。电洗脱有两种方法：一种是湿转印法，即将凝胶-膜夹层组合完全浸入转印缓冲溶液中；另一种是半干转印法，即将凝胶-膜夹层组合放在浸有转印缓冲溶液的吸水纸之间。前者是将夹层组合放入有铂丝电极的缓冲溶液槽中，而后者是将凝胶-膜夹层组合置于两个石墨平板电极之间。由于蛋白质带有负电荷，故凝胶在负极一侧，硝酸纤维素膜在正极一侧，接通电源后，蛋白质由负极向正极转移至膜上；转移结束后，可将凝胶用蛋白质染料如考马斯亮蓝等进行染色，检查转移是否完全。硝酸纤维素膜用丽春红染色以显示蛋白质转移情况，根据蛋白质分子量标准进行定位。

（三）靶蛋白的免疫学检测

1. 封闭

免疫检测主要取决于抗原抗体的特异性，特别是能够识别膜上变性和固定化抗原的抗体。因印迹膜上有非特异性吸附蛋白质的位点，因此需进行封闭以防免疫试剂的非特异性吸附。将印迹膜置于一定浓度的不参与特异性反应的蛋白质或去污剂溶液中孵育可实现封闭。几乎适用于所有检测系统的两种封闭缓冲溶液是脱脂奶粉和牛血清白蛋白。若蛋白质封闭液造成本底过高或干扰检测，则可试用吐温20封闭液。

2. 第一抗体与靶蛋白的结合

第一抗体，简称一抗，是针对待检测蛋白的特异性抗体，可选择单克隆抗体或多克隆抗体。单克隆抗体特异性好，但敏感性差；多克隆抗体反之。如果目标蛋白含量少或经过变性处理（如SDS-PAGE中SDS对蛋白的变性作用），则往往倾向于选择多克隆抗体。特异性一抗在封闭液中先与已转有靶蛋白的膜一同温育，形成抗原-抗体复合物。

3. 第二抗体与一抗的结合

第二抗体，简称二抗。可用酶（辣根过氧化物酶或碱性磷酸酶）、生物素、放射性核素等标记，经与膜一起温育后，形成抗原-第一抗体-第二抗体复合物。于是，经标记的二抗就被固定在固相膜上被检测蛋白所在的位置，再根据标记物的不同，选择不同的检测方法，即可显示出靶蛋白在膜上所处的位置。常用的标记方法有酶联法，一般是用碱性磷酸酶（alkaline phosphatase，ALP）或辣根过氧化物酶（horseradish peroxidase，HRP）进行标记。

近年来，化学发光法已成为常用的方法之一。化学发光（chemiluminescence，CL）是指某些物质在化学反应时，吸收了反应过程中化学能后发生能级跃迁，产生高能级的电子激发态，当电子从激发态返回基态时，以发射光子的形式释放出能量，这一现象称为化学发光。发出的光可使标准 X 线片感光，产生较易识别的图像。化学发光法比过去使用的显色或放射性检测法更加灵敏。

第二节　生物芯片技术

一　生物芯片的概念及分类

（一）生物芯片的概念

生物芯片是指采用光导原位合成或微量点样等方法，将大量生物大分子如核酸片段、多肽分子，甚至组织切片、细胞等生物样品有序地固化于支持物（如玻片、硅片、聚丙烯酰胺凝胶、尼龙膜等载体）表面，形成密集二维分子排列，然后与已标记的待测生物样品中的靶分子杂交，通过特定的仪器对杂交信号的强度进行快速、并行、高效的检测分析，从而判断样品中靶分子的数量。

生物芯片的主要特点是高通量、微型化和自动化。生物芯片技术集微电子学、生物学、物理学、化学、计算机科学为一体，将生命科学研究中的许多不连续过程（如样品制备、生化反应、检测等步骤）集成并移植到一块普通邮票大小的芯片上，并使这些分散的过程连续化、微型化。近年来，生物芯片技术取得了突飞猛进的发展，在新基因的发现、疾病发病机制的研究、基因诊断、药物筛选、个体化治疗等方面取得了重大突破，其在临床医学方面的应用价值日渐突出。

（二）生物芯片的分类

生物芯片有几种不同的分类方法。根据芯片上固定的探针种类不同，分为 DNA 芯片、蛋白质芯片、细胞芯片和组织芯片等。根据芯片的用途不同，分为表达分析芯片、测序芯片和芯片实验室等。根据内在集成功能分类，可分为主动式生物芯片和被动式生物芯片两类。根据原理和最终检测载体不同，分为固相芯片和液相芯片。

二　DNA 芯片

随着人类基因组计划的完成，越来越多的基因序列数据被公布，揭示如此众多的基因在生命过程中的功能成为摆在全世界生命科学工作者面前的共同课题。DNA 芯片或基因芯片的出现为研究此类问题提供了有利的工具。由于“基因芯片”这一专有名词已经被某公司注册专利，因而其他厂家的同类产品通常称为 DNA 芯片或 DNA 微阵列。

（一）DNA 芯片的制备及检测步骤

1. DNA 芯片的原理

将大量已知序列的寡核苷酸片段或基因片段作为探针，使其有序地、高密度地排列固定于支持物上，然后与标记的样品根据碱基配对的原则进行杂交，通过检测分析杂交信号的强度及分布，对基因序列及功能进行大规模、高通量的研究。

核酸杂交理论是 DNA 芯片技术的理论基础。

2. DNA 芯片的制备

DNA 芯片的制备主要包括探针的设计和探针在芯片上的布局两个方面。探针的设计是指根据应用目的不同，设计不同的固定于芯片上的探针。探针在芯片上的布局是指选择合适的方式将探针排布在芯片上。

（1）探针的设计　DNA 芯片主要用于基因表达和转录图谱分析及靶序列中单核苷酸多态性或突变点的检测。根据芯片的应用目的不同，其探针设计也不同。

① 表达型芯片探针的设计：表达型芯片的目的是对多个不同状态样品（不同组织或不同发育阶段、不同药物刺激等）中数千基因的表达差异进行检测。探针设计时不需要知道待测样品中靶基因的精确细节，只需设计出针对基因中的特定区域的多套寡核苷酸探针或采用 cDNA 作为探针，序列一般来自已知基因的 cDNA 或 EST 表达序列标签库。

② 单核苷酸多态性检测芯片探针的设计：单核苷酸多态性是基因组中散在的单个核苷酸的变异，最多的表现形式是单个碱基的替换如 C→T 或 A→G。单核苷酸多态性检测芯片探针一般采用等长移位设计法，即按靶序列从头到尾依次取一定长度（如 16～25 个碱基）的互补核苷酸序列形成一个探针组合，这组探针是与靶序列完全匹配的野生型探针，然后对于每个野生型探针，将其中间位置的某一碱基分别用其他三种碱基替换，形成三种不同的单碱基变化的核苷酸探针。样品中的靶序列与探针杂交，完全匹配的杂交点显示较强的荧光信号。这种设计可以对某一段核酸序列所有可能的 SNPs 位点进行扫描。

③ 特定突变位点探针的设计：对于 DNA 序列中特定位点突变的分析，要求检测出发生突变的位置及发生的变化。根据杂交的单碱基错配辨别能力，当错配出现在探针中心时，辨别能力强，而当错配出现在探针两端时，辨别能力弱。所以，在设计检测 DNA 序列突变的探针时，检测变化点应该位于探针的中心，以得到最大的分辨率。基因突变检测探针的设计可采用叠瓦式策略，具体如下：以突变区每个位点的碱基为中心，在该中心左右两侧各选取 15～25 个碱基的靶序列，合成与其互补的寡核苷酸片段作为野生型探针，然后将中心位点的碱基分别用其他三种碱基替换，得到三个突变型探针，这四个探针之间只有中心一个碱基不同，构成一组探针，可检测中心位点碱基的所有碱基替换突变。然后再以下一个位点为中心，设计另一组探针。每组探针之间像叠瓦片一样错开一个碱基，长度为 N

个碱基的突变区需要 $4N$ 个探针。

（2）载体选择与预处理　芯片的核心技术在于在一个有限的固相表面上刻印大量的生物分子（DNA 或蛋白质等）点阵，故把用于连接、吸附或包埋各种生物分子并使其以固相化的状态进行反应的固相材料统称为载体或片基。一种理想的载体除了能有效地固定探针外，还必须允许探针在其表面与目标分子稳定地进行杂交反应。可以作为固相载体的材料主要有玻片、硅片等实性材料，也有硝酸纤维素膜、尼龙膜及聚丙烯膜等膜性材料。这些载体材料未经处理前，其表面不存在活性基团（如羟基或者氨基），因此不能在其上合成探针，也不能固定已经合成的寡核苷酸探针。为了使探针能稳定地固定在片基表面，需对片基表面进行化学预处理，即活化。载体表面的活化主要是涂布多聚赖氨酸或者包被氨基硅烷偶联剂。

（3）DNA 芯片制备　芯片的种类不同，制备方法也不尽相同。常见的芯片制备方法可分为原位合成（也称为在片合成）和直接点样（也称为离片合成）两大类。

① 原位合成：原位合成是指直接在芯片上用四种脱氧核糖核苷酸合成所需的 DNA 探针的芯片制备技术，适用于制备寡核苷酸芯片和制作大规模 DNA 探针芯片，实现高密度芯片的标准化和规模化生产。主要包括以下三种方法。

一是光导原位合成法：将半导体工业的光蚀刻技术和 DNA 合成技术结合起来，利用光保护基团修饰芯片片基表面碱基单体的活性羟基，通过设计特定的光刻掩膜和不断地更换曝光区域，使基片上受光保护部位的羟基脱保护而活化，加入核苷酸底物后，直接在片基上合成寡聚核苷酸探针。随着反应的重复，探针数目呈指数增长，形成所需的高密度寡核苷酸阵列。该法的优点是精确性高，缺点是造价较高。

二是原位喷印合成法：原位喷印合成法是利用微喷头把 DNA 合成试剂按一定顺序依次逐层地喷印在基片表面的不同位置上。其制备方法与喷墨打印类似，不同的是芯片喷印头和墨盒有多个，墨盒中装的是含有四种碱基的液体而不是碳粉，“打印机”头在方阵上移动，并将带有某种碱基的试剂滴到基片表面，经过固定后再洗脱和去保护，就可以连上新的核苷酸使核苷酸链延伸。如此循环，直到合成完所需长度的探针。所采用的化学原理与传统的 DNA 固相合成一致，因此不需要特殊试剂，并且效率较高；缺点是耗时长，不适于大规模 DNA 芯片的批量生产。

三是分子印章多次压印合成法：分子印章是一种表面有微结构的硅橡胶模板，根据所需微阵列，通过光刻技术制备一套有凹凸的微印章，根据预先设计，在制备的印章上涂上对应的单核苷酸，然后根据设计的探针顺序将不同的微印章逐个依次准确压印在同一片基上，得到高密度基因芯片。该方法制备的芯片产率高，DNA 探针的正确率高、分辨率高。

② 直接点样：将预先合成好的寡核苷酸、DNA 或基因组 DNA 通过特定的高

速点样机直接点加在芯片载片上，速度快，但是构成方阵的寡核苷酸或CDNA片段需要事先纯化。多用于大片段DNA（有时也用于寡核苷酸甚至mRNA）探针的芯片制备。

3. DNA芯片的检测步骤

（1）DNA芯片样品的制备　样品的制备过程包括核酸分子的纯化、扩增和标记。生物样品多为复杂的生物分子混合体，一般不能直接用于芯片反应，同时由于生物样品本身所含靶分子的量较少，受灵敏度的限制，往往在标记和分析前需要先对样品进行提取、扩增，然后再进行标记、检测。对于检测基因表达的芯片，样品制备通常涉及总RNA或mRNA的纯化、RT-PCR和标记等步骤；而对于SNP或者突变检测，则涉及基因组DNA纯化、PCR和标记等步骤。目前样品的标记主要采用荧光标记法。可以使用荧光标记的引物或荧光标记的三磷酸脱氧核糖核苷酸对样品进行标记。

目前常用的荧光物质有异硫氰酸荧光素（fluorescein isothiocyanate，FITC）罗丹明（lissaminerhodamine B200，RB200）、六氯-6-甲基荧光素（4，7，2，4，5，7-hexachlorocarboxyfluorescein或6hexachlorofluorescein，HEX）、四甲基罗丹明（tetramethylrhodamine，TMR）、羧基荧光素（carboxyfluorescein，FAM）、Cy3和Cy5等。也可用生物素随机引物进行标记，将生物素标记的扩增产物与芯片杂交，洗涤后加入荧光物质标记的亲和素，通过生物素与亲和素的结合及靶序列与探针的结合使荧光物质位于杂交部位，然后利用荧光检测系统对荧光信号进行检测。

标记后的样品通常还需要进行纯化，才能用于杂交，否则会造成检测时荧光背景高而影响检测结果。

（2）杂交反应　在DNA芯片技术中的杂交反应与传统的杂交方法类似，属固-液相杂交范畴。杂交条件的控制要根据芯片中DNA片段的长短、类型和芯片本身的用途来选择。如果要检测表达情况，杂交时需要高盐浓度、低温和长时间，但严谨性要求则比较低。如果要检测是否有突变，因涉及单个碱基的错配，故需要在短时间内、低盐、高温条件下杂交，对严谨性要求高。杂交反应受很多因素的影响，而杂交反应的质量和效率直接关系到检测结果的准确性。

（3）DNA芯片杂交信号的检测　根据标记物不同，有很多方法可用于检测靶DNA与探针杂交信号，最常用的是荧光法。荧光法检测的主要手段有两种：激光共聚焦芯片扫描仪和电荷耦合器件（charge-coupled device，CCD）芯片扫描仪检测。前者检测的灵敏度、分辨率均较高，但扫描时间长；后者扫描时间短，但灵敏度和分辨率不如前者。当探针与样品完全正确配对时产生的荧光信号强度比单个或两个碱基错配时强得多，因此对荧光信号强度的精确测定是实现检测特异性的基础。

（4）数据分析　芯片杂交图谱的处理与存储由专门设计的软件来完成。一个完整的生物芯片配套软件包括生物芯片扫描仪的硬件控制软件、生物芯片的图像处理软件、数据提取或统计分析软件。

（二）DNA 芯片的临床应用

DNA 芯片技术作为一种高通量、大规模、平行性的检测技术，在医学领域中具有独到的优势，为疾病诊断、治疗、预防和机制研究等提供了有力工具。

1. 基因表达分析

DNA 芯片技术具有高效、灵敏、高通量及平行化等特点，可大规模平行检测和分析来源于不同发育阶段、不同分化阶段、不同细胞周期、不同组织、不同个体（如正常人与患者），不同病变和不同刺激（如诱导、治疗条件等）下细胞内的 mRNA 或 cDNA 的情况，对基因表达时空特征和基因差异表达进行分析检测。这一类 DNA 芯片常被称为基因表达谱芯片。通过检测某些组织、细胞不同分化阶段的差异基因表达（differential gene expression，DGE），可以推断基因与基因间的相互关系、细胞分化中基因“开启”或“关闭”的机制，揭示基因与疾病的发生、发展、转归的内在联系。例如利用基因表达芯片对胸膜间皮瘤细胞与正常细胞的 6500 个基因进行比较，发现 300 多个基因的差异表达，其中几个典型基因的表达经 RT-PCR 进行定量后，可作为胸膜间皮瘤诊断的标记物。

2. 基因型、基因突变和多态性分析

在同一物种的不同种群和个体之间存在着多种不同的基因型，这种基因型的多态性有可能导致个体的性状不同并可能与多种遗传性疾病密切相关。要分析这些基因的多态性与生物功能和疾病的关系，需要对大量个体进行分析研究。DNA 芯片技术是实现这种大规模研究的重要工具。例如采用 DNA 芯片对单核苷酸多态性进行分析，可以确定基因多态性和疾病的关系、致病机制和患者对治疗的反应等。利用 DNA 芯片技术对致病微生物进行基因型和多态性分析，有助于准确诊断感染性疾病及制订合理有效的治疗方案。

3. 疾病的临床诊断

人类疾病的发生与遗传基因密切相关，DNA 芯片技术可以对遗传信息进行快速准确地分析，正在成为一种现代化诊断新技术，尤其在感染性疾病、遗传性疾病、重症传染病等疾病的临床诊断方面具有独特的优势。

（1）遗传性疾病的诊断　随着人类基因组计划的完成，许多遗传性疾病（如血友病、苯丙酮尿症、地中海贫血等）的基因被相继定位。对于这些病，可将对应于突变热点区的寡核苷酸探针制备成 DNA 芯片，通过一次杂交完成对待测样品多种突变可能性的筛查，实现对多种遗传性疾病的高效快速诊断。

（2）感染性疾病的诊断　病原微生物基因组计划的进展，使得通过基因诊断技术检测病原微生物感染成为可能。基因芯片技术不仅避免了烦琐而费时的病原微生物培养，而且不需要等到抗体的出现，为病原微生物感染的诊断提供了强有

力的技术手段。

4. 药物筛选

芯片技术具有高通量、大规模、平行性等特点，对于药物靶标的发现、多靶位同步高通量药物筛选、药物作用的分子机制、药物活性及毒性评价等方面都有其他方法无可比拟的优越性，芯片用于大规模的药物筛选研究可以省略大量的动物实验，缩短药物筛选所用时间，大大节省新药研发经费。

5. 预防医学

在婴儿出生前，可用DNA芯片进行有效的产前筛查和诊断，防止患有先天性疾病的婴儿出生。在婴儿出生后，可采用DNA芯片技术分析其基因图谱，预测其患某些疾病的潜在可能性，以便采取预防措施。

（三）微小RNA芯片的应用

微小RNA（microRNA，miRNA）是一类内源性的具有调控功能的非编码RNA（20～25个核苷酸），在细胞内主要发挥基因转录后水平调控作用。作为重要的调节分子，miRNA参与生命过程中一系列的重要进程，包括胚胎发育、细胞增殖、细胞凋亡、病毒防御、脂肪代谢、肿瘤发生等。

微小RNA芯片是将寡核苷酸先固定在芯片介质上，再通过杂交方式与样品中的miRNA结合，以鉴定miRNA的表达与否及表达高低的高通量检测技术。

三 蛋白质芯片

许多蛋白质发挥其生物功能不仅依赖于其是否表达或表达量的高低，更重要的是依赖于蛋白质的磷酸化与去磷酸化等翻译后的修饰。要检测这种变化，DNA芯片无能为力，而蛋白质芯片正好可以弥补DNA芯片的这一不足。

（一）蛋白质芯片原理

蛋白质芯片又称蛋白质微阵列，是指以蛋白质或多肽作为配基，将其有序地固定在固相载体的表面形成阵列，用标记了荧光的蛋白质或其他分子与之作用，洗去未结合的成分，经荧光扫描等检测方式测定芯片上各点的荧光强度，来分析蛋白质之间或蛋白质与其他分子之间的相互作用关系。

根据制作方法和应用的不同，可将蛋白质芯片分为两种。①蛋白质功能芯片：细胞中的每一种蛋白质占据芯片上一个确定的点，主要应用于高度平行检测天然蛋白质活性。例如，假定想了解所有与蛋白质X相关的蛋白，那么就可以将一种荧光标记的蛋白质X与蛋白质功能芯片共孵育“发亮”的斑点，即可被认为是蛋白质X结合靶蛋白的理想候选物。②蛋白质检测芯片：研究者无须将天然蛋白本身点布在芯片上，而是将能够识别复杂生物溶液（如细胞提取液）中靶多肽的高度特异性配体进行点阵。这种芯片能够高度并行地检测生物样品中的蛋白质。

（二）蛋白质芯片技术

1. 芯片制备

在蛋白质芯片的制备中，常用的固相载体有硅片、云母、各种膜片等。在将探针固定于载体上之前，往往要对这些固相载体进行特殊的修饰处理，以保证被点在片基上的蛋白质既不失活又能牢固地固定于载体上，然后再以特定方式将探针固定在载体表面。探针包括特定的抗原、抗体、结合某些阳离子或阴离子的化学基团、受体和免疫复合物等。

2. 检测步骤

（1）样本制备 蛋白质芯片的特异性高、亲和力强、受其他杂质的影响较小，因此对生物样品的要求较低，可简化样品的前处理，甚至可以直接利用生物材料（如血样、尿样、细胞及组织等）进行检测。

（2）生物分子反应 将待检的含有蛋白质的标本如尿液、血清、精液、组织提取物等，按一定程序做好层析、电泳、色谱等前处理，然后在每个芯池里点入制备好的样品。根据测定目的不同可选用不同探针结合或与其中含有的生物制剂相互作用一段时间，然后洗去未结合的或多余的物质，等待检测即可。

（3）信号的检测及分析 信号的检测有直接检测和间接检测两种模式。直接检测模式是将待测蛋白用荧光素或同位素标记，结合到芯片的蛋白质就会发出特定的信号，检测时用特殊的芯片扫描仪扫描和相应的计算机软件进行数据分析，或将芯片放射显影后再用相应软件进行数据分析。间接检测模式类似于 ELISA 方法，将第二抗体分子进行标记并检测。以上两种检测模式都是以阵列为基础的芯片检测技术，操作简单、成本低廉，可以在单一测量时间内完成多次重复性测量。

（三）蛋白质芯片技术的应用

蛋白质芯片技术具有快速、并行、自动化和高通量的特点，能够同时分析上千种蛋白质的变化情况，使得在全基因组水平研究蛋白质的功能（如酶活性、抗体的特异性、配体受体交互作用以及蛋白质与蛋白质、核酸或小分子物质的结合）成为可能，在医学方面有着广泛的应用前景。

1. 特异性抗原、抗体的检测

可以利用蛋白质芯片技术筛选特异结合的抗体抗原成分。有研究者利用 12 种表达较强但尚未接触任何抗原的抗体片段筛选含有 27648 种人胎脑蛋白的蛋白质芯片，从中找出了 4 组高度特异性的抗原（蛋白）- 抗体复合物，其中有 3 种抗体结合的蛋白质表达水平较低、功能未明。说明这种抗原、抗体的结合技术是一种具有较高特异性和敏感性的筛选方法，可以用于高通量筛选分离各种不同的抗体成分。

2. 生化反应的检测

对酶活性的测定一直是临床生化检验中不可缺少的部分，酶作为一种特殊的蛋白质，可以利用蛋白质芯片来研究酶的底物、激活剂、抑制剂等。

3. 疾病分子机制的研究与疾病诊断

(1) 对疾病分子机制的研究　蛋白质芯片能剖析疾病发生的分子基础，使临床医生能够从疾病的成因而不只是以其症状进行诊断，并针对这种分子水平的变化予以治疗。采用蛋白质芯片技术对疾病分子机制进行探讨，主要围绕病变细胞接受和传递环境刺激的分子信号途径，以及在生物个体的生理和病理状态下这些刺激对蛋白质表达的调控途径。

(2) 疾病诊断　利用蛋白质芯片对组织、细胞或体液中蛋白质表达的整体变化进行图谱分析，可获得蛋白质水平上的总体表达情况。通过检测生物样品中与某种疾病或环境因素损伤可能相关的全部蛋白质含量的变化情况，即表型指纹，更可靠地进行疾病的诊断或筛查（特别是对癌症及遗传性疾病相关蛋白质的识别方面）。表型指纹对监测疾病的进程和预后、判断治疗的效果也具有重要意义。例如应用表型指纹技术发现，在前列腺癌患者的尿中有 9 个蛋白质含量与正常人及前列腺增生患者不同，其灵敏度为 83%，特异性为 97%，阳性预测值为 96%。

4. 药物筛选及新药的研制开发

将病理状态下表达异常或特异性表达的蛋白质或者细胞信号传递通路中的关键性蛋白质作为药物作用的靶分子，将其构建成蛋白质芯片，用于筛选众多候选化合物，将大大促进药物的开发。采用蛋白质芯片对已知药物治疗前后病理组织的蛋白质组进行比较分析，可以替代大量的动物实验，缩短药物筛选所用时间，减少后续工作的盲目性。采用蛋白质芯片技术对个体蛋白质组进行分析，可以筛选出患者最适用的药物靶点。蛋白质芯片还有助于了解药物与其效应蛋白质的相互作用，在对化学药物的作用机制不甚了解的情况下直接研究蛋白质谱。此外，蛋白质芯片还可以研究药物的毒副作用，判定药物的治疗效果，为指导临床用药提供实验依据以及对中药的真伪和有效成分进行快速鉴定和分析。

第三节　色谱与质谱技术

一　色谱技术

（一）色谱技术的概念

由于翻译和习惯的原因，色谱法又常被称为层析法。色谱技术是一组相关分离方法的总称，其主要原理为利用混合物中不同组分的理化性质不同及生物学特性上的差异，使它们在某种基质中移动的速度不同而建立起来的分离和分析方法。

色谱技术系统都由两个相组成。一个是固定相，是色谱技术中的一个基质，其在色谱分离中固定不动，能与待分离化合物可逆地进行吸附、溶解、交换，是可对分离样品产生保留的相。固定相可以是固体物质如吸附剂、凝胶、离子交换剂等，也可以是液体物质如固定在固体硅胶或纤维素上的溶液。另一个是流动相，是色谱分离中携带或推动待分离化合物朝着一个方向移动的相，一般为液体或气体。当待分离的混合物通过固定相时，由于各组分在理化性质及生物学特性等方面存在差异，与固定相和流动相发生相互作用的能力不同，在两相中的分配（含量对比）不同，与固定相作用力越弱的组分，其随流动相向前移动时受到的阻力作用越小，移动的速度越快，反之，与固定相作用力越强的组分，向前移动的速度越慢。最后通过分部收集流出液，可以得到待分离分析样品中所含的各单一组分，从而达到分离分析混合物中各组分的目的。

（二）色谱技术的分类与应用

1. 色谱技术的分类

色谱技术的分类较为复杂，分类依据的角度不同，可有不同的分类方法。根据流动相的物态可分为气相色谱、液相色谱、超临界流体色谱；根据固定相的形态可分为平面色谱（包括纸色谱、薄层色谱）、柱色谱（包括纸色谱、薄层色谱）；根据色谱分离原理可分为吸附色谱、分配色谱、离子交换色谱、凝胶色谱、亲和色谱、聚焦色谱、疏水色谱等；根据分离的压力可分为高压色谱、中压色谱、低压色谱；根据流动相和固定相的相对极性可分为正相色谱、反相色谱。

2. 几种常用色谱技术及其应用

（1）气相色谱（gas chromatography，GC）　色谱分析中以气体作为流动相（又称载气）的色谱分离方法。由于待分析样品在气相中传递的速度快，因此样品组分在流动相和固定相之间可以迅速达到平衡。近年来，高灵敏选择性检测器及毛细管色谱柱的采用，使得 GC 成为一种分析速度快、分离效率高、分析灵敏度高、应用范围广的分离分析方法。

① 气相色谱的原理：GC 主要是利用物质在沸点、极性及吸附性质方面存在的差异来实现对混合物的分离。待分析样品在汽化室经汽化后被惰性载气如氦气（He）或氮气（N_2）等带入色谱柱中，柱内含有液体或固体流动相。分析样品中各组分沸点、极性或吸附性能差异，导致每种组分均倾向于在流动相和固定相之间形成分配或吸附平衡。由于载气的流动性，这种平衡实际上难以建立起来。但也正是载气的流动，使样品组分在运动中反复进行多次的分配或吸附与解吸附，最后使流动相载气中浓度大的组分先流出色谱柱，反之，在固定相中分配浓度大的组分后流出。各组分流出色谱柱后立即进入检测器进行检测鉴别、记录，形成气相色谱图。

② 气相色谱仪的基本结构：气相色谱仪是实现气相色谱过程的仪器，仪器的

型号繁多，但基本结构相似，主要包括载气系统、进样系统、分离系统（即色谱柱）、检测系统及数据处理系统，其中进样系统、色谱柱、检测系统为温度控制区。

③ 温度控制区的温度设定：进样系统设定温度时须考虑样品中各组分的沸点，要能使样品瞬间汽化；色谱柱设定温度时考虑样品中各组分的沸点和希望的分析周期；检测系统为防止检测器污染，一般设定的温度比色谱柱温度高20～30℃。

④ 色谱技术基本术语：包括基线、峰高和峰面积、保留值等。

a. 基线：在正常实验条件下色谱柱后仅有流动相通过检测器系统产生的响应信号的曲线。基线在稳定的条件下应是一条水平的直线。它的平直与否能够反映实验条件的稳定情况。

b. 峰高（h）和峰面积：色谱基线与峰顶点的距离叫峰高。色谱基线与峰所围成区域的面积叫峰面积。

c. 保留值：包括死时间（t_0）、保留时间（t_r）、调整保留时间（t_r'）。死时间指不与固定相作用的物质从进样到出现峰最大值时的时间。其与色谱柱的空隙体积成正比，流速与流动相的流速相近。保留时间指分析样品中某组分从进样到出现峰最大值时所经过的时间。调整保留时间指分析样品中某组分的保留时间扣除死时间后的时间。

⑤ GC 主要适用于易挥发有机化合物的定性和定量分析。对于非挥发性的液体和固体物质，可通过高温裂解、汽化后进行分析。汽化后的分离样品被带入色谱柱中，柱中的固定相与分离样品中各组分子的作用力不同，使得各组分从色谱柱中流出的时间不同，进而将其分离。GC 通过适当的鉴别和记录系统，可制作出各组分流出色谱柱的时间和浓度的色谱图。根据图中标明的各组分出峰时间和顺序，可对化合物进行定性分析。也可根据图中峰的高低和面积对化合物进行定量分析。在医学检验中 GC 广泛应用于体液和组织等生物材料中脂肪酸、甘油三酯、维生素、糖类、激素等有机物质的分析。

（2）液相色谱（liquid chromatography，LC） 色谱分析中以液体作为流动相（又称洗脱剂）的色谱分离方法。经典 LC 的流动相是依靠液体自身重力作用而携带分离化合物缓慢地流出色谱柱，且固定相的填充颗粒较大，分离后的样品组分被分级收集后再进行分析。因此，经典 LC 不但分离效率低、分析速度慢，而且操作也较为复杂。直到 20 世纪 60 年代，发展出了高效液相色谱（highperformance liquid chromatography，HPLC）技术，其特点是使用粒度小于 10μm 的高效固定相，并使用高压输液泵和能够自动记录的检测器，也称为高压液相色谱。HPLC 主要适用于分析具有高沸点、不易挥发、分子量大、极性强、具有生物活性、热稳定性差的离子型物质和生物大分子等。且由于 HPLC 不破坏样品组分，因此分离中便于制备纯样。

近年来，液相色谱成为蛋白质组学研究中常用的一种蛋白质分离方法。由于蛋白质组的高度复杂性，在实际研究中经常采用二维液相色谱（two dimensional liquid chromatography，2D-LC）来分离待检样品。2D-LC是将分离原理不同且又相互独立的两支色谱柱串联起来构成的分离系统，既利用了样品的不同特性，如分子尺寸、等电点、亲水性、电荷、特殊分子间作用等把复杂的混合物（如蛋白质、多肽）分成单一组分，也能使在一维分离系统中没有完全分离的组分再在二维系统中得到更好的分离。因此，2D-LC对样品的分离能力、分辨率均得到极大的提高。

液相色谱分离技术的最大优势是被分离的蛋白质分子不受其本身分子量、等电点以及表达丰度的限制，且具有快速、敏感、易于自动化的特点。二维离子交换-反相色谱（2D-IEC-RPLC）是目前蛋白质组学研究中最常用的多维液相色谱分离系统，此外，二维毛细管电泳（2D-CE）、液相色谱-毛细管电泳（LE-CE）等新型分离技术也相继出现。

（3）超临界流体色谱（supercritical fluid chromatography，SFC）　色谱分析中以超临界流体作为流动相的一种色谱技术。超临界流体具有与液体相似的溶解能力，但溶解能力比气体大，能够溶解固体物质，这种溶解性质被用于物质分离，将超临界流体用作色谱的流动相，建立了超临界流体色谱法。超临界流体指物质在高于临界压力、临界温度时的一种状态，既具有气体的低黏度，也具有液体的高密度，以及介于气体和液体之间较高的扩散系数等特征。SFC兼具GC和HPLC的特性，同时又优于两者，既可分析GC不适应的高沸点、低挥发性样品，又比HPLC有更快的分析速度和条件。SFC容易控制和调节温度，流动相在进入检测器前可以被转化为气体或液体或保持其超临界流体状态不变，并与现有任何液相或气相的蒸发光散射检测器、红外检测器、荧光检测器等多种类型检测器相连接，从而扩大了其应用范围和分类能力，在分离样品定性、定量分析方面具有较GC和HPLC更大的选择范围。

（4）聚焦色谱（chromatofocusing）　聚焦色谱指在等电点聚焦电泳方法的基础上发展起来的一种新型色谱技术。聚焦色谱也是一种柱层析，流动相为多缓冲剂（包括起始缓冲剂、样品缓冲剂、洗脱缓冲剂），在一定pH值条件下具有相似的、较强的缓冲能力，有别于普通缓冲剂只在某一pH值时具有缓冲能力。固定相为多缓冲交换剂，这种介质主要以琼脂糖为载体，通过共价键作用将多氨基多羧基化合物偶联到琼脂糖凝胶载体上，使得色谱分离柱既具有琼脂糖介质的亲水性和大孔性的基本特征，也具有两性电解质的聚焦作用和离子交换能力。

① 聚焦色谱的原理：pH值梯度的形成是聚焦效应的先决条件。在聚焦层析过程中，固定相首先通过较高的pH缓冲液平衡，在一定pH值范围内形成一个连续的pH值梯度，然后上样、聚焦、解聚焦，从而完成分离过程。

a. pH梯度的形成：在聚焦色谱中，由于多缓冲交换剂携带具有缓冲能力的电荷基团，故 pH 梯度溶液可以自动形成。如当色谱柱中装有阴离子交换聚焦介质 PBE 94 时，首先用乙醇胺-HC1（pH 9.4）作为起始缓冲剂平衡，直至流出液的 pH 值相同时，柱内会自动形成一个连续的 pH 梯度，然后选用洗脱缓冲剂进行洗脱，并将该缓冲剂的终止 pH 值最低设定为 6。这样就获得了一个 pH 9.4～6 的梯度范围的色谱聚焦的洗脱条件。

b. 蛋白质的行为：在聚焦色谱中，蛋白质所带电荷取决于它的 pI 和色谱柱的 pH 值。pH＝pI 时，蛋白质不带电荷，与色谱柱不吸附；pH＞pI 时，蛋白质带负电荷，与色谱柱吸附；pH＜pI 时，蛋白质带正电荷，与色谱柱解吸附。如此反复进行，各种蛋白质按其等电点大小的不同被分别洗脱下来，从而实现分离的目的。

c. 聚焦效应：蛋白质按其等电点在 pH 梯度环境中进行排列的过程。蛋白质加入已形成 pH 梯度的层析柱上时，洗脱液的连续流动使其迅速迁移到与等电点相同的 pH 处，此后，蛋白质将以缓慢的速度进行吸附、解吸附，直到 pH＜pI 时被洗出。在前蛋白质样品被洗出前，再加入第二份同种蛋白质样品时，后者将在洗脱液的作用下快速向前移动，并被固定相暂时吸附，直到其迁移至近似本身等电点的环境处（即前样品的缓慢迁移处）。然后两份样品以同样的速度迁移，最后同时从色谱柱底洗出。

② 聚焦色谱的应用：聚焦色谱既具有聚焦作用的性能，又有样品浓缩和分辨力高等优点。目前，该技术主要用于纯化制备蛋白质和核酸、鉴定酶的性质、测定蛋白质的等电点、研究蛋白不同异形体等。

（5）疏水色谱（hydrophobic interaction chromatography，HIC） 疏水色谱又称为疏水作用色谱，是采用具有适度疏水性的填料作为固定相，以含盐水溶液作为流动相，利用溶质分子疏水性质的差异，进而以固定相间疏水相互作用的强弱不同实现分离目的的色谱技术。

① 疏水色谱的原理：非极性化合物在水中的溶解度非常小，在与水混合时会形成互不相溶的两相，同时，非极性分子具有离开水相进入非极性相的趋势，这就是所谓的疏水性。这种非极性溶质与水溶剂的相互作用则称为疏水效应。

对于小分子物质，根据其极性的大小可以分为亲水性或疏水性分子，亲水性分子一般很难与 HIC 介质发生作用。但对于 HIC 主要分离检测对象的生物大分子（如蛋白质）而言，其亲水性或疏水性是相对的，即使是亲水性分子其分子表面也会含有分散在亲水区域内的疏水区（疏水补丁），它们在 HIC 过程中起着重要的作用。HIC 就是利用被分离样品组分分子表面的疏水补丁、变性（可逆）后暴露出来的疏水性残基或在高盐环境下暴露于分子表面的疏水性残基，与固定相的疏水性配体之间作用的强弱，依次用离子强度从高向低的洗脱液将样品中疏水作用由弱到强的组分分离开来。

② 疏水色谱的应用：在生物大分子分离纯化方面，HIC 已成功应用于血清蛋白、核蛋白、受体、膜结合蛋白和重组蛋白及一些药物分子等多种生物大分子的

分离、纯化。由于在DNA的结构中几乎不存在疏水区域，难以和疏水色谱填料结合，因此利用HIC纯化技术可以有效去除残留的DNA；HIC还可作为变性蛋白质色谱复性的主要应用技术，能应用于一些脲变性或胍变性蛋白质的复性。如将盐酸胍变性的牛血清白蛋白、核糖核酸酶和溶菌酶的混合物通过HIC柱，30min内即可实现除去变性剂、分离和完全复性。目前，随着高效疏水作用色谱介质的出现，HIC已实现了在HPLC平台上的应用，被称为高效疏水作用色谱（High performance hydrophobic interactionchromatography，HPHIC）。HPHIC不仅可作为变性蛋白质复性的有效工具，同时也是研究蛋白质折叠的有效途径，可对变性蛋白质复性过程中产生的中间体进行分离，然后通过研究这些中间体，了解蛋白质的折叠机制。

二　质谱技术

（一）质谱技术的概念及原理

1. 质谱技术的概念

质谱技术（mass spectrometry）是样品分子或原子被离子化后在质量分析器作用下按照离子质荷比（m/z）的不同分离排列成图谱，然后通过测量各种谱峰的强度实现对各种有机物、无机物分析的一种方法。

质量是物质的固有特性之一，不同的物质具有不同的质量谱。质谱技术利用物质的这一特性，可以进行定性分析。质谱图谱峰强度又与它代表的化合物的含量相关，利用这一点，可以进行定量分析。

2. 质谱技术的原理

质谱技术的原理是根据不同质荷比的带电粒子在电磁场中运动行为的差异而对其进行识别和分析检测。用于分析的样品分子或原子在离子源中被电离化成具有不同质量的单电性分子离子和碎片离子，这些离子在加速电场中获得相同的动能并形成一束离子，进入由电场和磁场组成的分析器中。离子束中相对速度较慢的离子通过电场后偏转大，速度较快的离子偏转小；在磁场中，离子发生角速度矢量相反的偏转，即速度慢的离子偏转大，速度较快的离子偏转小。当两个场的偏转作用彼此补偿时，它们的轨道便会相交于一点。同时，在磁场中还能发生质量的分离，使具有同一质荷比而速度不同的离子聚焦于同一点上，不同质荷比的离子聚焦于不同的点上。最后，通过检测系统检测得到不同质荷比的谱线，即质谱。通过质谱分析，进而获得分析样品的分子量、分子式和分子中同位素构成及分子结构等多方面的信息。质谱仪通常由进样器、离子源、质量分析器、检测器、数据分析系统等部分组成。其核心是离子源和质量分析器。

离子源的种类很多，在真空状态下工作的有离子轰击源（electron impact ion source，EI）、化学电离源（chemical ionization，CI）、激光解析（laser desorption，

LD)、软电离源等（softionization，SI）；在低压状态下工作的离子源有电（离子）喷雾（electron/ion spray，E/IS）、电感耦合（inductively coupled plasma，ICP）等。质量分析器主要有磁偏转质谱、四极杆质谱（quad）、离子阱质谱（IT）、飞行时间质谱（TOF）、傅里叶变换离子回旋共振质谱（FT-ICR）等类型。不同的离子源与质量分析器形成多种组合，构成不同的质谱仪。

近年来，鉴于分析样品的复杂性，在实际中常应用串联质谱技术（MS-MS）来分析待检样品。MS-MS也是一种质量分离的质谱检测技术，在单级质谱给出样品化合物分子量的信息后，再对准分子离子进行多级裂解，进而获得更为丰富的化合物碎片信息，最后确认目标化合物，并对其进行定性、定量分析。因此，MS-MS具有分离和结构解析同步完成的特点，能直接分析混合物组分，较MS具有更高的选择性和可靠性。

（二）质谱技术的临床应用

MS是强有力的结构解析工具，随着EIS和基质辅助激光解吸附（MALDI）离子源的出现，MS技术由于其具有特异性好、灵敏度高、检测速度快、选择性广等特点，被成功引入检验医学领域，并得到了飞速发展。目前在一些国家和地区已成为日常临床检验工作中不可或缺的重要组成部分，在临床检验领域发挥着巨大作用。

1. 质谱技术在生物大分子分析中的应用

应用于生物大分子分析的质谱技术即为生物质谱。由于大多数生物分子以其高分子量而有别于分子量在几十到几千的无机或有机小分子，因而，生物质谱要求能够测定分子量上万甚至几十万的分子或者成分。早期，质谱技术仅限于小分子和中等分子的研究，因为要将质谱技术应用于生物大分子分析首先需要将其制备成气相的带电分子，然后在真空中物理分解成离子。那么，如何使生物大分子（如蛋白分子）能够经受住离子化过程而又不丧失其本身的结构形态就成了一个亟待解决的难题。20世纪80年代，软电离技术的出现，为质谱技术在生物大分子中的研究应用开辟了广阔的前景。应用软电离技术实现了生物大分子转变成气相离子的可能，大大提高了质谱的测定范围和测量灵敏度，其测定结果准确、快速，既可定性分析，也可定量分析，还能有效地与其他分离技术联用，可鉴定一些复杂体系中各组成成分，且易于大规模和高通量操作。质谱技术用于生物大分子分析具备的这些优势，使质谱技术更适合于分析生物大分子聚合物，如蛋白质、多肽、核酸、糖类等。目前软电离质谱技术中电喷雾电离质谱（EIS-MS）、基质辅助激光解吸电离质谱（MALDI-MS）和快速原子轰击质谱（fast atom bombardment mass spectrometry，FAB-MS）的研究应用最为广泛。

（1）生物质谱在蛋白质和多肽研究中的应用　分子量既是蛋白质、多肽、核酸、寡糖与多糖的基本物理参数之一，也是蛋白质与多肽识别与鉴定中必须测定的参数。分子量的正确与否代表着所测定分析的蛋白质结构的正确与否，或者意味着一种新的蛋白质的发现。质谱技术能够测定分子质量高达400kD的生物大分子，其准确度远高于常规应用的高效凝胶色谱与SDS电泳技术。通过质谱技术分析获得的多肽混合物的图谱即肽谱，又称为肽质量指纹图谱（peptide mass fingerprint，PMF）。它是将蛋白质经化学裂解或特异性的酶解后得到的肽混合物进行质谱分析，给出全部肽段的精确质量，结合蛋白质数据库检索，可实现对蛋白质的快速鉴别和高通量筛选，是目前蛋白质组学研究中必不可少的重要技术手段。通过肽谱分析结合蛋白质的氨基酸序列分析得到综合信息也是鉴定蛋白质一级结构的重要技术手段。

（2）生物质谱在多糖结构测定中的应用　多糖是由糖苷键将醛糖和（或）酮糖连接在一起的一类分子结构复杂且庞大的天然聚合物，具有多种生物学功能，参与细胞的生命活动。并不是所有的多糖均具有生物活性，但多糖的活性很大程度上由它的结构决定，因此对多糖结构的研究具有至关重要的意义。近年来，各种软电离技术的相继诞生，使质谱技术在糖生物学的研究中取得了很大的进展，主要用于多糖分子量测定、寡糖结构与序列分析。MALDI-MS不仅可以测定多糖的分子量，还能够提供详细的寡糖及糖复合物的结构信息，同时，在多糖的序列分析中也具有潜在的优势。将糖蛋白经过一系列的酶解，再通过结合MALDI-MS可分析出寡糖的连接顺序，并可对其序列进行分析。

（3）生物质谱在核酸分析中的应用　核酸的构成单位是核苷酸，是由核苷酸构成的长链生物大分子。质谱技术已经在核酸领域得到了日益广泛的应用，在临床分子生物学检验方面，目前已可以用于肿瘤易感基因检测、药物基因组检测、新生儿耳聋基因检测及液体活检等。生物质谱的核酸检测分析内容主要集中在寡核苷酸片段分析和对与寡核苷酸形成的非共价复合物进行分析。在寡核苷酸片段分析时，大核酸分子在离子化的过程中容易发生裂解，致使所获得谱图的分辨率和准确度较低，不能准确反映寡核苷酸片段的分子量信息。目前质谱技术对核酸的分析主要集中于对小片段，特别是小于50个碱基的寡核苷酸片段分析，以获得高分辨率和准确度。目前，在对与寡核苷酸形成的非共价复合物进行分析时，由于ESI-MS采用的是迄今最软的“电离源”，离子化过程不会对非共价复合物产生较大的影响。因此，多采用ESI-MS来研究寡核苷酸等生物大分子间或与其他配体分子间形成的非共价复合物。

2. 质谱技术在临床微生物鉴定中的应用

随着质谱技术的不断完善，直至20世纪90年代末，基质辅助激光解吸电离飞行时间质谱（MALDI-TOF-MS）技术首次成功应用于细菌及真菌鉴定。MALDI-TOF-MS用于微生物鉴定的原理是检测特征性的具有属、种或亚型生物标志的微生物蛋白质量信号。病原菌体内的蛋白质含量丰富、多样，约占菌体干重的50%，而脂质与RNA含量少，分别占5%～8%及0.01%。通过测定病原菌蛋白质的组成，并将菌体蛋白质和多肽按分子量大小排列，获得蛋白质组特征性的模式峰，最后通过对比结果与数据库中的细菌指纹图谱来鉴定病原菌。MALDI-TOF-MS技术鉴定细菌的实验流程简单，一般为三步：先用接种环从培养基中挑取1μL纯培养的病原菌，并将其涂布于测试靶板上；然后每个检测孔加1μL基质溶液裂解；最后将靶板放入仪器进行质谱检测结果分析。

（1）质谱技术在临床微生物鉴定中存在的优势　相对于临床微生物其他常用检测技术，MALDI-TOF-MS检测的是由病原菌遗传特性决定的、受外界环境影响较小的特征性的蛋白质指纹图谱，因此其测定结果更为快速、准确、直接。例如：由法国生物梅里埃公司出品的全自动微生物鉴定分析系统VITEK MS是目前世界上最先进、自动化程度最高的细菌鉴定仪器之一。VITEKMS采用MALDI-TOF-MS技术获取细菌蛋白质量图谱并通过细菌数据库对其进行分析，从而完成微生物鉴定。该系统与其他微生物检测系统相比，具有以下优势。①自动化程度高：全程自动判读、自动分析、自动报告，人工操作流程简单，无须革兰氏染色、配制菌液及挑选板卡等步骤，只需选取微生物点样品板，即可产生MALDI-TOF峰（原始数据）。系统进行VITEK MS数据解析，从而获得鉴定结果。②鉴定速度快：30～60s就能出结果，每分钟可完成1个或2个菌株的鉴定。③高通量：每批同时可进行192个测试，8h可以完成800株以上的菌种鉴定。④方便质量控制及结果溯源：VITEK MS每块样品板有48个检测孔及3个对照位，均有条形码，系统可同时分析4个样品板，即一次运行能检测192个分离株，使用一次性样品，无须清洗步骤，根除了样品交叉污染的可能，且符合ISO15189质量管理中对实验数据或患者资料可追踪及每批次试验必须具备对照等的要求。⑤鉴定种类广：可用于几乎所有类型的病原体鉴定和分类检测。VITEK MS细菌数据库还可同时满足临床及科研工作的需求，微生物鉴定范围涵盖临床致病性细菌、酵母样真菌、丝状真菌、皮肤真菌及分枝杆菌。目前，VITEK MS细菌数据库包含两个鉴定菌谱库，即临床菌谱库和科研菌谱库，前者包含600种以上菌种（25000种图谱），后者则包含2000种以上菌种（60000多种图谱），两者互补。此外，除有两个鉴定菌谱库可保证不同类型用户选择外，用户也可自行建立未知微生物的标准蛋白质组指纹质谱数据库。⑥运行成本低：无须染色，无须触酶和氧化酶等辅助实验；无须小试剂如VP试剂、触酶试剂等。

（2）质谱技术在临床微生物鉴定中存在的局限性　MALDI-TOF-MS技术在微生物鉴定方面由于具有快速、准确、高通量、低成本等多种优势而广泛应用于许多临床微生物实验室。但在现阶段的应用过程中发现其仍存在一定局限性，在分离鉴定同属于一个种属且全基因组平均核苷酸和保守DNA一致率非常高的两种细菌时易出现错误。例如：志贺菌和大肠埃希菌的平均核苷酸一致率>95%，保守DNA一致性>69%，在基因角度上符合同一个种属，VITEK MS鉴定时2种细菌的特征性质谱高度相似，不能准确区分志贺菌和大肠埃希菌，需要依赖生化反应及特异血清学试验进行进一步鉴定。

3. 质谱技术在遗传代谢病筛查中的应用

遗传代谢病（inherited metabolic diseases，IMD）是指由于编码某些酶或蛋白质的基因突变或表达调控紊乱，不能合成具有代谢或调节功能的产物，导致机体出现生化代谢紊乱，造成中间或旁路代谢产物蓄积或终末代谢产物缺乏，引起一系列临床症状的一组疾病。通过在新生儿期进行 IMD 筛查，实现“早发现、早治疗”，是预防 IMD 危害的重要手段。

IMD 种类繁多，且单一疾病发病率较低，传统筛查技术一般一次实验也仅能筛查一种疾病，且缺乏特异性。我国自 2003 年以来相继在各省市开始将 MS-MS 应用于 IMD 筛查中，并通过大规模的群体筛查，可初步了解当地 IMD 的发病情况。MS-MS 可以实现一次检测患儿体内的数十种代谢物浓度，为临床提供相对快速、可靠的检测结果，能使患儿及时获得正确的治疗方案。大量的统计数据表明，MS-MS 较传统 IMD 筛查技术检出率高，但其对 IMD 的检测属于初级筛查，后续确诊还需要依赖气相色谱质谱联用（GC-MS）和基因检测的参与。

4. 质谱成像技术在临床上的应用

质谱成像（mass spectrometry imaging，MSI）是利用质谱直接扫描生物样品，通过与专业的图像处理相结合，直接从生物组织切片表面获得多种蛋白质或小分子代谢物在细胞或组织中的空间分布信息的一种新型分子成像技术。这种以质谱为基础的成像方法不局限于特异的一种或几种蛋白质分子，其可以在组织切片中找到任何一种存在的蛋白质分子，并可精确提供其在细胞、组织中的空间分布的信息。

MSI 可在无任何标记的条件下研究蛋白质或代谢物在组织中的分布，且所有被分析物均以其最初的形态存在，同时还可对被分析的目标蛋白质或小分子代谢物含量进行相对定量，从而有助于了解相关疾病的发生、发展、转移及预后的机制。如对阿尔茨海默病患者的脑组织进行 MSI 分析时发现了两个特征性分布的多肽，即多肽 m/z 4330.9 和多肽 m/z 4515.1，前者主要集中于顶叶和枕叶的皮质突出部，后者主要集中于海马。这两个组分经进一步鉴定后均为淀粉多肽。由于阿尔茨海默病的病理特征是在血管壁、老年斑上出现淀粉多肽的沉积物，因此，研究者推测这些多肽的分布也参与了阿尔茨海默病的发病。目前 MSI 技术已广泛应用于蛋白质识别、生物标志物的发现和医学诊断及治疗等多个领域。如在研究小叶状乳腺癌、胆管癌等生物组织中的癌细胞位置时，如果显微镜下没有明显可辨认的病理区域，可使用 MSI 技术找出癌细胞的侵袭区域，进而指导手术切除。

第四节 其他蛋白质检验技术

一 免疫共沉淀技术

（一）技术介绍

细胞裂解物中加入抗体，这样可与已知抗原形成特异的免疫复合物，若存在与已知抗原相互作用的蛋白质，则免疫复合物中还应包含这种蛋白质，经过洗脱，收集免疫复合物，然后分离该蛋白质，对该蛋白质进行N端氨基酸序列分析，推断出相应的核苷酸序列。将包含活性物质的组织或细胞构建成cDNA文库，以上述核苷酸序列为探针从cDNA文库中分离出cDNA克隆。

（二）技术方法

① 转染后24～48h可收获细胞，加入适量细胞裂解缓冲液（含蛋白酶抑制剂），冰上裂解30min，细胞裂解液于4℃最大转速离心30min后取上清。

② 取少量裂解液以备Western blot分析，剩余裂解液加1μg相应的抗体，4℃下缓慢摇晃孵育过夜。

③ 取10μL protein A琼脂糖珠，用适量裂解缓冲液洗3次，每次3000r/min离心3min。

④ 将预处理过的10μL protein A琼脂糖珠加到和抗体孵育过夜的细胞裂解液中，4℃下缓慢摇晃孵育2～4h，使抗体与protein A琼脂糖珠偶联。

⑤ 免疫沉淀反应后，在4℃下以3000r/min速度离心3min，将琼脂糖珠离心至管底；将上清小心吸去，琼脂糖珠用1mL裂解缓冲液洗3～4次；最后加入15μL的2×SDS上样缓冲液，沸水煮5min。

⑥ SDS-PAGE、Western blotting或质谱仪分析。

（三）注意事项

① 细胞裂解采用温和的裂解条件，不能破坏细胞内存在的所有蛋白质之间的相互作用，多采用非离子变性剂（NP40或Triton X-100）。每种细胞的裂解条件是不一样的，需要通过实验来确定。不能用高浓度的变性剂（0.2% SDS），细胞裂解液中要加各种酶抑制剂，如商品化的cocktailer。

② 使用明确的抗体，可以将几种抗体共同使用。

③ 使用对照抗体：单克隆抗体，正常小鼠的IgG或另一类单抗；兔多克隆抗体，正常兔IgG。

（四）结果判定

① 确保共沉淀的蛋白是由所加入的抗体沉淀得到的，而非外源非特异性蛋白，单克隆抗体的使用有助于避免污染的发生。

② 要确保抗体的特异性，即在不表达抗原的细胞溶解物中添加抗体后不会引起共沉淀。

③ 确定蛋白间的相互作用是发生在细胞中，而不是由于细胞的溶解才发生的，这需要通过对蛋白质定位来确定。

二 双酵母杂交技术

（一）技术介绍

酵母双杂交是目前研究蛋白—蛋白相互作用的所有方法中较为简便、灵敏和高效的一种方法。它是利用酵母遗传学方法在真核细胞体内研究蛋白质之间相互作用的非常有效的分子生物学技术，可有效地用来分离能与一种已知的靶蛋白相互作用的蛋白质的编码基因。酵母双杂交技术的可行性和有效性在验证已知蛋白质之间的相互作用或筛选与靶蛋白特异作用的诱饵蛋白的研究中已被广泛得到证实。酵母双杂交体系简称双杂交体系，又称相互作用陷阱，是建立在人们对酵母转录因子 GAL4 的认识基础之上，完整的酵母转录因子 GAL4 分为结构上可以分开的、功能上又相互独立的两个结构域，一个是位于 N 端 1～174 位氨基酸残基区段的 DNA 结合域，另一个是位于 C 端 768～881 位氨基酸残基区段的转录激活域（activation domain，AD）。DNA-BD 能够识别 GAL4 效应基因（GALA respomive gene）的上游激活序列，并与之结合，而 AD 通过与转录机器中的其他成分之间的作用，启动 UAS 下游的基因进行转录。这两个结构域通过共价或非共价连接是转录因子发挥转录功能的关键，两者单独存在的时候并不能激活下游基因的转录反应，只有两者在空间上较为接近时，才能表现完整的 GALA 转录因子活性并激活 UAS 下游启动子，使其下游报告基因得到转录。基于酵母转录因子 GAL4 的原理，菲尔兹等建立了酵母双杂交系统，将可能存在相互作用的两种蛋白质，即已知蛋白 X 和待研究蛋白 Y，分别作为诱饵和猎物，并分别和 BD/AD 在空间结构上重新连接为一个整体而与报告基因的上游激活序列（UAS）结合，如果 X 和 Y 之间可以形成蛋白-蛋白复合物，使 GAL4 的两个结构域 AD 和 BD 相互接近，表现出转录因子的活性从而启动转录，使 UAS 下游启动子调控的报告基因/aeZ 得以表达。反之，如果诱饵和猎物之间不存在相互作用，BD 与 AD 就不能结合，报告基因就不能被启动表达。通过对报告基因表达进行检测，即可实现对蛋白质之间相互作用的研究。在目前通用的酵母双杂交系统中，根据 BD 来源不同可分为真核细胞中的 GAL4 系统和原核细胞中的 LexA 系统，后者因其 BD 来源于原核生物，在真核生物内缺少同源性，因此可以减少假阳性的发生。

（二）技术方法

① 将报告基因 p8op-LacZ 转化酵母 EGY48 菌株，用培养基 SD/-Ura 筛选。

② 同时构建或扩增 DNA 文库，并纯化足够的质粒以转化酵母细胞。

③ 构建 DNA-BD/靶蛋白质粒 pLexA-X，作为钓饵。

④ 将上述钓饵质粒 pLexA-X 转化 EGY48（p8op-LacZ）细胞株，用 SD/His/-Ura 筛选，并用固体诱导培养基 SD/Gal/Raf/-His/-Ura 检测此 DNA - BD/靶蛋白是否具有直接激活报告基因的活性，以及对酵母细胞是否具有杀伤毒性。

如果 pLexA-X 能够自动激活报告基因，则设法去除其激活活性部位，或者将 LacZ 报告基因整合入基因组。

如果 pLexA-X 不会自动激活报告基因，但对酵母宿主细胞有毒性，则需要与纯化的文库 DNA 同时转化酵母。

⑤ 如果 pLexA-X 既不会自动激活报告基因，又不具有毒性，则可以与纯化的文库 DNA 同时或顺序转化酵母细胞，并检测质粒转化效率。

转化质粒 SD 固体培养基 LaeZ 表型。

对照 1 pLexA-Pos Gal/Raf/-His/-Ura 蓝。

对照 2 pLexA-53 Gal/Raf/-His/-Trp/-Ura/-Leu＋pB42AD-T。

实验 pLexA-X Gal/Raf/-His/-Trp/-Ura/-Leu 待测＋pB42AD-文库。

用 SD/-His/Trp/-Ura 培养基选择阳性共转化子，并扩增，使宿主细胞中的质粒在诱导前达到最大拷贝数。

上述重组子转至含 X-gal 的固体诱导培养基 SD/Gal/Raf/-His/-Trp/Ura/-Leu，观察 LaeZ 及 Leu 报告基因的表达情形，蓝色克隆即阳性。

同时用 LacZ、Leu 两个报告基因的目的是尽可能消除实验的假阳性误差，如 AD 融合蛋白不与目标蛋白结合，而直接与启动子序列结合域结合等情况。由于两个报告基因的启动子不同，出现上述假阳性的概率就大大减少了。

将蓝色阳性克隆进行 1 次以上的划种，尽可能分离克隆中的多种文库质粒。

⑥ 阳性克隆的筛选。随机选取 50 个阳性克隆，扩增、抽提酵母质粒，电转化 *E. coli* KC8 宿主菌，抽提大肠埃希菌中的质粒，酶切鉴定是否具有插入片段及排除相同的文库质粒。如果重复插入的序列较多，可另取 50 个阳性克隆来分析。最后得到数种片段大小不同的插入序列，再转化新的宿主细胞，检测是否仍为阳性克隆。

⑦ 用质粒自然分选法（natural segregation）筛除只含有 AD-文库杂合子的克隆。

将初步得到的阳性克隆接种 SD/Trp/-Ura 液体培养基，培养 1～2 天，含有 HIS3 编码序列的 BD-靶质粒在含有外源 His 的培养基中，将以 10%～20%的频率随机丢失。

将上述克隆转入固体培养基 SD/-Trp/-Ura，30℃孵育 2～3 天。

再挑取生长的单克隆，转入 SD/-Trp/-Ura 和 SD/-His/-Trp/-Ura 培养基中，筛选 His 表型缺陷的克隆，即得到只含有 AD-文库杂合子的重组子。

将 His 表型缺陷的克隆转化固体诱导培养基 SD/Gal/Raf/-Trp/-Ura，以验证 AD-文库能否直接激活报告基因的表达，弃去阳性克隆，保留阴性克隆。

⑧ 酵母杂合试验确定真阳性克隆。在酵母 EGY48 及其对应的 YM4271 宿主细胞中分别转入相应的质粒或文库 DNA，通过杂合实验确筛选 pLexA-靶 DNA 与 pB42AD-文库确实具有相互作用的真阳性克隆。

⑨ 阳性克隆的进一步筛选和确证。扩增初步确定的阳性克隆，抽提酵母 DNA。该 DNA 为混合成分，既含有酵母基因组 DNA，又含有 3 种转化的质粒 DNA。将上述 DNA 电转化 *E. coli* KC8 宿主菌。在大肠埃希菌中，具有不同复制起始调控序列的质粒不相容；同时利用营养缺陷型筛选。因此，在 M9/SD/-Trp 培养基上，只有含有 AD-文库质粒的转化菌才能生长，将其扩增并抽提质粒 DNA，酶切鉴定。用 pLexA-靶 DNA 与 pB42AD-库 DNA——对应、共转化只含有报告基因的酵母菌 EGY48 中，先到 SD/-His/-Trp/-Ura 板扩增，并与后面的诱导板形成对照，说明报告基因的表达与诱导 AD 融合蛋白的表达有关，再确证 LacZ、Leu 报告基因的表达。扩增与靶 DNA 相互作用的文库 DNA，进行序列分析及进一步的结构、功能研究。

⑩ 对双杂交系统阳性结果的进一步研究。

用不同的双杂交系统验证：

将载体 pLexA 与 pB42AD 互换后进行双杂交实验。

选择不同的双杂交系统，如以 GAL4 转录激活子为基础的双杂交系统。

将文库质粒移码突变后，再与靶质粒作用，报告基因是否仍能被激活。

用试剂盒提供的引物测定插入片段的 DNA 序列，证明其编码区域。

用其他的检测方法，如亲和色谱法或免疫共沉淀法，证明双杂交系统筛选的蛋白之间具有相互作用。

（三）注意事项

① 相互作用是否会在细胞内自然发生，即这一对蛋白在细胞的正常生命活动中是否会在同一时间表达且定位在同一区域。

② 某些蛋白如果是依赖泛素蛋白的蛋白酶解途径的成员，则它们具有普遍的蛋白间的相互作用的能力。

③ 一些实际上没有任何相互作用但有相同的模体（motif）（如两个亲 a-螺旋）的蛋白质间可以发生相互作用。

三 荧光素酶报告基因技术

（一）原理

荧光素酶报告基因是指以荧光素为底物来检测萤火虫荧光素酶活性的一种报告系统。荧光素酶可以催化荧光素氧化成氧化荧光素，荧光素氧化的过程中会发出生物荧光。

（二）技术方法

1. 基因组 DNA 提取

取动物组织或细胞，按组织/细胞基因组 DNA 快速提取试剂盒说明提取基因组 DNA，光度计测定产物在 260nm 处的吸收值，以计算其浓度。使用 1%琼脂糖凝胶电泳检测 DNA 纯度及完整性。提取的基因组 DNA 置于－20℃环境下储存备用。

2. 目的片段引物的设计及合成

根据 PCR 引物设计原则和基因序列，应用引物设计软件设计引物。

3. 目的片段的扩增

以基因组 DNA 为模板，用上游和下游引物，扩增目的基因的 DNA 序列，扩增体系为 LA Taq DNA 聚合酶 0.5μL、2×GC Buffer Ⅰ 25μL、dNTP mix 1μL、模板 DNA 2μL、P1 1μL、P2 1μL、灭菌双蒸水 19.5μL。反应参数设置如下：94℃预变性 5min，94℃变性 30s，55℃复性 30s，72℃延伸 2min，扩增 25 个循环，72℃最后延伸 5min。取 5μL PCR 产物放于琼脂糖凝胶中，在 100V 电压下电泳，在 256mm 紫外灯下观察结果。

4. 目的片段的克隆及鉴定

从琼脂糖凝胶中切出需回收的产物电泳条带，用胶回收试剂盒对 PCR 反应产物进行纯化后再次进行琼脂糖凝胶电泳确认。将 PCR 纯化产物与 pMD 18-T simple vector 连接。连接体系为 PM 18 - T simple vector 1、Solution I 5L、PCR 纯化产物 3L、灭菌双蒸水 1L 体系置于 PCR 仪中 16℃下连接 2h。连接的 PCR 产物转化感受态细菌后，接种于特异性培养皿培养筛选。取阳性克隆菌落，用通用引物行菌落 PCR，以鉴定目的片段是否转入。将经过鉴定的阳性克隆菌落摇菌，提质粒，测序。

5. 表达载体的构建

扩大培养细菌，提取质粒，将质粒目标位经限制性内切酶双位消化，割胶回收纯化之后与经限制性内切酶消化的载体连接、转化到感受态中，筛选获得重组载体位，经 PCR 和双酶切鉴定后测序，测序结果符合设计需要。

6. 细胞转染及相对荧光素酶活性检测

① 重组质粒转染：将对数生长期的细胞以 10^5 每孔的浓度铺 24 孔板，根据 Lipofectamine 2000 转染试剂说明书配制转染混合物（24 孔板每孔量）；目标位启动子荧光素酶报告质粒，37℃、5% CO_2、饱和湿度下培养 48h 后收集细胞。

② 相对荧光素酶活性检测：参照试剂盒说明测定荧光素酶活性。

（三）结果判断

萤火虫荧光素酶活性值除以海肾荧光素酶活性值，为相对荧光素酶活性强度值。相同条件下重复 3 次，结果取平均值。

第六章

DNA 重组技术与克隆技术

第一节 DNA 重组及转化

为了研究分析基因的序列、结构和功能，获得基因后，不能简单地转入宿主细胞中，这样不仅不能够复制还可能会被降解。为了使基因稳定地复制、表达甚至遗传，必须将其连接至适宜的载体中，形成重组载体，然后转化至宿主细胞。这样目的基因才能够随重组载体复制，并通过宿主细胞分裂遗传到子细胞中，同时达到复制目的基因的目的，该过程称为克隆。重组载体的构建包括 DNA 的切割、连接、重组等，该过程会用到与此相关的酶，如限制性内切酶、DNA 连接酶、重组酶等。

一 DNA 的限制性内切酶

限制性内切酶全称为限制性核酸内切酶，是一类识别特定 DNA 序列并对其进行切割反应的内切核酸酶。限制性内切酶是基因工程的重要工具，与 DNA 连接酶分别被称为“剪刀”和“胶水”。这里主要介绍基于Ⅱ型限制性内切酶的 DNA 酶切实验。

（一）限制性内切酶的作用及分类

限制性内切酶广泛存在于细菌中，该类酶与甲基化酶等修饰酶共同组成修饰限制系统，主要起到防御噬菌体感染的作用。通常修饰酶与限制性内切酶识别的 DNA 序列相同并对某碱基进行甲基化等修饰，以防止限制性内切酶对细菌自身 DNA 进行切割。限制性内切酶识别病毒等外源 DNA 并对其进行切割，但对自身甲基化的基因组 DNA 不切割，从而达到防御病毒的效果。

根据限制性内切酶的酶切模式与反应体系的不同，可将其分为 3 类：Ⅰ型限制性内切酶需要 ATP、S-腺苷甲硫氨酸及 Mg^{2+}，其识别序列与切割位点不一致，且切割位点不固定；Ⅱ型限制性内切酶仅需要 Mg^{2+}，且识别序列与切割位点距离接近或相同，用于基因工程；Ⅲ型限制性内切酶需要 ATP 和 Mg^{2+}，其识别序列与切割位点不一致，但切割位点固定。

（二）Ⅱ型限制性内切酶

Ⅱ型限制性内切酶的识别序列通常为 4～8 个核苷酸，多为回文序列（5′端到 3′端的序列与其互补链 5′端到 3′端的序列一致，如 *Xho* Ⅰ的识别序列 5′-CTCGAG-3′与其互补链 5′端到 3′端的序列相同）。有些Ⅱ型限制性内切酶的识别序列是相同的，被称为同裂酶。如 *Sma* Ⅰ和 *Xma* Ⅰ识别序列均为 CCCGGG，但前者切后产生钝末端，后者切后产生黏性末端。识别不同的序列，但产生相同的黏性末端的限制性内切酶称为同尾酶，如 *Bam*H Ⅰ和 *Bgl* Ⅱ的识别序列不同，但其酶切均产生黏性末端（5′-GATC-3′）。

经限制性内切酶酶切后的 DNA 片段末端会出现 5′黏性末端、3′黏性末端和平末端三种情况。5′为磷酸基团，3′为羟基基团。同一种限制性内切酶酶切后的 DNA 片段末端可通过碱基氢键配对，在 DNA 连接酶的作用下连接，由同尾酶酶切后产物的末端也能够连接。但连接酶对黏性末端的催化效率远高于平末端，因此在重组质粒构建时尽量使用黏性末端的限制性内切酶。

商品化的限制性内切酶通常都保存于甘油中，由此置于－20℃保存时酶不至于失活。除酶外，试剂盒还提供 10×的电泳缓冲液，其中除缓冲剂（如 Tris-HCl）外，通常还含有 Triton X-100、牛血清白蛋白（bovine serum albumin，BSA）等。

（三）限制性内切酶的星号活性

同一类限制性内切酶在某些反应条件变化时，酶的专一性发生改变，可能对与原识别序列相似的序列产生酶切作用，称为星号活性。如 *Eco*R Ⅰ的识别序列为 5′-GAATTC-3′，但如果遇到酶浓度过高、反应液离子强度过低、pH 改变、Mn^{2+}存在、少量有机溶剂存在等情况时，其识别序列为 5′-AATT-3′，星号活性出现的频率根据酶、底物 DNA、反应条件的不同而不同，几乎所有的限制性内切酶都具有星号活性。

值得注意的是，当限制性内切酶的添加量占到反应体积的 10%时，容易出现星号活性，因此进行酶切实验时应注意限制性内切酶的使用量。此外，如果酶切时间过长，会造成反应体系中水分蒸发至管壁或管盖，造成酶的相对浓度提高，产生星号活性，故酶切反应时间不宜过长。

（四）限制性内切酶的命名

限制性内切酶主要按来源和发现先后顺序来命名，通常由两部分组成：第一部分为限制性内切酶所发现的微生物的属名首字母（大写，斜体）和种名前两个字母（小写，斜体）。第二部分为在该菌中此酶发现的顺序（正体），用罗马数字表示。第一部分和第二部分间有一空格。此外一些限制性内切酶的名称在第一部分后还添加菌株的株系（正体，大写或小写）。如 *Eco*R Ⅰ中 E 和 co 分别为拉丁名 *Escherichia coli* 中属名首字母 E 和种名前两个字母 co，R 表示大肠埃希菌 R 株，Ⅰ表示此酶是从该菌株中发现的第一个限制性内切酶。

（五）限制性内切酶活性定义

限制性内切酶的一个活性单位（1U）通常是指在适宜温度下经过 1h 反应，切割 1μg DNA 所需要的酶量。

二 重组质粒的构建-连接

目的基因（或片段）插入载体后形成重组质粒，可用于目的基因（或片段）的体内扩增、基因的表达、文库构建等。

重组质粒的构建方法主要包括基于 PCR 和 T-载体的 T-A 克隆、基于限制性内切酶和连接酶的重组以及基于重组酶的重组。

（一）T-A 克隆

由 Tag DNA 聚合酶 PCR 扩增的产物 3′端附加 1 个脱氧腺苷酸，其腺嘌呤碱基能够与 T 载体 3′-T 互补，并在 DNA 连接酶的作用下连接为环状 DNA，该方法称为 T-A 克隆。早期研究获得 T 载体的方法如下。

① 将载体用限制性内切酶 *Xcm* Ⅰ、*Hph* Ⅰ或 *Mbo* Ⅱ酶切后产生 3′端脱氧胸苷残基。

② 运用末端转移酶和双脱氧 TTP 向线性化载体 3′端加入脱氧胸苷残基。

③ 利用不依赖模板的 Taq DNA 聚合酶的末端转移酶活性在线性化载体 3′端的羟基基团上催化连接一个脱氧胸苷残基。

（二）连接酶

当 DNA 分子被限制性内切酶酶切后，将会产生黏性末端（有少数限制性内切酶可产生平末端），当遇到带有相同黏性末端的 DNA 片段（质粒）时，两分子通过碱基互补结合。然而，碱基间产生的氢键并不稳定，故结合的分子可再次分开。因此在构建重组质粒时，需要两分子通过共价键连接。能催化相邻的核苷酸分子间 3′-羟基和 5′-磷酸基团形成磷酸二酯键的酶称为连接酶，可催化 DNA 或 RNA 分子间连接。此过程需要能量，主要来源于 ATP 或 NAD^+。其机制是 ATP 或 NAD^+ 的腺苷基团被转移到 DNA 的 5′-磷酸上，引发另一 DNA 3′-羟基的亲核性攻击，从而形成磷酸二酯键，连接 2 个 DNA 分子并释放 AMP。

连接酶参与细胞内 DNA 复制过程中复制链的合成以及 DNA 修复时的基因重

组。在体外DNA连接酶可通过催化生成磷酸二酯键连接目的DNA片段与线性化质粒。大肠埃希菌噬菌体T4编码的DNA连接酶和大肠埃希菌编码的DNA连接酶是构建重组质粒常用的连接酶。

1. **T4 DNA连接酶**

T4 DNA连接酶由噬菌体T4编码，由487个氨基酸残基组成，需Mg^{2+}和ATP作辅因子。该酶能够催化黏性末端和平末端，但前者效率远高于后者（约高100倍），其Km值分别为6×10^{-7}mol/L和5×10^{-5}mol/L。此外，末端碱基的组成也影响其连接效率，存在如下趋势。

① 黏性末端：Hind Ⅲ＞Pst Ⅰ＞Eco R Ⅰ＞Bam H Ⅰ＞Sal Ⅰ，Hind Ⅲ末端约为Sal Ⅰ末端连接速度的10～40倍。

② 平末端：Hae Ⅲ＞Alu Ⅰ＞Hind Ⅱ＞Sam Ⅰ Eco R Ⅴ＞Sca Ⅰ＞Pow Ⅱ＞Nru Ⅰ，Hae Ⅲ末端约为Sam Ⅰ末端生成速度的5～10倍。

尽管T4 DNA连接酶的最适反应温度为37℃，但黏性末端形成的氢键在低温条件下更稳定，因此利用该酶进行连接反应时，温度通常设置为15～20℃。利用T4 DNA连接酶连接的产物，在进行热激转化时，无须乙醇沉淀，可用连接液直接进行转化。进行电转化时，需要对连接液进行乙醇沉淀纯化，去除盐离子再进行转化。

2. **大肠埃希菌DNA连接酶**

大肠埃希菌DNA连接酶由lig基因编码，位于大肠埃希菌基因组图谱的52min处，该酶由671个氨基酸残基组成，大肠埃希菌DNA连接酶催化黏性末端和平末端，但催化平末端效率低。

（三）基于重组酶的连接

近年来，出现了多种商品化的基于重组酶的连接试剂盒，通过PCR手段使目的片段两端携带与线性质粒相同的同源序列（15～20bp），在重组酶的作用下，二者连接为环状质粒。根据该酶的特性，在对目的基因进行PCR扩增时，需在两端引入15～20bp的同源序列接头。

三　大肠埃希菌感受态细胞的制备

将外源DNA成功转化至细胞内是基因工程的前提，然而外源DNA直接进入细胞的概率极低。为了使细胞能高效吸收外源DNA，常采用物理或化学的方法改变其生理状态，从而更有利于外源DNA进入胞内，这种具有接受外源DNA能力的细胞叫感受态细胞。本节以大肠埃希菌为例，介绍用于化学转化和电转化的感受态制备方法。

1. **$CaCl_2$法制备细菌感受态细胞**

$CaCl_2$法是制备细菌感受态细胞的常用方法，该方法操作简单，且无须特殊设备。其原理是 $CaCl_2$ 能够改变细胞膜的通透性，转化效率可达 $10^5 \sim 10^7$ CFU/μg 质粒 DNA。该方法的主要要求是必须使感受态细胞始终处于低温状态。利用此方法制备的感受态细胞可于－80℃冷冻保存，但随着保存时间的延长，其转化效率会有所降低。

2. 电转化感受态细胞的制备

与制备化学转化法感受态细胞相比，用于电转化的感受态细胞制备方法更为简单，易操作。细菌培养至对数中期时，通过冷却、离心，用冰冷的水或缓冲液充分洗净细胞以降低其离子强度，然后再用含10%甘油的冰冷缓冲液悬浮，当细菌受到瞬时高电压时，细胞膜会穿孔和电位会变化，DNA便可进入胞内。

四 DNA转化及重组子筛选

将质粒等外源DNA导入宿主细胞的过程叫作转化。通过转化实验可实现体内基因扩增和表达以及基因敲除或敲入等，是基因工程的重要基础。通常采用化学转化法或电转化法将携带有遗传标记（如抗生素抗性、荧光等）的质粒转化到感受态细胞中，通过遗传标记筛选获得携带目的质粒的细菌。

（一）化学转化法

$CaCl_2$ 法是常见的化学转化法，在低温条件下（约0℃），菌体细胞于 $CaCl_2$ 低渗溶液中膨胀。DNA黏附于菌体细胞表面，经42℃短时间热激处理后，DNA被吸收至细胞内。

（二）电转化法

与化学转化法相比，电转化法效率较高（100～1000倍）。细菌细胞经电击后，细胞膜可短暂产生小凹陷，并形成纳米级的孔洞，此时DNA分子可从孔洞进入细胞。由于细菌细胞很小，因此所需电场强度较高，通常为12.5～15kV/cm。将感受态细胞与DNA混合后置于连接电极的电转杯中，再进行电击，可实现DNA的转化。电转化效率与温度密切相关，应在0～4℃进行，若在室温下进行，转化率可大大降低。

当质粒DNA浓度较高时（1～10μg/mL），且电击时间和强度使得细菌存活率仅有30%～50%时，可有约存活细菌的80%被转化。当质粒DNA浓度较低时（10pg/mL），也可以获得较高的转化率。但二者情况不同，前者通常由多个质粒分子转化至细胞中，而后者多由单一质粒转化至细胞中。

（三）重组子的筛选

1. 抗生素抗性筛选

将转化后的细菌置于非选择性培养基孵育一段时间，重组质粒携带的遗传标记如抗生素抗性基因等得以表达，从而赋予转化子相应抗生素抗性的表型，利用该特性，将细菌复苏培养物涂布在含相应抗生素的选择培养基上，转化子因具有抗生素抗性能够生长繁殖，并形成菌落，从而达到筛选转化子的目的。

以质粒 pUC19 为例，该质粒含有 β-内酰胺酶的编码基因 bla，此酶能够水解氨苄西林等 β-内酰胺类抗生素的 β-内酰胺环，从而使抗生素失活。若 pUC19 成功转化至感受态细胞，在复苏过程中携带 pUC19 的转化子并表达 β-内酰胺酶，而未转化 pUC19 的感受态细胞则不表达 β-内酰胺酶。将活化菌体培养物涂布于含适宜浓度氨苄青霉素的固体培养基上，经培养后因转化子产生的 β-内酰胺酶水解氨苄青霉素，具有了氨苄青霉素抗性，并生长成单菌落，而未能转化有 pUC19 的细菌因不具备氨苄青霉素抗性而不能够生长。

2. 蓝白斑筛选

大肠埃希菌乳糖操纵子中 lac Z 基因编码的 β-半乳糖苷酶可将乳糖水解为葡萄糖和半乳糖。该酶能够将无色底物 5-溴-4-氯-3-吲哚-D-半乳糖苷（X-gal）水解成不溶性的蓝色产物 5-溴-4-氯-靛青。利用该特性可检测大肠埃希菌是否能够合成具有活性的 β-半乳糖苷酶。在没有乳糖及其结构类似物的条件下，Lac Ⅰ结合于操纵序列 lac O，阻遏了 lac Z 基因的表达，而异丙基-β-D-半乳糖苷（isopropyl-β-D-thiogalactopyranoside，IPTG）是一种乳糖的结构类似物，能够像乳糖一样诱导乳糖操纵子的转录。

用于蓝白斑筛选的质粒（如 pUC 质粒及其衍生质粒）含有 lac Z 基因，以及阻遏蛋白编码基因 lac Ⅰ和操纵序列 lac O。该类质粒携带的 lac Z 基因并不完整，仅含 β-半乳糖苷酶的 N 端 146 个氨基酸编码序列（α-肽或 α 片段），其间还嵌入了数个多克隆位点（但未破坏开放阅读框）。然而，α-肽无 β-半乳糖苷酶活性，需与 C 端（ω 片段）共存时才能够形成有活性的 β-半乳糖苷酶，此过程被称为 α-互补作用。将这类质粒引入含有 ω 片段编码序列的大肠埃希菌宿主细胞时（该类宿主 lac Z 基因突变，N 端仅含 ω 片段或 N 端发生点突变而失活），α 片段和 ω 片段互补为有活性的 β-半乳糖苷酶，该酶能够水解培养基中的 X-gal，使菌落呈现蓝色。

当目的 DNA 插入表达载体的多克隆位点时，lac Z 基因被破坏，从而无法形成 α-互补作用，失去分解 X-gal 的能力，此时转化子菌落呈自身的淡黄色（习惯说是白色），而含有未插入目的 DNA 的转化子因 α-互补作用则呈现蓝色。

然而，有时会出现蓝色菌落也有目的 DNA 插入现象。当目的 DNA（尤其是 DNA 小于 100bp 时）插入 lac Z 基因但未造成其开放阅读框移码突变且未造成 α-片段空间结构显著改变时，则不会影响 α-互补作用，从而在插入目的 DNA 的情况下菌落仍呈蓝色。此外，若质粒上的 lac Z 基因发生突变而失活，则无论是否有目的 DNA 插入，都会因 α-互补作用失败而使菌落呈白色。

（四）宿主细胞

质粒转化至宿主细胞后，常因宿主的修饰限制系统以及重组系统使得质粒被降解，从而降低转化效率或质粒在宿主细胞内的拷贝数。因此，需要选择适宜的宿主。目前商业化的宿主通常是修饰限制系统或重组系统的缺陷型突变株。如大肠埃希菌 DH5a，其主要基因型特征为：Δlac Z58M15，自身 lacZ 基因缺失，携带来源于 M15 菌株的、编码 β-半乳糖苷酶的 ω 片段，能够与编码 α 片段的质粒互补，用于蓝白斑筛选；endA 1，核酸内切酶Ⅰ缺失；hsdR17，EcoK 系统的限制性内切酶 *Eco* 失活，不酶切非甲基化的 Eco 位点；recA 1，ATP 依赖型重组酶失活，rec BCD、rec E 和 rec F 三条重组路径均失活。

大肠埃希菌 BL21 属于 B 系大肠埃希菌，该类菌株 lon 启动子含有一个 IS186 插入突变，使 ATP 依赖性蛋白酶 Lon 缺失，可提高重组蛋白产量。该菌株的外膜蛋白酶 Omp T 编码基因缺失，降低了蛋白降解，有利于表达蛋白。dcm 突变使胞嘧啶甲基化酶失活，5′-CCWGG-3′中的第二个 C 不再被甲基化，可通过影响甲基化依赖的突变修复系统而提高突变率。大肠埃希菌 BL21（DE3）是 pET 系列质粒的常用宿主，该菌是在大肠埃希菌 BL21 的染色体上整合了 DE3 λ 原噬菌体，该部分携带 lac Ⅰ等基因和由 Lac UV5 启动子控制的 T7 RNA 聚合酶基因，其编码的 T7 RNA 聚合酶能够参与 pET 系列质粒携带的目的基因的转录。

大肠埃希菌 Rosetta（DE3）pLysS 菌株是以大肠埃希菌 BL21（DE3）菌株为宿主，衍生的专门用于表达外源蛋白的菌种，属于大肠埃希菌 B 系。大肠埃希菌 Rosetta（DE3）pLysS 菌株携带 pLys SRARE 质粒（具有氯霉素抗性），该质粒上含有大肠埃希菌染色体中稀缺的 6 种 tRNA（AGG、AGA、AUA、CUA、CCC 和 GGA），故可以提高该菌株在表达相关基因时的产量。

第二节　分子克隆技术

DNA 分子克隆是指将某一特定 DNA 片段通过重组 DNA 技术插入到一个载体（如质粒和病毒）中，导入宿主细胞，在宿主细胞中进行自我复制并得到大量完全相同的该 DNA 片段的“群体”。

切割 DNA 分子需要用限制性核酸内切酶。生物来源不同但识别序列与切割序列相同的限制性核酸内切酶，称为同裂酶；切割产生单链末端相同的限制性核酸内切酶，称为同尾酶。相容的限制片段可用 DNA 连接酶相连接。平末端连接效率较低，利用接头、衔接物可帮助平末端连接。

将外源 DNA 带入宿主细胞并进行复制的运载工具，称为载体。分子克隆的载体包括克隆载体和表达载体，常用的载体有质粒、噬菌体、黏粒和病毒等。它们能够携带的外源 DNA 片段大小不同，用途也各异。宿主细胞应根据载体的性质来选定。

重组 DNA 分子通过转化或转染的方式导入受体细胞。重组体可通过遗传标记表型特征或结构特征进行鉴定或筛选。

分子克隆技术的基本步骤大致包括：①目的基因获取；②载体的选择；③目的基因和载体酶切及连接；④重组 DNA 导入受体细胞；⑤重组体的筛选和鉴定；⑥目的基因的表达等。

一 分子克隆的工具

（一）工具酶

工具酶是分子克隆技术中不可缺少的工具，常用的工具酶有：限制性核酸内切酶、DNA 连接酶、碱性磷酸酶、DNA 聚合酶、逆转录酶、T4 多核苷酸激酶和末端脱氧核苷酸转移酶等。

1. 限制性核酸内切酶

（1）限制性核酸内切酶的命名与分类

① 命名：限制性核酸内切酶多数从细菌中发现，通用的命名原则是：限制性核酸内切酶的第一个字母（大写，斜体）为宿主菌的属名，第二、第三个字母（小写、斜体）代表宿主菌的种名缩写，第四个字母（正体）是株或型，最后的罗马数字表示同株内发现和分离的先后顺序。比如限制性核酸内切酶 *Hin*d Ⅲ是来自流感嗜血杆菌（*Haemophilus influenzae*）的 d 血清型菌株。

② 分类：限制性核酸内切酶主要有三类。Ⅰ型限制性核酸内切酶为多亚基双功能酶，对 DNA 甲基化和切割由同一种酶完成。当Ⅰ型限制性核酸内切酶特异结合在识别位点上时，由于两条链识别位点特定碱基甲基化的不同而发生不同反应。如果两条链均已甲基化则不会发生反应。对半甲基化 DNA，即一条链甲基化，另一条链未甲基化，可使未甲基化的链甲基化。在识别位点上两条链均未甲基化，则 DNA 被酶切割，该过程需要由 ATP 提供能量。由于切割是随机的，这类酶在基因操作中没有实际用途。Ⅲ型限制性核酸内切酶为两个亚基双功能酶，M 亚基负责识别与修饰，R 亚基负责切割。修饰与切割过程均需 ATP 提供能量，切割位点在识别位点下游 24～26bp 处。Ⅰ型和Ⅲ型限制性核酸内切酶兼有修饰作用并依赖 ATP 的活性，但不能在识别序列上直接裂解 DNA，故用途较少。Ⅱ型限制性核酸内切酶具有高度特异的 DNA 裂解点，是分子克隆和基因工程中重要的工具酶。

（2）Ⅱ型限制性核酸内切酶的作用　Ⅱ型限制性核酸内切酶的修饰和限制活性由分开的两个酶来完成，其中限制性核酸内切酶由两条相同的多肽链组成；甲基化酶由一条多肽链组成，能使半甲基化 DNA 识别位点上特定碱基甲基化，如果 DNA 双链都已甲基化，Ⅱ型限制性核酸内切酶无任何切割作用；如果两条链都未甲基化则被限制性核酸内切酶降解。Ⅱ型限制性核酸内切酶的作用位点位于识别位点内或者靠近识别位点，其识别序列通常是4～8bp的回文结构，其中以6个核苷酸序列最为常见。

回文结构，即同一条单链以中心轴对折可形成互补的双链。

常见的切割4～8个碱基的有代表性的序列如下，箭头所指为切割位点。

4个碱基识别位点：Sau3A Ⅰ　　N↓GATC（N为任一碱基）

5个碱基识别位点：EcoR Ⅱ　　↓CCWGG（W为A或T）

6个碱基识别位点：EcoR Ⅰ　　G↓AATTC

7个碱基识别位点：BbvC Ⅰ　　CC↓TCAGC

8个碱基识别位点：Not Ⅰ　　GC↓GGCCGC

Ⅱ型限制性核酸内切酶切割DNA可以将两条链对应的酯键切开，形成平末端；也可将两条链交错切开，形成单链突出的末端，切开的两末端单链彼此互补，可以配对，称为黏性末端。

由不同微生物分离得到的限制性核酸内切酶，如果识别位点和切割位点完全一样，称为同裂酶或同工异源酶。如BamH Ⅰ和Bst Ⅰ识别相同的序列并切割同一位点G↓GATCC，如果仅仅是黏性末端突出的单链相同，称为同尾酶。由同尾酶切割的限制片段彼此相连，如BamH Ⅰ（G↓GATCC）和Sau3A Ⅰ（N↓GATC），由此产生的DNA片段可借黏性末端相互连接，在分子克隆过程中具有更大的灵活性。在非标准反应条件下限制性核酸内切酶的识别特异性及切割能力均会下降，因此会导致内切酶能切割一些与其特异性识别顺序相类似的序列，这种现象称为星号活力，一般在限制性核酸内切酶的右上角加一个“*”表示。如EcoR Ⅰ在正常条件下识别并切割5′GAATTC3′序列，但在甘油浓度超过5%时，也可切割5′PuPuATPyPy3′或者5′AATT3′。

2. DNA连接酶

DNA连接酶是一种封闭DNA链上缺口的酶，最初是在大肠埃希菌细胞中被发现的。DNA连接酶的主要功能是借助ATP或NAD水解提供的能量催化DNA链的5′磷酸端与另一DNA链的3′-OH生成磷酸二酯键。但这两条链必须是与同一条互补链配对结合的（T4DNA连接酶除外），而且必须是两条紧邻DNA链才能被DNA连接酶催化生成磷酸二酯键。其催化黏性末端连接的效率要比平末端高得多。

大肠埃希菌的DNA连接酶是一条分子质量为75kD的多肽链，该酶可被胰蛋白酶水解，水解后形成的小片段可催化酶与NAD反应形成酶-AMP中间物，但不能继续将AMP转移到DNA上促进磷酸二酯键的形成。噬菌体T4 DNA连接酶分子也是一条多肽链，分子质量为55kD，此酶的催化过程需要ATP辅助，其活性很容易被0.2mol/L KC1和精胺所抑制。T4 DNA连接酶可连接DNA-DNA、DNA-RNA、RNA-RNA和双链DNA黏性末端或平头末端。另外，无论是T4

DNA 连接酶，还是大肠埃希菌 DNA 连接酶都不能催化两条游离的 DNA 链相连。

值得注意的是，DNA 分子磷酸二酯键的断裂称为切口，可以用 T4 DNA 连接酶来修复；如 DNA 分子中核苷酸缺失，称为缺口，不能单独用连接酶来修复。

3. 碱性磷酸酶

目前在实验室常用的碱性磷酸酶主要有由大肠埃希菌分离出来的细菌碱性磷酸酶（bacterial alkaline phosphatase，BAP）和由牛肠道分离出来的小牛碱性磷酸酶（calf alkaline phosphatase，CIP），催化去除 DNA、RNA 或 dNTP 上的 5′磷酸基团。其主要用途包括：①除去 DNA 片段上的 5′端磷酸，以防自身连接；②在使用 T4 多核苷酸激酶和 ^{32}P 同位素标记前，除去 RNA 或 DNA 上 5′端磷酸，以便进一步用 ^{32}P 标记的 γ-磷酸重新磷酸化，使 5′端被 ^{32}P 标记。

4. DNA 聚合酶

DNA 聚合酶（DNA polymerase）是一种在 DNA 复制过程中起重要作用的酶。DNA 聚合酶以 DNA 为模板，将 DNA 由 5′端开始复制到 3′端。DNA 聚合酶的主要活性是催化 DNA 的合成（在具备模板、引物、dNTP 等的情况下）。

此酶最早在大肠埃希菌中被发现，之后陆续在其他原核生物及微生物中被发现。这类酶的共同性质是：①以脱氧核苷酸三磷酸（dNTP）为前体催化合成 DNA；②需要模板和引物的存在；③不能起始合成新的 DNA 链；④催化 dNTP 加到生长中的 DNA 链的 3′-OH 末端；⑤催化 DNA 合成的方向是 5′→3′。

（1）大肠埃希菌 DNA 聚合酶Ⅰ（DNA polymerase Ⅰ，DNA pol Ⅰ）　DNA pol Ⅰ又称 Kornber 酶，是由大肠埃希菌 pol A 基因编码的一种单链多肽。该酶具有三种活性，即 5′→3′聚合酶活性，5′3′外切酶活性和 3′5′外切酶活性，它在分子克隆中主要用于制备供核酸分子杂交用的放射性同位素标记的 DNA 探针和 DNA 序列分析。

（2）T4 DNA 聚合酶（T4 DNA pol）　T4 DNA 聚合酶是一条与大肠埃希菌 DNA 聚合酶Ⅰ分子质量相近的多肽链，但氨基酸组成不同。与大肠埃希菌 DNA 聚合酶Ⅰ生物活性的不同点主要表现在：①无 5′→3′外切酶活性且需要一条有引物的单链 DNA 作为模板；②在以有缺口的双链 DNA 作为模板时，需要有基因 32 蛋白的辅助。此外，T4 DNA 聚合酶可利用单链 DNA 作为模板，同时将该单链 DNA 作为引物，即此单链 DNA 的 3′端能环绕其本身的某一顺序形成氢键配对，而 3′端的未杂交部分即被 T4 DNA 聚合酶的 3′→5′外切酶活性切去，然后在其作用下从 3′-OH 端开始聚合，合成该模板 DNA 的互补链，再以互补链为模板合成原来的单链 DNA。

（3）热稳定 DNA 聚合酶　Tsq DNA 聚合酶是第一个被发现的热稳定 DNA 聚合酶，具有 5′→3′外切酶活性，但不具有 3′→5′外切酶活性，是所有耐热 DNA 聚合酶中活性最高的一种。该酶具有非模板依赖性，可将 PCR 双链产物的每一条链 3′末端加入 A 单核苷酸尾，故可使 PCR 产物具有 3′突出的 A 单核苷酸尾；另一方面，在仅有 dTTP 存在时，它可将平端质粒的 3′端加入 T 单核苷酸尾，产生 3′端突出的 T 单核苷酸尾，应用这一特性，可实现 PCR 产物的 T-A 克隆法。

5. 逆转录酶

逆转录酶是依赖 RNA 的 DNA 聚合酶，它以 RNA 为模板，4 种 dNTP 为底物，催化合成 DNA，此过程称为逆转录作用。

逆转录酶是多功能酶，其功能主要如下。①逆转录作用：以单链 RNA 为模板，需引物 tRNA 提供 3′-OH 末端，沿 5′→3′方向合成 DNA，催化合成 RNA-DNA（cDNA）杂交链。②核酸酶 H 的水解作用：沿 3′→5′方向特异地水解 RNA：DNA 杂交链中的 RNA 链。③依赖 DNA 的 DNA 聚合酶作用：以杂交链中的单链 cDNA 为模板，催化合成 cDNA 的互补链。

6. T4 多核苷酸激酶

T4 多核苷酸激酶的作用是将 ATP 上的 γ 位磷酸转移到 DNA 的 5′末端上，包括前向反应和交换反应两种。在前向反应中，将 ATP 上的 γ 位磷酸转移到 DNA 的 5′末端上；在交换反应中，过量的 ADP 可促使酶将 DNA5′末端磷酸转移到 ADP 分子生成 ATP，然后将［γ-^{32}P］dATP 中同位素标记的 γ 位磷酸转移到 DNA 的 5′末端，使之重新磷酸化，此过程需要二硫苏糖醇（DTT）和 Mg^{2+} 参与。

7. 末端脱氧核苷酸转移酶

末端脱氧核苷酸转移酶（terminal deoxynucleotidyl transferase，TdT，简称末端转移酶），在二价阳离子存在下，催化脱氧核糖核苷酸转移到单链或双链 DNA 分子的 3′-OH 上。底物是单链 DNA 或有 3′突出末端的双链 DNA，需要 Mg^{2+} 参与；底物是平端或 3′凹端的双链 DNA，需要 Co^{2+}。

末端转移酶的功能主要有：①在载体或目的基因 3′末端加上互补的同质多聚尾，形成人工黏性末端，便于 DNA 重组连接：②用于 DNA 3′末端的同位素探针标记。

（二）载体

借助限制性核酸内切酶可以切出含有目的基因序列的 DNA 片段。将外源 DNA 片段带入宿主细胞进行扩增或表达的运载工具称为载体，本质为 DNA。三种最常用的载体是细菌质粒、噬菌体和动植物病毒。质粒是细菌染色体以外的遗传物质，是一种相对分子质量较小、独立于染色体 DNA 之外的环状 DNA（一般有 1～200kb），有的一个细菌中有一个，有的一个细菌中有多个。质粒能通过细菌间的接合由一个细菌向另一个细菌转移，可以独立复制，也可整合到细菌染色体 DNA 中，随着染色体 DNA 的复制而复制。在基因操作过程中使用载体有两个目的：一是用它作为运载工具，将目的基因转移到宿主细胞中去；二是利用它在宿主细胞内对目的基因进行大量的复制（称为扩增）。

载体应具备以下条件。①在宿主细胞中能保存下来并能大量复制，且对受体细胞无害，不影响受体细胞正常的生命活动。②有多个限制性核酸内切酶切点，而且每种酶的切点最好只有一个，如大肠埃希菌 pBR322 就有多种限制性核酸内切酶的单一识别位点，可适用于多种限制性核酸内切酶切割的 DNA 插入。③含有复制起始位点，能够独立复制：通过复制进行基因扩增，否则可能会使重组 DNA 丢失。④有一定的标记基因，便于进行筛选，如大肠埃希菌的 pBR322 质粒携带氨苄青霉素抗性基因和四环素抗性基因，就可以作为筛选的标记基因。一般来说，天然载体往往不能满足上述要求，因此需要根据不同的目的和需要，对载体进行人工改造。现在所使用的质粒载体几乎都是经过改造的。⑤载体 DNA 分子大小应合适，以便操作。

根据载体的用途不同，将载体分为克隆载体和表达载体两种。

1. 克隆载体

能将目的基因在受体细胞中复制扩增并产生大量目的基因的载体称为克隆载体。通常采用从病毒、质粒或高等生物细胞中获取的 DNA 作为克隆载体，在载体上插入合适大小的外源 DNA 片段，并注意不能破坏载体的自我复制。将重组后的载体引入宿主细胞中，并在宿主细胞中大量繁殖。常见的载体有质粒、噬菌体、酵母人工染色体等。

（1）质粒载体　质粒是指细菌染色体以外的小分子双链环状 DNA，具有自我复制能力并能表达其所携带的遗传信息。质粒的分子质量一般为 10^6～10^8kD，长 1.5～15kb。目前常用的克隆载体大多是天然质粒经人工改造后构建而成的。

质粒 DNA 根据复制是否受宿主细胞蛋白质合成控制分为严紧型质粒和松弛型质粒。严紧型质粒的复制与细菌的复制密切相关，需要蛋白质合成酶和 DNA 聚合酶Ⅲ的存在。每个细胞只有 1～5 个松弛型质粒可在没有蛋白质合成的情况下继续复制，松弛型质粒作为质粒载体是目前使用最广泛的重组 DNA 载体。作为克隆载体的质粒应具备以下特点。①具有松弛型复制子（如 ColE Ⅰ），复制子是质粒自我增殖所必不可少的基本条件，并可协助维持使每个细胞含有一定数量的质粒拷贝；②在复制子外存在几个单一的酶切位点（或多克隆位点），以便目的 DNA 片段插入；③具有插入失活的筛选标记，理想的质粒载体应具有两种抗生素抗性标记，以便从平板中直接筛选阳性重组子；④具有分子质量相对较小和较高的拷贝数。然而，质粒的缺点是容量较小，一般只能接受小于 15kb 的外来 DNA，插入片段过大会导致重组子扩增速度减慢，甚至使插入片段失活。质粒克隆载体的用途主要有：①用于保存和扩增小于 2kb 的目的 DNA；②构建 cDNA 文库；③目的 DNA 的测序；④作为核酸杂交时的探针来源。

目前常用的质粒载体有 pBR322、pUC 系列以及由后者衍生而来的 pSP 和 pGEM 系列等。

pBR322 是最早被广泛应用于分子克隆的载体之一。它是由一系列大肠埃希菌质粒 DNA 通过 DNA 重组技术构建而成的双链克隆载体，长度为 4.36kb。pBR322 由三个不同来源的部分组成：①来源于 ColE Ⅰ的派生质粒 pMBI 的复制起始位点；②来源于 pSF2124 质粒易位子 Tn3 的氨苄青霉素抗性（Amp′）；③来源于 pSC101 质粒的四环素抗性（Ter′）。

pBR322 质粒载体具有下述特点。①带有一个复制起始位点，该特点保证该质粒能在大肠埃希菌中复制。②具有两个抗生素抗性基因作筛选标记和数个单一的限制性酶切位点。其中三个单一的酶切位点 BamH Ⅰ、Hind Ⅲ和 Sal Ⅰ均在 Ter′基因内，Pst Ⅰ识别位点在 Amp′基因内。当外源基因插入这些抗性位点时，就分别称为 Amp 敏感（Amp′）或 Tet 敏感（Tet′），即插入失活。③具有较小的分子质量：pBR322 质粒载体的这种小分子质量特征，不仅利于自身 DNA 的纯化，而且能有效地克隆 6kb 大小的外源 DNA 片段。④具有较高的拷贝数：经扩增后，每个细胞可累积 1000～3000 个拷贝，这为重组 DNA 的制备提供了极大的方便。

pUC 系列载体是由 pBR322 质粒和 M13 噬菌体重组构建而成的双链 DNA 质粒载体。pUC 系列的质粒载体包含 4 个组成部分：①来自 pBR322 质粒的复制起始位点；②Anpr 基因，但其 DNA 序列已不再含有原来的核酸内切酶单一识别位点；③大肠埃希菌 β-半乳糖苷酶基因（lacZ）的启动子及其编码 α-肽链的 DNA 序列，此结构称为 LacZ′基因；位于 LacZ′基因中靠近 5′端的一段多克隆位点区段，但并未破坏该基因的功能。pUC 系列大多数是成对的，如 pUC8/pUC9、pUC18/pUC19，即每对含有大致相同的多克隆位点（个别切口又可不同），但整个多克隆位点反向倒装（故称其为一对）。不同对的 pUC 系列质粒载体的多克隆位点的数目和种类不同。

与 pBR322 质粒载体相比，pUC 系列具有许多方面的优越性。①具有更小的分子质量和更高的拷贝数，在构建 pUC 系列时仅保留了 pBR322 的复制子和 Amp′，可供菌落筛选。②适用于组织化学筛选重组体，pUC 质粒结构中具有来自大肠埃希菌 LacZ 操纵子的 lacZ′基因，其编码的 α-肽链可参与 α-互补作用。目的基因插入后，破坏 lacZ 基因的完整性。在重组实验中，可用异丙基-3-D 硫代半乳糖（IPTG）诱导 lacZ 基因表达 β-半乳糖苷酶（β-galactosidase），该酶能水解 5-溴-4-氯-3-吲哚-3-D-硫代半乳糖苷（X-gal）产生蓝色产物。若 lacZ 基因插入失活，则缺乏 β-半乳糖苷酶表达，也就不能消化 X-gal，菌落为白色即阳性重组体克隆，此称为蓝白斑实验。③pUC 系列的多克隆酶切位点与 M13mp 系列相对应，因此克隆的外源 DNA 片段就可以在两类载体系列之间来回“穿梭”，这使克隆序列的测序极为方便。

（2）噬菌体载体　噬菌体是指感染细菌的病毒。按其生活周期分为溶菌性噬菌体和溶原性噬菌体两种类型：前者是指噬菌体感染细胞后，连续增殖，直到细菌裂解，释放的噬菌体又可感染其他细菌；后者是指噬菌体感染细胞后，可将自身的 DNA 整合到细菌的染色体中和细菌染色体一起复制。构建的噬菌体载体以 λ

噬菌体、M13噬菌体和黏粒最为常用。

① λ噬菌体载体：野生型的λ噬菌体是一种基因组为4.8kb的线性双链DNA，全长约48.5kb，其中60%（约30kb）的基因为噬菌体生长所必需，称为必需基因；中间约40%为非必需基因区域，可被外源DNA片段代替而不影响λ噬菌体的生存。λ噬菌体5′端含12个核苷酸的互补单链，是天然的黏性末端，称为COS位点，λ噬菌体感染宿主菌后，其COS位点通过碱基配对而结合，形成环状DNA分子。重组噬菌体的分子质量必须为野生型噬菌体分子质量的75%～105%，否则不能包装成有活性的噬菌体颗粒。

λ噬菌体的用途主要有：a. 用作一般的克隆载体；b. 用于构建一般的基因组或cDNA文库（小于22kb）；c. 用于抗体库或随机肽库的构建；d. 用于核酸的序列分析。

λ噬菌体载体包含插入型和置换型两类。

一是插入型载体。外源DNA直接插入λ噬菌体的单一酶切位点，而此位点所在的基因不是噬菌体存活所必需的。由于噬菌体包装时对DNA分子质量大小有一定的限制，因此只容许几个kb的外源DNA插入。外源DNA的插入位点为*Eco*RⅠ，正好插在Lac Z基因编码区内，因此可通过蓝白斑实验筛选。如常用的λgt 10和λgt 11载体是这类载体的代表。

二是置换型载体。λ噬菌体基因组中央部分约14kb非其生长所必需，在此载体的中央、两端都有*Eco*RⅠ（E）、*Bam*HⅠ（B）和*Sa*LⅠ（S）三个限制性内切酶位点，用这三种内切酶将中央部分切下可由外源DNA所代替，从而丧失某些生物学功能，造成重组体与空载体形成噬菌斑形态（清晰和混浊）或颜色（蓝白斑实验）差别，这种差别即可作为筛选标记。EMBL4是这类载体的代表。

② M13噬菌体载体：M13噬菌体是一类雄性特异的大肠埃希菌噬菌体，其基因组都是一个长度为6.4kb且彼此同源性很高的单链闭环DNA分子。M13噬菌体在细菌内呈溶原状态生长，在适当条件下可生成过渡形式的双链环状复制型DNA，成熟的噬菌体以单链（正链）形式释放到培养液。作为克隆载体的M13噬菌体以双链环状DNA复制形式克隆外源DNA，重组体导入宿主细胞后，又重新进入复制周期，最后成熟的子代噬菌体中只有一条含外源DNA的链（负链）。通过对M13噬菌体进行改造，已成功地发展出了M13mp噬菌体载体系列，例如M13mp8、M13mp9、M13mp10和M13mpll等。改造过的M13噬菌体引入了带有大肠埃希菌lacZ的调控序列和N端前146个氨基酸的编码信息以及多克隆酶切位点，因此也可用IPTG-X-gal蓝白斑筛选重组体。M13mp系列大多是成对的，且有pUC质粒系列的多克隆位点与之对应，主要用于目的DNA的测序和单链放射性探针的制备，克隆的外源DNA一般小于1kb。

③ 黏粒载体：黏粒又称柯斯质粒（cosmid），“cosmid”一词是“COS site-carryingplasmid”的缩写，其原意是指带有黏性末端位点（COS）的质粒。黏粒

载体由质粒和λ噬菌体的COS位点构建而成，它含有质粒复制的起始位点、一个或多个酶切位点和抗生素耐药性基因（Amp′和Tet′），用于插入目的基因的单一酶切位点以及λ噬菌体的cos位点。黏粒载体主要用于克隆大片段DNA和构建基因组文库。黏粒载体有以下作用和特点：①黏粒载体大小为4～6kb，而插入外源基因长达40～50kb，可用于克隆大片段真核DNA，②加入λ噬菌体头部和尾部蛋白，可将黏粒包装成类似于λ噬菌体的具感染能力的颗粒，容易进入大肠埃希菌。③黏粒进入细菌后则完全失去噬菌体的功能，表现出质粒的特性。

（3）酵母细胞中克隆基因常用的载体　由于许多基因过于庞大而不能作为单一片段克隆于这些载体之中，以及建立真核生物染色体物理图谱及克隆其大片段的需要，20世纪80年代提出了建立人工染色体的概念和方法，并成功构建了第一条酵母人工染色体（yeast artificial chromosome，YAC）。酵母是研究真核生物DNA复制、重组、基因表达和调控过程等的理想材料，酵母人工染色体是利用酵母染色体DNA和大肠埃希菌pBR322质粒改造而成的，是主要由着丝粒、端粒、复制子和外源DNA构成的线状DNA分子，具有天然酵母染色体的许多特征和生物性状。YAC主要包括以下调控元件。①着丝粒：以保证染色体在细胞分裂过程中正确地分配到子代细胞。②端粒：作为染色体复制所必需的元件，具有防止染色体被核酸外切酶降解的功能。③复制起始点和限制性内切酶位点。④筛选标记：YAC载体的两臂均带有选择标记，在酵母中选择标记一般为色氨酸合成基因、亮氨酸合成基因、组氨酸合成基因或尿嘧啶合成基因，通过外源DNA插入导致基因失活而进行筛选。⑤原核序列及调控元件：包括大肠埃希菌复制起始点、Ampr基因等，以便于在大肠埃希菌中操作。

根据其复制方式不同分为三型：整合型（YIP）、复制型（YRP）和附加型（YEP）载体。三类载体的共同特点如下：①能在大肠埃希菌中复制，并具有较高的拷贝数；②含有在酵母细胞中便于选择的遗传标记；③含有合适的限制性酶切位点，以便插入外源基因。

Y1P和YRP载体能稳定遗传但都是单拷贝、转化率低，多用于遗传分析；YRP和YEP载体对酵母具有很高的转化活性、拷贝数较高但稳定性差，后者较前者稳定，是基因克隆中常用的载体。

（4）动物病毒克隆的载体　已构建并经常使用的动物病毒克隆载体有猿猴空泡病毒40（simlan vacuolating virus 40，SV40）载体、腺病毒载体和逆转录病毒载体等，它们都有各自的特点和应用范围。

以SV40为例，SV40是共价闭合环状双链DNA病毒，能感染猿猴等哺乳类动物。分子质量小，长度约5.2kb，人工改造的SV40载体只含SV40的复制起始区、早期区域启动子等调节基因，不含病毒基因组的编码序列，改造过的SV40克隆载体主要有两种类型：取代型的重组病毒载体和重组的病毒-质粒载体。前者的特点是将外源DNA直接插入缺陷型的病毒基因组中，且插入的片段与被取代的病毒基因组大小等同，有利于包装成病毒颗粒。后者的特点是只取病毒基因组中与维持哺乳动物复制有关的序列，使它与细菌质粒融合，这样的重组体类似于质粒的 DNA 分子载体，不能被包装成病毒颗粒，不会引起细胞裂解感染。

2. 表达载体

表达载体是指用来在受体细胞中表达（转录和翻译）外源基因的载体。这类载体除具有克隆载体所具备的性质以外，还带有转录和翻译所必需的 DNA 序列。根据受体细胞不同，表达载体多种多样，如大肠埃希菌、分枝杆菌、放线菌、酵母、哺乳动物细胞等，各有相应的表达载体。在这里，通过大肠埃希菌表达载体和哺乳动物细胞表达载体来介绍表达载体的一般特性。

（1）原核表达载体　原核表达载体适合于在原核生物细胞中表达外源基因。大肠埃希菌表达载体中含有复制起始位点、抗性基因、克隆位点，可以导入大肠埃希菌，这些特点与其他克隆载体一样。此外，表达载体中还含有启动子、核糖体结合位点、克隆位点和转录终止序列等表达元件。

① 启动子：启动子是启动外源基因表达的必需成分，大肠埃希菌表达载体中常用的启动子有 trp-lac 启动子、λ 噬菌体 P_L 启动子和 T7 噬菌体启动子。

a. trp-lac 启动子：亦称 tac 启动子，它是一个双启动子，又称杂合启动子。由 trp 启动子加上 lac 操纵子中的操纵元件、SD 序列融合而成。整个 tac 启动子受 lac 阻抑物调控，在 lac 阻抑物高水平表达的 lael 大肠埃希菌菌株中，其转录可被抑制，加入 IPTG 诱导其表达。常用的受体菌株有 RB791、XL-I-blue、SB221、JM109 等。

b. λ 噬菌体 P_L 启动子：该启动子受控于温度敏感的阻抑物（cIts857）。clts857 在低温下可以阻抑 P_L 启动子的转录，但在高温下则失去阻抑作用，P_L 启动子开始转录。因此 P_L 是一种温度诱导的启动子。大肠埃希菌 M5219 株含有人噬菌体的缺陷型原噬菌体，可以编码 clts857，含 P_L 启动子的表达载体需转化到 M5219 菌株中才能调控表达。

c. T7 噬菌体启动子：其是个表达效率很高的启动子，但需要特殊的受体菌，如 JM109 等。JM109 是溶原菌，带有 lacUIV5 启动子控制下的 T7 噬菌体 RNA 聚合酶基因，可用 IPTG 诱导。

② 核糖体结合位点：是外源基因在原核细胞中翻译的必需成分，mRNA 在细菌中的翻译严格依赖于是否有核糖体结合位点（ribosome binding site，RBS）的存在，它是大肠埃希菌表达载体中必不可少的元件。核糖体结合位点位于 AUG 上游 8～13 个核苷酸处，为一个富含嘌呤的短片段，又称为 SD 序列（Shine-Dalgarno sequence）。这段序列正好与 30S 小亚基中的 16S rRNA3′端一部分序列互补，因此 SD 序列也称为核糖体结合序列。

③ 转录终止序列：可保证外源基因的高效表达，如果载体中没有转录终止序列，也可以表达某些外源蛋白质，但并非所有的外源蛋白质的表达都可获得较满

意的效果。所以多数表达载体中都带有转录终止序列，常用的转录终止序列短的有几十 bp，长的可达 700～800bp。

(2) 真核表达载体　原核细胞缺乏真核细胞的转录后加工系统，不能切除 mRNA 中的内含子形成成熟的 mRNA，并缺乏真核细胞的翻译后加工系统，因此采用真核表达系统自然应比原核系统优越。

真核表达载体主要有酵母、昆虫、动物和哺乳类细胞等表达系统，也是在克隆载体基础上发展起来的。真核表达载体至少要含有两类序列：一是原核质粒的序列，包括复制起始序列、耐药性基因标志等；二是在真核宿主细胞中表达重组基因所需要的元件，包括启动子、增强子、转录终止和加 poly A 信号序列，以及供外源基因插入的单一限制性内切酶识别位点等。

① 原核 DNA 序列：包括能在大肠埃希菌中自身复制的复制子，便于耐药性基因的筛选标记，以及便于目的基因插入的限制性内切酶位点。

② 启动子：转录起始位点上游 25～30bp 有富含 AT 的 TATA 框及其上游 100～200bp 处的上游启动子元件。

③ 增强子：是一类显著提高基因转录效率的顺式作用元件，目前常用的有 SV40 的早期基因增强子、Rous 肉瘤病毒（RSV）基因组的长末端重复序列和人类巨细胞病毒（CMV）等。

④ 终止子和加 poly A 信号：真核基因表达的过程中 RNA 聚合酶Ⅱ通常跨过结构基因的末端继续进行转录，因此，成熟的 mRNA 3′端是经过位点特异性的转录后切割并加上 poly A 而形成的。准确而有效地加上 poly A，有赖于 mRNA 中的特异序列，即 3′末端的 AAUAA 和其下游的 GU 富集区或 U 富集区。真核表达载体必须带有 poly A 加尾信号以保证新转录的 mRNA 能够有效地加上 poly A。尽管全长 cDNA 克隆可能已带有 AATAAA 序列和一段 poly A，但这些内源性序列本身并不足以保证 poly A 的形成。因此，载体中务必包含切割和加 poly A 尾所必需的下游 GU 富集区。最为常用的加 poly A 信号来自 SV40，是一段 237bp 的 *Bam*H Ⅰ-*Be*L Ⅰ限制性内切酶片段，其中同时含有早期和晚期转录单位的切割与加 poly A 信号。两套信号作用的方向相反，并分别位于不同的 DNA 链上，对 mRNA 的加工均很有效。

为了将含目的基因的载体导入哺乳动物细胞，还必须加入遗传选择标记。常用的标记基因有胸腺激酶基因、二氢叶酸还原酶基因、新霉素抗性基因、氯霉素乙酰基转移酶基因等。

二　重组基因的导入策略

分子克隆主要分为以下几个步骤：①制备目的基因和相关载体；②将目的基因和相关载体进行连接；③将重组的 DNA 导入受体细胞；④DNA 重组体的筛选和鉴定；⑤DNA 重组体的扩增、表达和其他研究。

将重组DNA或其他外源DNA导入宿主细胞的常用方法有以下几种。

（一）原核细胞的导入策略

转化是直接将DNA导入细菌的方法。转化是指将质粒或其他外源DNA导入处于感受态的宿主菌，并使其获得新的表型的过程。转化常用的宿主菌是大肠埃希菌，大肠埃希菌悬浮在$CaCl_2$溶液中，并置于低温（0～5℃）环境下一段时间，钙离子使细胞膜的结构发生变化，通透性增加，从而具有摄取外源DNA的能力，这种细胞称为感受态细胞。在感受态细胞中，加入质粒DNA（重组的或非重组的），使其进入细胞内。

在合适条件下，细菌大约每20min分裂一次。一般只需十多个小时，琼脂平板上便出现肉眼可见的菌落。每个细菌菌落都是单一细菌的后代。因此，在一个菌落中的所有细菌都具有相同的遗传组成，称为细菌的克隆。在一个克隆中，所有细菌含有相同的外源DNA插入片段，如将这样的一个菌落从琼脂平板上挑出来转移至另一琼脂平板上培养，以后生长出的所有菌落均含有相同的外源DNA序列，这一过程便是克隆化，应用这一方法，可使某一特殊的重组DNA片段得到扩增。

由于黏粒带有一个复制起始点和一个药物抗性标志，黏粒也能由标准的转化方法导入大肠埃希菌，并像质粒一样扩增。

实验室常用的转化方法如下。

1. $CaCl_2$处理法

当细菌处于0℃、二价阳离子（如Ca^{2+}、Mg^{2+}等）低渗溶液中时，细菌细胞膨胀成球形，处于感受态；此时转化混合物中的DNA形成抗DNA酶的羟基—钙磷酸复合物黏附于细胞表面，重组DNA在42℃短时间受热冲击后吸附在细胞表面，在丰富的培养基中生长数小时后，球状细胞恢复原状并繁殖，该方法的转化效率为每微克DNA可获得10^5～10^6转化子。

2. 电击法

利用高压脉冲，在细菌细胞表面形成暂时性的微孔，重组DNA从微孔中进入，脉冲过后，微孔复原，在丰富的培养基中生长数小时后，细胞增殖，重组DNA得到大量复制。

（二）真核细胞的导入策略

转染是将外源DNA导入真核细胞的方法，转染是由转化和感染两个词构成的词，指真核细胞主动摄取或被动导入外源DNA片段而获得新的表型的过程。进入细胞的DNA可以被整合至宿主细胞的基因组中，也可以在染色体外存在和表达。用这些方法，可以将外源DNA导入受体细胞，观察外源基因的表达状态；或者从基因组中筛选出具有某种功能的基因。例如将癌细胞DNA转染NIH/3T3细胞，得到转化灶，再从中克隆有关癌基因。从转化的 NIH/3T3 细胞基因组中已经鉴定出一系列与恶性转化有关的基因。除了上述与原核细胞导入方法相同的 $CaCl_2$ 处理法及电击法之外，其他常用的方法如下。

1. 聚乙二醇介导的转染法

此法一般用于转染酵母细胞以及其他真菌细胞。细胞用消化细胞壁的酶处理以后变成球形体，在适当浓度的聚乙二醇 6000 的介导下，将外源 DNA 导入受体细胞。

2. 磷酸钙-DNA 共沉淀法

此法是将外源基因导入哺乳细胞中进行瞬时表达的常规方法。将被转染的 DNA 和正在溶液中形成的磷酸钙微粒共沉淀后，磷酸钙和外源性 DNA 形成沉淀颗粒附着在细胞表面，通过细胞收缩时裂开的空隙进入或在钙、磷的诱导下被细胞摄取，通过内吞作用进入受体细胞，从而使外源 DNA 整合到受体细胞的基因组中得以表达。

3. 二乙氨基乙基-葡聚糖介导的转染

二乙氨基乙基（diethyl aminoethyl，DEAE）-葡聚糖介导的作用机制依然不甚清楚，可能是 DEAE-葡聚糖与 DNA 结合后抑制核酸酶的作用或与细胞结合后促进细胞对 DNA 的内吞作用。此方法比磷酸钙-DNA 共沉淀法重复性好，但只适合瞬时转染实验。

4. 原生质体融合

外源性 DNA 片段与噬菌体 DNA 载体连接后成为重组噬菌体 DNA，经噬菌体外壳蛋白包装完毕以后，成为有感染能力的噬菌体颗粒。将这些有感染能力的重组噬菌体颗粒和宿主真核细胞按一定比例混合，在培养过程中利用噬菌体的主动感染能力，将重组噬菌体 DNA 导入真核细胞宿主中，在宿主真核细胞中大量复制。

5. 脂质体法

脂质体是一种人造膜泡，可作为体内、体外物质的转运载体。脂质体与 DNA 或 RNA 上带负电荷的磷酸基团结合，形成由阴离子脂质包裹 DNA 的颗粒，通过脂质体上剩余正电荷与细胞膜上唾液酸残基负电荷的融合将外源基因导入细胞。

6. 细胞核的显微注射法

将外源基因的重组体通过显微注射装置直接注入细胞核中并进行表达。外源基因导入原核细胞和真核细胞的方法很多，可根据具体情况进行选择。

三　重组子的鉴定

将外源基因导入宿主细胞后，首要任务是筛选含有目的基因的阳性克隆并加以扩增。主要包含三个步骤：首先是筛选出带有载体的克隆，然后是筛选出带有重组体的克隆，最后是筛选出带有特 CTIO 异 DNA 序列的克隆。所用的方法主要有遗传学方法、免疫学方法、核酸杂交法、PCR 等。

（一）遗传标记物的鉴定

1. 利用抗性标记进行筛选

遗传学选择是从一个数目庞大的细胞群体中筛选特定细胞的最为有效的方法，所有的克隆载体均带有可供选择的遗传学标志或特征，为遗传学选择带来了方便。质粒都含有针对某种抗生素的抗性基因，转化后，将细菌放在含有这种抗生素的培养基中培养，未被转化的细菌即被杀死，生长的细菌就是已转化的细菌。

2. 利用其他标记进行筛选

带有重组 DNA 的克隆可利用载体的不同特性进行筛选。

（1）插入失活法　这种方法利用特定抗性基因的失活进行筛选，常被用于鉴别质粒重组体和非重组体，适用于具有两个或两个以上抗生素抗性标记的质粒。例如，pBR322 中有氨苄青霉素抗性基因（Amp^r）和四环素抗性基因（Tet^r），在 Amp 上有一个 *Pst* Ⅰ位点，在 Tet^r上有一个 *Bam*H Ⅰ位点，如将外源 DNA 通过 *Bam*H Ⅰ位点插入到 Tet^r中，使 Tetr 基因灭活，再用这个重组体转化 Amp 和 Tet 均敏感的大肠埃希菌，将细菌放在含有氨苄青霉素的培养基上培养，在生长出的菌落中，有的菌落含携带有外源 DNA 片段的质粒，也有自身环化而无外源 DNA 插入的质粒。区别这两种菌落的方法是把菌落分别接种到含氨苄青霉素和四环素的培养基平板上，每个菌落接种到两块平板的位置必须对应。如果菌落在氨苄青霉素和四环素平板上均生长，说明它携带的质粒中并没有外源 DNA 片段插入。只有那些在氨苄青霉素平板上生长而在四环素平板上不生长的菌落，其携带的质粒中才可能插入了外源 DNA 片段。

（2）α-互补筛选　α-互补筛选利用的是功能互补的基因片段。为了便于克隆外源 DNA 片段，在野生型 M13 噬菌体 DNA 的Ⅳ基因和Ⅱ基因之间插入了 Lac 操纵子的调控序列以及 β-半乳糖苷酶前 145 个氨基酸的编码序列，该序列不能产生有活性的 β-半乳糖苷酶。M13 宿主菌（JM 系列）F 游离体上的 β-半乳糖苷酶基因中，失去了编码 11～14 个氨基酸序列的核苷酸序列，未受感染的宿主菌不能产生有活性的 β-半乳糖苷酶（La^-）。当 M13 的宿主菌受到 M13 的感染后，M13 上编码的 β-半乳糖苷酶的氨基端部分与宿主菌中有缺陷的 β-半乳糖苷酶互补，才能产生有活性的 β-半乳糖苷酶，这种作用称为 α-互补作用。当有 Laf 启动子的诱导剂 IPTG（isopropyl-β-D-thiogalactoside，异丙基 β-D-硫代半乳糖苷）和该酶的人工底物 X-gal（5-bromo-4-chloro-3-indolyl-β-D-galactopyranoside，5 溴-4-氯-3-吲哚-β-D-半乳糖苷）存在时，产生蓝色噬菌斑。如果在 M13 载体上插入外源 DNA 片段，破坏了 M13 载体上 Lac 基因的结构，不能与宿主菌中的 β-半乳糖苷酶互补，在 IPTG 及 X-gal 存在时，则产生白色菌斑。

某些质粒载体（如 pUC 系列载体）也带有大肠埃希菌的 β-半乳糖苷酶基因

(LacZ) 前一部分片段，在 LacZ 基因区又另外引入了一段含多克隆位点的 DNA 序列。这些位点上如果没有克隆外源性 DNA 片段，在质粒被导入携带 LaeZ 基因 C 端编码区的大肠埃希菌后，质粒携带的 LaeZ 基因片段将正常表达，与大肠埃希菌的 LaeZ 基因产物 C 端部分互补，产生有活性的 β-半乳糖苷酶，加入人工底物 X-gal 和诱导剂 IPTG 后，使 X-gal 转化成蓝色的代谢产物，出现蓝色的菌落。如果在多克隆位点上插入外源 DNA 片段，将使 LacZ 基因灭活，不能生成有活性的 β-半乳糖苷酶，结果菌落呈现白色。由于这种颜色标志，重组克隆和非重组克隆的区分一目了然，这种筛选方法也称为蓝白斑筛选。

λgt11 也引入了大肠埃希菌 LacZ 基因，同理，非重组体将在含 X-gal 和 IPTG 的培养基上产生蓝色噬菌斑，而重组体将产生白色噬菌斑。

（二）酶切鉴定

当初步确定是带有外源性 DNA 片段的重组体菌落时，则挑少量菌落进行小量培养，然后进行快速抽提得到重组 DNA，用限制性内切酶进行酶切，凝胶电泳分析是否有外源 DNA 的插入。电泳后只出现一条区带的是原载体本身，而重组载体还多一条外源 DNA 片段的区带，可根据 DNA Marker 来分析插入 DNA 片段的分子质量。

（三）测序鉴定

DNA 序列分析是最后确定分离的 DNA 是否是特异的外源性插入 DNA 的唯一方法，也是最确定的方法。现在 DNA 序列分析已实现自动化，是一种快速、简便和实用的方法。

上述是几种基因重组筛选及克隆基因序列鉴定的方法，在应用时要根据具体情况选择适当的方法，本着先粗后精的原则，对重组体进行逐步分析。

第七章

其他分子生物检验技术

第一节 流式荧光技术

流式荧光技术是涵盖了液相芯片、流式细胞术等多种技术于一体的多指标分析技术。液相芯片又称 xMAP（flexible multiple-analyte profiling）、悬浮阵列，其以荧光编码微球为核心，集流式细胞术原理、激光分析、高速数字信号处理等多种技术于一体。流式细胞术（flow cytometry，FCM）是一种在功能水平上对单细胞或其他生物粒子进行定量分析或分选的检测手段。它可高速分析上万个细胞，并能同时从一个细胞中测得多个参数，与传统荧光显微镜检查相比，具有速度快、精度高、准确性好等优点，成为当代最先进的细胞定量分析技术。

一 流式细胞术液相芯片技术

流式细胞术液相芯片技术（liquid chip）是流式细胞术与生物芯片技术的有机结合，把不同的生物探针（核酸和蛋白质等）标记在各种有荧光的微球上，以荧光标记微球作为反应载体在液相系统中完成生物学反应。它构成了“荧光微球体—探针—目的分子报告分子”的反应模式，可以在同一液相中同时检测多个目的分子。利用固体芯片可以通过一个实验对多个基因的表达情况进行分析。在国外，固体芯片是基础研究和新药开发的必要工具，因为它的信息量特别大（高通量），可以同时对上万个基因进行分析。但由于其信息质量的稳定性和可重复性比较差，固体芯片的临床应用受到很大的限制。

多功能悬浮点阵（multi-analyte suspension array，MASA）技术平台是既能保证信息质量，又能提供相对高通量的新一代分子诊断技术平台，是在流式细胞术、ELISA 技术和生物芯片技术的基础上开发的新一代多功能液相芯片反应分析系统，其有机整合了免疫微球、激光检测、流体动力学、数字信号处理和计算机运算等功能。流式液相多重蛋白定量技术（cytometric bead array，CBA）利用流式细胞仪可对荧光信号进行级数放大的特性，只需使受检的可溶性因子附着于一些具有近似细胞直径的微粒上，即可对受检样品中的各种可溶性因子进行检测，可测量多种可溶性细胞内蛋白质。它还可将捕获微球、PE 标记的信号抗体、标准品或待测样品共同孵育，三者形成双抗夹心复合物，根据每一种复合物上 PE 的荧光强度计算这种检测因子的浓度。

（一）液相芯片技术原理

液相蛋白质芯片由球形基质、探针分子、被检测物以及报告分子 4 个主要部分组成。反应主要包括 3 个步骤，即探针分子的固定、标记探针的球形基质与样品反应、反应结果检测。检测的原理是使单个的球形基质通过检测通道，并使用双色激光同时对球形基质上的红色分类荧光和报告分子上的绿色报告荧光进行检测。红色激光激发的是球形基质上的红色分类荧光，根据球形基质的不同色彩编号，可以将球形基质分类，从而将各个不同的分析反应区分开来。绿色激光激发的是绿色报告荧光分子，目的是确定球形基质上结合的报告荧光分子的数量，从而确定球形基质上结合的目的分子的数量。因此，通过红绿双色激光的同时检测，可以确定被结合的检测物的种类和数量。

液相芯片技术的核心是把微小的乳胶颗粒分别染成上百种不同的荧光色（固体芯片是用探针在芯片上的位置给基因的特异性编码，而 xMAP 则是用颜色来编码），然后把针对不同检测物的核酸（互补链）或蛋白质（如包被抗体）分别以共价方式吸附到不同颜色的颗粒上。应用时，先把针对不同检测物的不同颜色的乳胶颗粒混合，再加入被检测物（被检测物既可以是血清中的抗原、抗体、酶等，也可以是 PCR 产物）。在悬液中，乳胶颗粒与被测物先特异性结合（杂交仅需 10 分钟），之后再加上荧光标记。检测时乳胶颗粒被微量液体传送系统排成单列通过两束激光，一束判定颗粒的颜色，从而决定被测物的特异性（定性）；另一束测定颗粒上的荧光标记强度，从而给被测物定量。荧光信号可以在瞬间经系统接收、判定后由电脑以数据信息的形式记录下来，所得到的数据经电脑处理后可以直接用来判断结果。因为分子杂交是在悬浮溶液中进行的，检测速度极快，所以又有“流式荧光”之称。

在液相芯片系统中，为了区分不同的探针，每一种用于标记探针的球形基质都带有一个独特的色彩编号。在球形基质的制造过程中，掺入两种不同的红色分类荧光，根据这两种红色分类荧光的比例不同，可以把球形基质分成 100 种。利用这 100 种球形基质，可以标记 100 种不同的探针分子，同时对一个样本中的 100 种不同的目的分子进行检测。为了便于探针分子的固定，可在球形基质的表面进行一系列的修饰，以适合各种蛋白质、肽以及核酸等生物分子的固定。

流式液相多重蛋白质定量技术可利用流式细胞术测量多种可溶性细胞内蛋白质，专用于多元分析，使用单一样本获取更多数据。当样本量非常少时，多元分析变得格外有用，它可以实现蛋白质种类分析的最大化，仅需要 25～50μL 的样本量，就可以分析多达 30 种蛋白质，涵盖了多种可溶性细胞内蛋白质的测定方法，包括细胞因子、趋化因子、生长因子、磷酸化的细胞信号蛋白等，甚至可以在浓度低至 0.274pg/mL 时进行多元分析。而 ELISA 和免疫印迹方法，对于相同的样本量，只能分析一种蛋白质。阵列中每一个微球都具有独特的荧光强度，并包被了专用于一种分析的捕获抗体。应用分析软件对每一种单独的微球群体进行圈门，确定阵列中每一种分析物的平均荧光强度，生成标准曲线，并将样品的浓度和标准曲线进行插值对比，最终生成一个表格形式的分析结果报告。

（二）液相芯片的特点

液相芯片的独特设计使它拥有常规蛋白质检测方法所不具备的特点：①通量大，可对同一样本中的多种不同的目的分子同时进行分析；②灵活性好，可适用于各种蛋白质分析，可以接受实验室已有的实验方案，使用者可以自行设计分析方案，也可使用成套试剂盒；③液相环境更有利于保持蛋白质的天然构象，也更有利于探针和被检测物的反应；④灵敏度高，只需要微量的样品即可进行检测；⑤操作简便，耗时短。

（三）液相芯片技术的应用

液相芯片系统是一个高度灵活的多元分析平台，可以适用于蛋白质组学研究、临床研究和药物研究中的各种蛋白质分析，包括免疫分析、核酸研究、酶分析、受体-配体分析、蛋白质-蛋白质相互作用分析、蛋白质-核酸相互作用分析。由于液相芯片技术具有灵活性好、操作简单、通量大等特点，目前已经被用在细胞因子的检测、激酶的检测、抗原决定簇的筛选、HLA 配型、自身免疫性疾病检测、过敏原检测、基因突变检测、肿瘤标志物检测、HPV 分型等众多领域。液相芯片出众的高通量检测性能正好契合临床肿瘤标志物检测的需求，在不同荧光编码的微球上进行抗原-抗体反应，通过两束激光分别检测荧光信号和微球编码，可实现对多种肿瘤标志物的联合检测。

液相蛋白诊断芯片在临床诊断方面应用前景广阔，但是受制于高质量的诊断抗原、单克隆抗体、商品化试剂盒的缺乏，且目前液相芯片仪价格昂贵，影响了这一技术的广泛应用。

二　流式细胞术的应用

随着新的荧光染料、新的荧光探针、新的染色方法不断推出，新的细胞参数的分析也日益增多，流式细胞术的应用越来越广，并突出表现在以下几方面。

（一）流式细胞术在细胞生物学方面的应用

流式细胞术可定量分析细胞周期并分选不同细胞周期的细胞，分析生物大分子如DNA、RNA、抗原、癌基因表达产物等物质与细胞增殖周期的关系，进行染色体核型分析，并可分选含X或Y染色体的细胞。

细胞周期包括两个主要阶段：一个是间期，即两次有丝分裂之间的阶段：另一个是有丝分裂期，此时母细胞分裂成基因完全相同的两个子细胞。间期包含3个显著且连续的阶段：第一阶段叫作G_1期，细胞“监测”所处的环境，一旦接收到必要的信号，就立即开始合成RNA和蛋白质以诱导生长；当条件合适时，就进入第二阶段S期，“提交”DNA合成并复制其染色体；最后，在第三阶段G_2期，细胞继续生长，并准备进行有丝分裂。

细胞在受到多种刺激时都会发生增殖，如受到细胞因子的刺激或其他各种刺激因子。细胞增殖过程中，不仅DNA会增多，一些特定的蛋白质在细胞内的水平也会相应升高。当细胞发生损伤或不再需要增殖时，会发生凋亡或进入程序性细胞死亡。这是在胚胎发育和维持组织动态平衡过程中正常的生理过程。细胞凋亡是一个有组织的过程，细胞中的信号通路可以破坏细胞自我更新或者控制异常细胞的增殖。细胞凋亡可以调控受损细胞有序死亡，相比之下，组织损伤引起的细胞坏死却常常造成坏死细胞和周边正常细胞的损失。

细胞凋亡过程具有某些形态学特征。这些特征包括：细胞膜的变化，如细胞膜的对称性和附着能力的损失；细胞质皱缩和细胞核固缩；蛋白质降解和DNA裂解。在这一过程的最后阶段，死亡细胞破碎成为“凋亡小体”而被吞噬细胞消除，而周边正常细胞则不会产生明显的炎症损伤。但是，某些类型的细胞并不表现出凋亡的常规特点。在这种情况下，需要对凋亡细胞进行多方面的分析，才能确认细胞死亡的机制。

① 细胞散射光的变化：在细胞凋亡的过程中，细胞收缩，从而FSC下降、SSC上升或是没有明显变化。

② 荧光吸收的改变：细胞膜对于DNA染料的通透性与细胞的活性、细胞的死亡和细胞凋亡相关，如PI、EB、Hoechst 33342等可以用于区分活细胞、死细胞和凋亡细胞。

③ caspases的改变：caspases（cysteinyl aspartate specific proteinase，含半胱氨酸的天冬氨酸蛋白水解酶）是一组存在于细胞质中具有类似结构的蛋白酶，与真核细胞凋亡密切相关。当细胞凋亡被激活后，caspases会一并剪切多种蛋白质底物，使细胞结构和功能随之丧失，最终导致细胞的死亡。caspases-8、caspases-9、caspases-3在细胞凋亡中的作用已被揭示：caspases-9作用于线粒体通路，caspases-8作用于Fas/CD95通路，而caspases-3作用于更下游，为多种通路所激活。通过抗体和活化的caspases-3片段相结合来检测。使用特异性的caspases-3荧光底物，以及新的抗原决定基CK18。

④ 线粒体功能的变化：三偏磷酸酶（thiamine monophosphatase，TMP）会在细胞凋亡过程中产生，可以通过一些标记用流式细胞仪检测。有膜穿透性的亲

脂性阳离子荧光染料，如 Rh123、DiOC6、JC-1、CMXRos 等，可作为流式检测的探针。

⑤ 钙离子流和 pH 值变化：细胞浆内 Ca^{2+} 水平上升和由于细胞内环境酸化造成的选择性 pH 值的调节降低，是伴随着细胞凋亡产生的后果之一。使用 Ca^{2+} 选择性荧光探针，如 Quin-2、Fluo-3、Indo-1，通过流式细胞仪进行检测，是测定细胞内 Ca^{2+} 浓度的最佳方案。酸化的检测同样可以用于对 pH 值敏感的荧光探针（如 DCH、BCECF、BCECF-AM、SNARFs 等）进行检测。

⑥ DNA 链的断裂：细胞凋亡晚期，限制性内切酶（某些 caspases 的底物）在核小体之间剪切核 DNA，产生大量长度在 180～200bp 的 DNA 片段。断裂的末端可以通过末端脱氧核苷酸转移酶（TdT）连接上 dUTP。

⑦ 细胞 DNA 含量的改变：在凋亡细胞中，用 PI 染色，通过流式细胞仪检测 DNA 含量，可以发现某一亚群的细胞荧光强度下降。这是由于随着凋亡的进行，限制性内切酶活化，随后一部分 DNA 被泄漏出去，引起细胞内 DNA 含量下降。

（二）流式细胞术在肿瘤学方面的应用

DNA 倍体含量测定是鉴别良恶性肿瘤的特异指标。近年来已应用流式细胞术 DNA 倍体测定技术对白血病、淋巴瘤、肺癌、膀胱癌、前列腺癌等多种实体肿瘤细胞进行探测。用单克隆抗体技术清除血液中的肿瘤细胞。

（三）流式细胞术在免疫学方面的应用

在免疫学方面可采用流式细胞术研究细胞周期或 DNA 倍体与细胞表面受体及抗原表达的关系，进行免疫活性细胞的分型与纯化，分析淋巴细胞亚群与疾病的关系，进行免疫缺陷病如艾滋病的诊断，器官移植后的免疫学监测等。

（四）流式细胞术在血液学方面的应用

流式细胞术可用于血液细胞的分类、分型；造血细胞分化的研究；血细胞中各种酶，如过氧化物酶、非特异性酯酶等的定量分析；用 NBT 及 DNA 双染色法可研究白血病细胞分化成熟与细胞增殖周期变化的关系，检测母体血液中 Rh（+）或抗 D 抗原阳性细胞，以了解胎儿是否可能因 Rh 血型不合而发生严重溶血；检测血液中循环免疫复合物可以诊断自身免疫性疾病如系统性红斑狼疮等。

（五）流式细胞术在药物学方面的应用

流式细胞术可检测药物在细胞中的分布，研究药物的作用机制，亦可用于筛选新药。如通过检测 DNA 凋亡峰或 Bcl-2 凋亡蛋白研究化疗药物对肿瘤的凋亡机制。

（六）应用评价

流式细胞术作为一门生物检测技术已得到广泛应用，涉及细胞生物学、分子生物学、肿瘤学、血液学、免疫学、遗传学等领域，具有检测速度快、测量指标多、采集数据量大、分析全面、精度高、方法灵活等特点。

与显微镜技术相比，显微镜观察静止的细胞样本，可以获得细胞内部的结构信息；而流式细胞仪被看作一种特殊的显微镜，它观察的是流动的细胞，揭示的是细胞群体的特征量分布。

与 Western blot 技术相比，流式细胞术的抗体和 Western blot 的抗体是不同的（有部分可以通用），多抗一般是以大的变性蛋白质为抗原制备的，Western blot 中被检测的蛋白质是变性状态，所以很吻合，而流式细胞术中一般蛋白质还是保持了天然构象，所以产生的多抗可能不太好，需要用很小的特定决定簇为抗原制备单克隆抗体。

流式细胞仪本身是精密、复杂的仪器，需训练有素的专业人员操作，并且价格昂贵，一般实验室配置有限。流式细胞仪的另一个缺点就是标准性欠佳，因机器型号、抗体和操作者等因素会影响检测结果，对操作人员有一定要求。

（七）开放性实验设计

通过掌握流式细胞术的原理及技术，综合解决疾病诊断、治疗和预后判断方面的实际科学问题。在设计开放性实验方案时，可参考以下实验目的，选择其中具体的一种设计方案，要求目的明确，有一定的科学价值和应用意义。

1. 目的和意义

① 利用流式细胞术对细胞的 DNA 含量进行分析，将不易区分的群体细胞分成三个亚群（G_1 期、S 期和 G_2 期）。DNA 含量直接代表细胞的倍体状态。非倍体细胞与肿瘤恶性程度有关。人体正常的体细胞均具有比较稳定的 DNA 二倍体含量。当人体细胞发生癌变或具有恶性潜能的癌前病变时，在其发生、发展过程中可伴随细胞 DNA 含量的异常改变。采用流式细胞仪可精确定量 DNA 含量的改变，因而可作为诊断癌前病变或癌变细胞的一个有价值的标志，对癌前病变的性质及发展趋势做出评估，有助于癌变的早期诊断。

② 流式细胞术不仅可对恶性肿瘤细胞的 DNA 含量进行分析，还可根据化疗过程中肿瘤细胞的 DNA 分布直方图的变化评估疗效，了解细胞动力学变化，对肿瘤化疗具有重要的意义。临床医师可以根据细胞周期各时相的分布情况，依据化疗药物对细胞动力学的干扰理论，设计最佳的治疗方案。从流式细胞仪 DNA 分布直方图直接看到化疗药物对肿瘤细胞的杀伤变化，可及时选用有效的药物，对肿瘤细胞达到最大的杀伤效果。

③ 流式细胞术通过对外周血细胞或骨髓细胞表面抗原和 DNA 的检测分析，

对各种血液病的诊断、预后判断和治疗起着举足轻重的作用。采用流式细胞仪可检测各种抗血细胞表面分化抗原（CD）的免疫表型参数，这些参数对各种急性白血病的诊断和鉴别诊断有决定性作用。例如，干细胞表达 CD34，髓系表达 CD13、CD14，B 淋巴细胞系表达 CD10、CD19、CD20 等，T 淋巴细胞系表达 CD2、CD3、CD5、CD7，利用流式细胞仪可以测定出血细胞表达各种抗原的水平，协助临床确诊。

④ 流式细胞术测定 DNA 倍体和进行细胞周期分析对指导白血病化疗有一定作用。不同的白血病患者或同一名患者在不同病期，白血病细胞的增殖状况不同，定期了解细胞增殖情况并采取相应药物治疗可以提高疗效。

⑤ 在临床上，外周血淋巴细胞亚群分析已被广泛用于许多疾病的辅助诊断。例如，对 HIV 感染、移植免疫检测、原发或获得性免疫缺陷病、自身免疫性疾病、恶性肿瘤、造血系统疾病、变态反应性疾病、呼吸及消化系统疾病等，用于分析其发病机制，观察治疗疗效及监测预后有着重要的临床意义。

⑥ 流式细胞术融合基因检测对白血病诊断、治疗、预后判断和微小残留病变监测的意义：一是运用流式细胞术融合基因检测，评价白血病的急性程度、克隆特性及分型，使白血病的诊断分型更加科学化和规范化，在白血病的早期诊断方面具有其他方法无可比拟的特异性和敏感性。二是细胞遗传学分型与疾病的预后关系密切，融合基因的检测在初治时可指导科学合理选择长期治疗方案，避免治疗不足或过度治疗。三是白血病患者体内融合基因转录拷贝数随病情进展逐渐升高，随病情好转逐渐下降，且其变化早于细胞遗传学的染色体核型分析。融合基因检测可以早期准确地诊断微小残留病变，防止白血病复发，这也是指导临床治疗、评价治疗效果和预测复发的实验室指标。

2. 样品来源

从健康人群样本或各类患者样本中分离得到的细胞。样品应保持新鲜并尽快提取处理。

3. 方案设计要求

研究内容的设计应符合流式细胞术的应用范围。要求设置空白对照、阴性对照、阳性对照。样品数量符合统计学分析的要求，预期目标明确，有质控手段。

4. 方案设计要素

实验方案包括研究背景、研究现状、目的和意义、研究内容、技术路线、预期目标、技术难点等。

5. 方案设计评价

根据方案设计的目的和意义是否清楚，研究内容是否完整，技术路线是否合理可行，预期结果能否正确回答提出的科学问题等方面，对方案设计进行评价。

第二节 微生物群落结构分析技术

一 FISH 技术

FISH 技术是原位杂交（in situ hybridization，ISH）技术之一。

（一）基本原理与分类

1. 原理

FISH 技术是以荧光标记核酸片段为探针而形成的一种原位杂交技术，基本原理是荧光标记的核酸探针在变性后与已变性的 DNA 或 RNA 等靶核酸在退火温度下复性，经荧光检测体系在荧光显微镜下对待测核酸进行定性、定量或相对定位分析。

该技术结合了分子生物学的精确性、显微镜的可视性以及荧光的灵敏性。与原有的放射性同位素原位杂交技术相比，FISH 技术具有以下特点：①安全、快速，特异性及灵敏度高；②探针保存时间长；③多色标记，简单直观，检测信号强；④可应用于新鲜、冷冻或石蜡包埋标本，以及穿刺物和脱落细胞等多种物质的检测。FISH 技术除了已应用于医学上的染色体鉴定、基因定位和异常染色体检测等外，也广泛用于自然的微生境监测和鉴定不同的微生物个体，同时对微生物群落进行评价。

针对微生物而言，FISH 检测中最常使用的靶序列是 16S rRNA。其原理是通过对已有数据库中微生物特定序列的比对分析，设计一小段（通常为 15～30 个碱基）用荧光物质标记过的 DNA 或 RNA 序列作为探针，然后将其与预先处理好的环境样品进行杂交，利用其与样品中同源性微生物细胞内核酸分子的碱基互补配对特性，在荧光显微镜或激光扫描共聚焦显微镜下，直接观察和探测目标微生物的空间分布与数量。

2. 分类

根据荧光素是否直接标记在探针上，将其分为直接 FISH 和间接 FISH；根据检测的分子类型，将其分为 DNA-FISH 和 RNA-FISH；根据标记的颜色数量，将其分为单色 FISH、双色 FISH 和多色 FISH；根据检测标本的类型，将其分为间期染色体 FISH、中期染色体 FISH、染色体纤维 FISH 等。

（二）基本方法

1. 操作程序

FISH 技术主要包括以下几个步骤：样品的制备、探针的制备、探针的标记、杂交、杂交信号检测以及结果分析等。

（1）样品的制备　由于 FISH 技术的应用范围较广，因而不同标本的样品制备方法有所不同。样品可以是组织、细胞、切片以及不同微生物所赖以生存的环境标本。细胞的标本可以是新鲜（大于 10^6）或固定（10%中性甲醛、4%多聚甲醛）的细胞样本，既可以是分裂期细胞，也可以是间期细胞。可以是细胞玻片、涂片，也可以是细胞滴片或印片。组织标本可以是来自不同部位的新鲜或固定（10%中性甲醛、4%多聚甲醛）组织；切片可以是石蜡切片、冰冻切片等。不同的标本涉及的前期处理方法不尽相同，在此仅以环境中微生物标本的检测为主线介绍 FISH 技术的操作程序。

① 标本处理：a. 纯培养物的处理，取纯培养物与 pH 值为 7.2 的磷酸盐缓冲液（PBS）混匀，高速冷冻离心，收集菌体。b. 环境样品（以窖泥为例）的处理，取窖泥置于装有玻璃珠的离心管中，加入 PBS，涡旋振荡分散混匀，随后加入浓度为 0.1mol/L 的硫酸铝溶液，混匀后低速冷冻离心（800r/min），收集上清液。在离心管中加入 PBS，重复 1 次，合并上清液，高速冷冻离心（10000r/min），弃上清液，重复洗涤，收集菌体。

② 样品固定：在样品中加入 3 倍体积的 4%多聚甲醛，置于 4℃冰箱中固定 3h 以上或者过夜。以 10000r/min 离心，弃去多聚甲醛。加入相同体积的 PBS，离心，弃去 PBS。加入相同体积的乙醇和 PBS 混合液（体积比为 1∶1）。固定后的样品置于−20℃冰箱保存。

③ 载玻片的处理：将载玻片置于盐酸乙醇溶液（含有 1% HCl 的 70%乙醇溶液）中清洗，晾干后放入 0.01%多聚赖氨酸溶液中浸泡，取出后于 60℃烘干或者放于室温过夜晾干。

④ 制备载片：将明胶与处理过的载玻片进行灭菌处理，然后将载玻片在明胶中反复浸泡 3 次，风干备用。滴加固定后的样本（10^7～10^8CFU/mL）在处理过的载玻片上，自然干燥或于 46℃烘干。依次浸入不同浓度的乙醇溶液中脱水，于空气中晾干。

（2）杂交　以窖泥中微生物群落分析为例。将已经固定好样品的载玻片取出，加溶菌酶，于 37℃处理后，用无菌水洗涤，经不同浓度乙醇溶液脱水，空气干燥。加入杂交缓冲液后（尽量让样品全被覆盖），加标记好的探针和 4′,6-联脒-2-苯基吲哚二盐酸盐（DAPI），混匀后置于湿盒，在 42℃杂交炉中杂交（于暗处）。杂交后，快速将载玻片放入预热的 48℃洗涤缓冲液中，放置约 30min。然后用超纯水润洗载玻片，于空气中晾干，抗荧光猝灭剂封片。

（3）杂交信号检测　将处理好的样品置于荧光显微镜下，选择分散较好的区域观察。在三色（或者更多）荧光激发下，观察不同颜色的荧光图像。通常选用 20×物镜来扫描样品杂交区域，40×或 100×物镜下观察样品，从一定的方向进行计数，并对计数情况进行分析。

2. 重要试剂

① 4%多聚甲醛：用0.1mol/L的PBS（pH值7.4）配制，100mL PBS加4g多聚甲醛，磁力搅拌器加热搅拌，温度控制在60℃以下。最好用细粉末的多聚甲醛。如仍不溶，则滴加NaOH溶液（1mol/L或0.1mol/L），最后调pH值至7.4左右。

② 0.01%多聚赖氨酸：推荐用硼酸缓冲液配制，首先配制硼酸缓冲液（pH值8.4），称取1.907g硼砂溶于100mL三蒸水为A液；称取1.237g硼酸溶于100mL三蒸水为B液，取4.5mL A液和5.5mL B液混合即为硼酸缓冲液（pH值8.4）。称取5mg多聚赖氨酸溶于50mL硼酸缓冲液，配成浓度为100μg/mL的多聚赖氨酸溶液，过滤除菌，于－20℃避光保存。使用时4倍稀释。

③ 杂交缓冲液：包含0.9mol/L NaCl，20mmol/L Tris-HCl（pH值7.2），5mmol/L EDTA，0.01% SDS，20%甲酰胺。

④ 洗涤缓冲液：包含20mmol/L Tris-HCl（pH值7.2），10mmol/L EDTA，0.01% SDS，308mmol/L NaCl。

⑤ 抗荧光猝灭封片液。

⑥ 荧光探针。

3. 注意事项

（1）载玻片的处理　载玻片的处理一定要充分。标本制作前载玻片清洗不干净，会造成背景过强或者样品黏片不牢固，导致实验失败。

（2）样本变性　真核细胞样本杂交前需要进行DNA变性，且要充分，否则会导致无信号或信号微弱。

（3）杂交条件的选择　在FISH技术中，最重要的因素是温度、光照、湿度和各种试剂的pH值。温度和湿度直接影响探针和目标DNA的杂交效率，温度在37～45℃均可进行，选择42℃是因为37℃时杂交灵敏度高，但存在太多非特异性杂交，45℃杂交特异性高，但灵敏度降低。光照影响荧光染料的强度。各种试剂的pH值是否符合要求直接关系到FISH的稳定性。

（4）洗涤　洗涤一定要掌握好尺度。洗涤不充分会出现假阳性，过分洗涤则会造成假阴性，都会影响试验结果。

（三）应用

1. 在环境微生物监测中的应用

FISH技术由于不需要对微生物进行培养便可检测，更能反映环境中微生物的整体情况，精确性好，因而可更好地用于监测环境微生物群落结构与群落动态分析。比如，用于检测活性污泥微生物群落的种群组成和数量水平。同时，可以对特异菌群进行空间定位和原位生理学分析，研究海水中细菌和有害藻类种群之间的相互作用以及溪流中和水中生物膜上的微生物群落等。《科学》杂志曾报道利用

FISH 技术检测巨大的纳米比硫酸盐细菌，菌体直径为0.5mm，是原核生物的100倍。

另外，根据16S rRNA 目标区域可设计寡核苷酸探针，进行种属特异性鉴定。

2. 在临床医学实验诊断中的应用

(1) 在肿瘤诊断中的应用　FISH 技术已经被应用于膀胱癌、胆道恶性肿瘤、Barrett 食管及食管腺癌、宫颈癌等多种肿瘤的初期诊断中，并且效果显著。研究结果表明，FISH 技术对各级及各期膀胱上皮癌检测的敏感性均较传统细胞学方法有明显提高，FISH 技术可以比原有检测方法更早发现肿瘤细胞。

(2) 在产前检查中的应用　应用 FISH 技术可以检测染色体非整倍体的特点，对未培养的羊水间期细胞进行检测，可确定其是否为非整倍体，对胎儿染色体异常疾病进行诊断，缩短产前诊断时间。使用该方法进行产前诊断对一些重大染色体异常引起的疾病的确诊率已经达到99%。

(3) 在白血病方面的应用　应用较为广泛的是慢性粒细胞白血病 ber/abl 易位 DNA 探针，采用地高辛标记位于22号染色体上的 ber 基因，用生物素标记位于9号染色体上的 abl 基因，然后用红绿两种不同颜色的荧光素检测，慢性粒细胞白血病常有染色体易位 t (9; 22) (q34; qll) 而引起 ber 和 abl 基因的融合，这时不需要检测分裂中期细胞，在间期细胞中就可以见到两种颜色信号的混合，从而可以确定是 Ph 阳性细胞。

3. 在其他方面的应用

(1) 在基因图谱绘制中的应用　采用 FISH 技术，不仅可以直接确定某一 DNA 链在染色体上的位置，而且可用不同颜色的荧光素标记两个不同的 DNA 链。当它们在染色体上的距离大于1Mb时，可以依据不同探针信号的排列关系分辨其在染色体上的排列顺序。

(2) 在遗传育种中的应用　在遗传育种中，FISH 技术主要用于基因定位和基因图谱的构建，以及转基因的检测和性别鉴定等方面。例如农业上，FISH 技术在棉花、麦类和树木等的遗传育种方面取得了显著的成就。

4. 应用局限性

(1) 假阴性问题

① 细胞壁结构影响探针的渗透力，可能导致杂交信号强度降低。因此，革兰氏阳性菌必须进行特殊的固定和杂交前处理，以提高探针的渗透力。

② 有时由于 RNA 形成二级结构，存在发夹、茎环结构和 RNA-蛋白质的复合体，使寡核苷酸探针无法接近靶序列，阻碍了杂交。探针设计不合理形成的自身退火或发夹结构也能导致杂交信号降低。

③ 细菌细胞中 rRNA 含量对杂交也有较大的影响。不同种属 rRNA 的含量变化较大，即使是同一菌株的不同生理状态其含量也不同。休眠的细胞或代谢不活跃的细胞可能导致信号强度降低或假阴性。

（2）假阳性问题　FISH 技术在应用中最显著的问题是微生物的自身荧光，许多霉菌、酵母和古细菌中存在这样的荧光特性。微生物的自身荧光有时会掩盖特异的荧光信号，应用传统的表面荧光显微镜很难检测到信号，改用激光扫描共聚焦显微镜才能获得较好的效果。

（3）探针特异性问题　FISH 检测的精确性和可靠性主要依赖于寡核苷酸探针的特异性，因此探针的设计和评价十分重要。在每次 FISH 检测中都应设置阳性对照，同时把与靶序列相似的具有几个错配碱基的探针作为阴性对照。另外，探针的特异性和灵敏度也取决于杂交条件，如杂交和洗脱温度、变性剂的浓度等。

二 变性凝胶电泳技术

变性凝胶电泳技术（denaturing gel electrophoresis，DGE）即在一般的聚丙烯酰胺凝胶电泳的基础上，加入变性剂（尿素和甲酰胺），从而能够把同样长度但序列不同的 DNA 片段区分开。常见的变性凝胶电泳技术有变性梯度凝胶电泳（DGGE）和温度梯度凝胶电泳（TGGE）。

（一）DGGE 技术

DGGE 技术是一种 DNA 指纹技术，主要是根据长度相同但核苷酸序列不同的片段在变性凝胶中的解链行为不同而导致迁移速率有所差异，序列不同的片段滞留在凝胶的不同位置，经过显色反应后，得出 DGGE 指纹图谱。从理论上讲，该指纹图谱上的一个条带就代表一个微生物类群，一般能鉴别到属，有时候甚至到种，而指纹图谱上的条带数量的多寡以及条带的亮度则代表着该微生物的多寡。因此，指纹图谱不仅直观地反映了微生物种群结构的多样性，还可判断出优势菌或功能菌。

作为一种突变检测技术，DGGE 技术具有如下特点：①突变检出率高，在 99%以上；②检测片段长度可达 1kb，尤其适用于 100～500bp 的片段；③不需同位素掺入，可避免同位素污染及对人体造成伤害；④操作简便、快速，一般在 24 小时内即可获得结果；⑤重复性好。

1. 基本原理与分类

（1）原理　DGGE 技术是在普通的聚丙烯酰胺凝胶电泳的基础上，加入变性剂（尿素和甲酰胺）浓度梯度，根据其迁移行为取决于其分子大小和电荷的原理，能够把同样长度但序列不同的 DNA 片段区分开。

一个特定的 DNA 片段由其特有的序列组成，其序列组成决定了其解链区域和解链行为。不同的双链 DNA 片段因为序列组成不一样，解链区域及其所处区域的变性剂浓度也不尽相同。当它们进行 DGGE 时，刚开始时变性剂浓度比较小，不能使双链 DNA 片段最低的解链区域解链，此时 DNA 片段的迁移行为如同在一般凝胶中，当 DNA 片段迁移到变性剂浓度刚好能使双链 DNA 片段最低的解链区域解链的位置时，该区域会立即发生解链，从而导致部分解链的 DNA 片段在凝胶中的迁移速率急剧降低。因此，长度相同但序列不同的 DNA 片段会在凝胶中不同位置被分开。

为了防止 DNA 片段在 DGGE 胶中完全解链，可在 DNA 片段的一端加入一段富含 GC 的 DNA 片段（称为 GC 夹子，一般 30～50bp）。含有 GC 夹子的 DNA 片段的最高解链区域在 GC 夹子序列处，进而保证了 DNA 片段中基本上每个解链区域的序列差异都能被区分开。

（2）分类　DGGE 分为垂直和水平两种电泳形式。垂直电泳是指变性剂梯度方向与电泳方向垂直的电泳，主要用于确定 DNA 片段分离的最佳变性剂浓度梯度范围。水平电泳的变性剂浓度梯度方向与电泳方向平行，可根据垂直电泳确定的范围进行多个样品的同时分析。

2. *基本方法*

（1）操作程序　当用 DGGE 技术研究微生物群落结构时，要结合 PCR 扩增技术。通常根据 16S rRNA 基因中比较保守的碱基序列设计通用引物，其中一个引物的 5′端含有一段 GC 夹子，用来扩增微生物群落基因组总 DNA，扩增产物用于 DGGE 分析。该技术主要操作过程如下：①样品预处理；②样品 DNA（或 RNA）提取及纯化；③16S rRNA 或基因片段的 PCR（或 RT-PCR）扩增；④预实验（DGGE 条件优化）；⑤制胶；⑥样品的 DGGE 分析；⑦图谱分析；⑧条带序列分析。

核酸提取：微生物总 DNA 的提取是整个分子生物学技术的基础，是否能获得具有代表性的总 DNA 样品将决定后续分析的可行性。

16S rRNA 基因序列的 PCR 扩增：可根据 16S rRNA 基因 V3 区和 V6～V8 区设计细菌特异性引物进行 PCR 扩增。有时为了更加准确地获得微生物多样性的信息，可先用细菌 16S rRNA 序列全长通用引物进行 PCR 扩增，再对 V3 或 V6～V8 区进行扩增。与普通 PCR 不同之处是引物上要加一个 GC 夹子，GC 夹子的序列为：5′-CGCCCGCCGCGCGCGGCGGGCGGGGCGGGGGC-3′。常用的细菌 16SrRNA 通用引物 341f GC/518r 的序列如下：341f GC，5′-CGCCCGCCGC-GCGCGGCGGGCGGGGCGGGGGCACGGGGGGCCTACGGGAGGCAGCAG-3′；518r，5′-ATT ACCGCGGCTGC TGG-3′。

凝胶制作：准备四种不同浓度的凝胶。目前有多种制胶装置适用于 DGGE，按照操作说明进行即可。一般顶层胶的变性剂浓度为 0%，底层胶的变性剂浓度为 80%。如果 DGGE 需要的变性剂浓度梯度为 40%～60%，则按需配制。

电泳与染色：电泳温度设定为 60℃，电压和时间与胶的浓度以及长度有关，建议电压和时间二者乘积为 1600。结束后，用 EB 或 SYBR Green Ⅰ染色，凝胶成像系统中扫描拍照。

DGGE 指纹图谱分析：DGGE 胶通过扫描仪输入计算机，通过

MolecularAnalysis 软件进行相似性分析。在通过 DGGE 后得到的指纹图谱中，一个条带代表一个微生物菌群，通过测序和序列比对，可以得出菌群的种类。

（2）重要试剂

① 40%聚丙烯酰胺：丙烯酰胺 38.93g，双丙烯酰胺 1.07g，加去离子水至 100mL。

② 10%变性剂：脱气 15min，用 0.45μm 微孔滤膜过滤。置棕色瓶中于 4℃保存。

③ 80%变性剂：脱气 15min，用 0.45μm 微孔滤膜过滤。置棕色瓶中于 4℃保存。

④ 过硫酸铵（APS）溶液：APS 0.1g 溶于 1mL 去离子水中，使用前临时配制。

⑤ 凝胶加载染料：2%溴酚蓝 0.25mL，2%二甲苯 0.25mL，100%甘油 7mL，dH_2O 2.5mL。

⑥ 四甲基乙二胺（TEMED）。

（3）注意事项

① 样品处理：细胞是否充分裂解以及核酸有无降解等因素都会影响 DNA 或 RNA 的提取效果。选择适宜的核酸提取方法不仅可以提高产率，更重要的是可以更准确地反映微生物的实际群落构成状况。不同提取方法获得的 DNA，经 PCR-DGGE 分析可能会获得不同的群落结构指纹图谱。

② PCR 扩增优化：在 PCR（或 RT-PCR）扩增中，引物的选择、扩增程序和 PCR 产物的质量都会造成群落结构的分析偏差。不同的引物扩增 16S rDNA 靶序列的 DGGE 结果不同，并且少部分种属细菌的 16S rDNA 的保守区域通常发生一定的变化，需在设计引物时加入一些兼并性较好的稀有碱基以克服该问题。

扩增片段长度对 DGGE 分析的影响，200bp 左右的片段（V3 区）分离效果较好，但是所得信息对系统发育分析来说往往还不够；450～500bp 片段（V3～V5 区或 V6～V8 区）的分类信息相对更为丰富；如果想获得更全面的结果，也可以同时进行多组引物的 DGGE 分析。

不同的 DNA 聚合酶对扩增效果也有影响，建议使用具有校对功能和高保真的聚合酶，以防引发人为突变。

③ 凝胶和变性剂梯度的确定：聚丙烯酰胺凝胶浓度的确定取决于基因片段的长度：片段长度在 200bp 左右时，可用 8%的凝胶；片段在 500bp 时，使用 6%的凝胶。变性剂的选择取决于样品的 $T\mathrm{m}$ 值，复杂样品 $T\mathrm{m}$ 差异较大，要分辨较多样品，变性剂梯度范围则较宽。可以根据所要研究的 DNA 片段的解链性质，确定变性剂的浓度梯度。对于 16S V3 rDNA，广泛使用的变性剂梯度范围在 30%～60%，针对不同的样品需要进行调整。

④ 电泳温度及时间的确定：通常要求电泳的温度低于样品解链区域的 $T\mathrm{m}$ 值。对大多数 DNA 片段而言，50～65℃是比较适合的。电泳时间往往受样品的片

段长度、凝胶浓度、变性剂梯度、电泳时的电压等因素的影响。因此，如果改变了这些参数，电泳时间必须重新优化和调整；有时即使参数不变，但是样品不同，也需要进行优化。

⑤ DGGE 图谱的分析：在获得 DGGE 图谱后，需要对图谱中条带的核酸序列进行分析，并对图谱进行统计学分析，阐述不同样品间的关系，从而合理地解释复杂的指纹图谱。随着 DGGE 技术的广泛应用，一些统计学方法也不断被应用于图谱的分析。这些分析方法从不同角度对图谱进行归纳总结，如解释群落结构和演替规律、种群遗传多样性、优势条带的位置和强度分析等。排序和分类是群落生态学中两种主要的多变量分析方法。

3. 应用

由于 DGGE 技术具有无须标记、操作简单、几乎可以检出所有突变、可将突变分子完好无损地同野生型分子分开用于进一步的分析、可用于未经扩增的基因组 DNA 以及可检测出甲基化 DNA 修饰等优点，其已经成为微生物群落遗传多样性和动态分析的强有力工具，并被广泛用于活性污泥、生物膜、人体微生态群落标本、土壤、底泥以及植物根际等环境样品中微生物多样性的检测，以及菌群结构和种群演替的研究。

采用 DGGE 技术对生物处理制药废水过程中微生物种群多样性进行分析后表明，中温池内的污泥样品的指纹图谱条带丰度要明显高于高温池内的污泥样品，表明反应体系温度的升高会减少微生物多样性；对长期使用苯基脲类除草剂的农田土壤中微生物群落的研究结果表明，使用此除草剂后，土壤微生物多样性明显降低，土壤中一些不可培养的微生物种群出现明显的消亡现象；分析黄瓜连作土壤微生物群落演替规律，发现黄瓜根际细菌数量与其生长发育关系密切，而非根际细菌数量随黄瓜生长发育变化不大；对番茄不同生育期根际微生物群落的动态研究表明，根际细菌种类和数量在初花期发生较为显著的变化，初果期根际群落多样性指数和物种丰度值都达到最高，微生物种类最丰富，是筛选拮抗菌的较好时期。

人体肠道菌群结构与多种疾病相关，采用 DGGE 技术研究分娩方式对新生儿早期肠道菌群定植的影响，发现自然分娩的新生儿肠道菌群的种类及菌量相对较高，而剖宫产的新生儿个体间肠道菌群的种类和数量相似性较高。也有文献采用 DGGE 技术比较健康儿童和 1 型糖尿病儿童肠道菌群结构特点，发现 1 型糖尿病儿童肠道内放线菌门和厚壁菌门细菌的多样性显著降低，肠道菌群结构发生明显改变；用 DGGE 方法分析龋病患儿口腔微生物群落，发现相对于健康儿童，龋病患儿口腔微生物多样性指数较低，经过抗龋治疗后多样性指数增加。

4. 局限性

与其他技术一样，DGGE 技术也存在一定的局限性，具体体现在以下几个方面。

① DGGE 技术只能对微生物群落中数量大于 1%的优势种群进行分析，还不能完整地反映复杂环境中微生物的群落结构。

② DGGE 技术检测的 DNA 片段长度限制在 100～500bp，超出此范围的片段分离效果较差。

③ 不能完全保证将有序列差异的 DNA 片段分开，从而出现序列不同的 DNA 共迁移现象。

④ 由于 DGGE 技术无法给出代谢活性、细菌数量和基因表达水平方面的信息，因此必须与其他技术相结合才能弥补不足。

⑤ 胶块间的平行性效果欠佳，大样本量的检测有困难。

⑥ 需要专门的设备，需要用计算机对序列进行分析。

⑦ 引物设计时需要引入“GC 夹板”，需要进行预实验，成本较高。

⑧ 无法确定突变在 DNA 片段中的位置。

⑨ 需要用含有毒性物质甲酰胺的梯度凝胶。

（二）TGGE 技术

TGGE 技术利用不同分子在温度改变下构象的差别进行分离，是一种有效的分离 DNA、RNA 或者蛋白质的手段。

TGGE 技术有专用的设备，温度梯度由微处理器控制，凝胶也商品化，因此具有以下特点：①分辨率高、线性范围严格，即使分子间 T 差异极细微也可以被检测出来；②电泳条件（如温度、时间等）易于控制，重现性好；③节约时间，小面积温度梯度板和小尺寸凝胶（4cm×3.5cm）的电泳可在 15～20 分钟内完成。

1. 基本原理与分类

（1）原理　TGGE 技术是利用不同构象的分子具有不同的变性温度（Tm）来进行分离的。分子的构象取决于分子的二级结构和三级结构，并受温度、盐浓度、pH 值等外部因素的影响。不同的 DNA 分子热变性时的 Tm 不同。DNA 分子质量相同时，其 Tm 因分子序列不同而有所差异。电泳时，DNA 片段就会在相应的 Tm 下变性解链，随着解链程度增大，其在凝胶中的电泳速率减小，最后停留在相应的不同 Tm 对应的位置。对 DNA 进行染色后可以在凝胶上呈分开的条带，条带的数量表示微生物群体的多样性，条带颜色的深浅则代表该种微生物的相对数量，因此可从宏观层面直观地获知微生物种群的构成情况。

与 DGGE 技术一样，为了获取更明显的分离效果，可以在 PCR 引物的 5′端连接一段长度为 30～50bp 的“GC 夹板”，以此甚至可分辨出仅一个碱基对差别的核酸序列。

（2）分类　TGGE 分析是一种新的水平式 PAGE 电泳方法。根据 TGGE 温度梯度方向与电泳方向是否一致可进行两种模式的 TGGE：①垂直 TGGE，其温度梯度方向与电泳方向垂直，可用于优化样本的分离条件，也可用于分析 PCR 产物的组成；②平行 TGGE，其温度梯度方向与电泳方向一致，一般采用优化后的电泳条件，可用于同时分析多个样本。

2. 基本方法

（1）操作程序　TGGE 技术的操作过程和常见的单链构象多态性（single strand conformation polymorphism，SSCP）相似，但更易于控制实验条件，操作也更方便。已有成套的商业性 TGGE 设备问世。由于 TGGE 技术的 16S rDNA 扩增基本过程同 DGGE 技术，在此重点叙述 TGGE 技术的制胶、电泳、染色及结果分析。

① 制胶：将玻璃板有孔槽的一面朝上，用酒精擦拭，晾干后，四处点滴疏水性试剂，均匀涂布。在定位片上涂布一层凡士林，以加强密封性，防止漏胶。在另一块玻璃板上滴加适量蒸馏水，将胶联膜铺在玻璃板上，将带定位片的玻璃板的边框用胶圈套上，之后将另一块玻璃板有胶联膜的一面盖上，用夹子夹紧，竖直放置。缓慢将胶（一般为 8%丙烯酰胺的变性凝胶）注入玻璃板内，聚合后，去除夹子，将没有隔条的那一侧玻璃板去除。放置至少 3 小时后剥离凝胶。

② 电泳：缓冲液为 1×TAE，温度范围一般设置为 42～60℃，电压为 200V，电泳时间为 3 小时。

③ 染色：采用改进的 sanguinetti 方法染色。基本过程为：凝胶在 10%乙醇和 0.5%乙酸的混合液中浸泡固定 3～5 分钟；加入 0.2%硝酸银，银染 5～8 分钟；将凝胶在去离子水中洗涤 10～15 秒；将凝胶转移到含有 3%氢氧化钠和 0.5%甲醛的溶液中，显影 10 分钟；将凝胶置于 10%乙醇和 0.5%乙酸的混合液中浸泡 10 分钟终止显影：用去离子水浸洗胶片 3 次，胶封，拍照。

④ 结果分析：目前可用于 TGGE 电泳结果分析的软件有很多，比较有名的如 BandScan、BandLeader、Quantity One 和 SigmaGel 等。TGGE 图谱上的优势条带可进行割胶回收分析。经过 PCR 扩增，将最终的 PCR 产物测序，用相关软件进行分析。

（2）重要试剂

① 40%（*W/W*）丙烯酰胺/双丙烯酰胺（37.5∶1）溶液：丙烯酰胺 38.96g，双丙烯酰胺 1.04g，加超纯水定容至 1L。经 0.45μm 微孔滤膜过滤后于 4℃保存。

② TGGE 胶配制（50mL）：40%丙烯酰胺/双丙烯酰胺 5mL，甲酰胺 10mL，甘油 50μL，50×TAE 1mL，尿素 24g，10% APS 80μL，100% TEMED 110μL。先于 50℃水浴将尿素溶解后再加入其他试剂，以超纯水定容至 50mL。丙烯酰胺凝胶的浓度为 8%。

③ 50×TAE 溶液：Tris 碱 242.0g，冰醋酸 57.1mL，$Na_2EDTA \cdot 2H_2O$ 37.2g，加超纯水定容至 1L。

④ 0.2%硝酸银（临时配制）。

⑤ 10%冰醋酸。

⑥ 甲醛（37%）。

⑦ 显影液：15g NaOH，0.19g 四硼酸钠，定容至 1L，加入 1.5mL 甲醛。

（3）注意事项　TGGE 实验分为垂直胶部分和平行胶部分。操作步骤为先进行垂直胶电泳，通过优化选定温度梯度范围，然后进行平行胶电泳得到最终的 TGGE 指纹图谱。实验过程中需要注意的主要事项见产品说明以及 DGGE 部分，在此不再叙述。

3. 应用

TGGE 技术的最大特点是具有高分辨率，能够高效检出存在单碱基差异的突变个体。该方法还具有电泳条件易于控制、重现性好、操作简便快速等优点，所以这种方法出现以后很快就得到广泛的应用，包括用分子生物学技术进行研究的肿瘤学、病毒学、免疫学、群体分析和 RNA 等领域的研究，具体包括：①人类、动物遗传性疾病的筛选分析；②检测动植物的突变；③微生物种群多样性分析；④RNA、蛋白质热稳定性分析；⑤基因组研究。TGGE 技术也存在一定的缺点，具体见 DGGE 部分。

第三节　生物信息学技术

一、生物信息数据库

数据库是生物信息中心的核心组成部分，是生物信息的主要内容。生物信息数据库种类繁多，覆盖了生命科学的所有领域，是研究者重要的信息来源和研究工具。归纳起来，分子生物信息数据库大体可以分为四大类：①核酸和蛋白质一级结构序列数据库；②生物大分子（主要是蛋白质）三维空间结构数据库；③基因组数据库；④以上述 3 类数据库和文献资料为基础构建的二级数据库。基因组数据库来自基因组图谱绘制，序列数据库来自序列测定，结构数据库来自 X 射线衍射和磁共振结构测定。这些数据库是分子生物信息学的基本数据资源，通常称为基本数据库、初始数据库，也称一级数据库。常见的核酸一级数据库主要有 GenBank、EMBL 和 DDBJ，一级蛋白质数据库主要有 Swiss-Prot、PIR 和 MIPS，蛋白质其他结构分类方面数据库有 SCOP 和 CATH。根据生命科学不同研究领域的实际需要，对基因组图谱、核酸和蛋白质序列、蛋白质结构以及文献等数据进行分析、整理、归纳、注释，构建具有特殊生物学意义和专门用途的二级数据库，是数据库开发的有效途径。近年来，世界各国的生物学家和计算机科学家合作，已经开发了几百个二级数据库和复合数据库，也称为专门数据库、专业数据库、专用数据库。二级数据库种类繁多，以核酸数据库为基础构建的二级数据库有基因调控转录因子数据库 TransFac、真核生物启动子数据库 EPD、克隆载体数据库 Vector、密码子使用表数据库 CUTG 等；以蛋白质序列数据库为基础构建的二级数据库有蛋白质功能位点数据库 Prosite、蛋白质功能位点序列片段数据库 Prints、同源蛋白质家族数据库 Pfarm、同源蛋白质结构域数据库 Blocks。

（一）核酸数据库

核酸序列是了解生物体结构、功能、发育和进化的出发点。国际上权威的核酸数据库主要有三个：美国 NCBI 维护的 GenBank、欧洲 EBI 维护的 EMBL 和日本 NIG 维护的 DDBJ。20 世纪 80 年代末，GenBank、EMBL 和 DDBJ 共同成立了国际核酸序列联合数据库中心，建立了合作关系。这三个数据库相互合作，每天通过网络将新发现或者更新过的数据进行交换，以保证三个数据库序列信息的完整性。用户通过下载或在线浏览可以从这三个数据库免费获得序列信息，也可以向任意一个数据库提交序列，所提交的序列也将在三大数据库中同时出现。

1. GenBank

GenBank 的数据覆盖超过 30 万个物种，包含 1.8 亿个 DNA 序列，超过 1800 亿个碱基。由于数据库规模不断扩大，数据来源种类繁多，GenBank 按物种和数据来源分成了 16 个子库。比如，按种属来源可以分为人类、哺乳动物、细菌、病毒等；根据序列来源，由于基因组计划测序得到的序列增长迅猛，可以将测得的序列单独分类，包括表达序列标记数据库（Database of Expressed Sequence Tags，dbEST）、序列标记位点数据库（Database of Sequence Tag Sites，dbSTS）、基因组调查序列数据库（Database of Genome Survey Sequence，dbGSS）、高通量基因组序列（High Throughput Genomicsequencing，HTG）等。

每一条 GenBank 数据记录包含了对序列的简要描述，包括科学命名、物种分类名称、参考文献、序列特征表以及序列本身。序列特征表里包含对序列生物学特征的注释，如编码区、转录单元、重复区域、突变位点或修饰位点等。GenBank 中的每一条数据都有唯一对应的编码，即登录号。用 NCBI 提供的在线资源检索系统 Entrez 可以对 GenBank 数据库进行检索，研究者也可以利用在线的页面提交工具 Bank It 或者独立软件 Sequin 向 GenBank 提交新的序列，序列提交后，系统会暂时分配一个临时的序列号，待序列经过初步审核后会得到正式的 GeneBank 登录号。序列提交者可以对序列随时进行修改和补充其他相关资料。

2. EMBL

EMBL 数据库是最早的 DNA 数据库，由 EBI 维护。EMBL 的数据来源主要有两条途径：一是由序列发现者直接提交，几乎所有的国际权威生物学刊物都要求作者在文章发表前将所测定的序列提交给 EMBL、GenBank 或者 DBBJ；二是从生物医学期刊上收录已经发表的序列资料。EMBL 数据库中的每一个序列同样被赋予一个登录号作为该序列的永久性唯一标识。每一条数据除了包含序列信息外，同样包含生物学特征注释。利用序列检索系统（sequences retrieval system，SRS）可以检索 EMBL 数据库中的资源。研究者可以通过在线的 Webin 工具或者通过软件 Sequin 向 EMBL 提交序列。

3. DDBJ

DDBJ 由日本国立遗传学研究所遗传信息中心维护。它首先收集日本所产生的 DNA 数据，同时与 GenBank、EMBL 合作，同步更新数据。该数据库的格式与 GenBank 一致。研究者可以通过 SAKURA、MSS 和 Sequin 三个途径提交序列数据。利用 SRS，同样可以检索 DDBJ 数据库中的信息。

（二）蛋白质数据库

由于蛋白质序列测定技术的问世先于 DNA 序列测定技术，因此历史上蛋白质序列的搜集也早于 DNA 序列。20 世纪 60 年代中期到 80 年代初，美国国家生物医学研究基金会（National Biomedical Research Foundation，NBRF）将搜集到的蛋白质序列和结构信息以“蛋白质序列和结构图集”的形式正式发表。这本图册中的数据，演化为后来的蛋白质信息资源数据库（Protein Information Resource，PIR）。除此之外，常见的蛋白质序列一级数据库还有瑞士蛋白质序列数据库（Swiss-Prot）等。蛋白质序列的二级数据库有 Prosite 数据库、蛋白质功能位点序列片段数据库 Prints、蛋白质序列家族数据库 Pfam 等。蛋白质结构数据库有蛋白质结构数据库（Protein Data Bank，PDB）、蛋白质结构分类数据库（Structural Classification of Proteins，SCOP）、Entrez 检索工具使用的三维结构数据库——蛋白质分子模型数据库（Molecular Modeling Database，MMDB）。蛋白质结构的二级数据库有蛋白质二级结构构象参数数据库（Definition of Secondary Structure of Proteins，DSSP）、同源蛋白质数据库（Homology Derived Secondary Structure of Proteins，HSSP）等。其他的还有蛋白质相互作用数据库（Database of Interacting Protein，DIP）等。

1. 蛋白质信息资源数据库

蛋白质信息资源数据库（PIR）的目的是帮助研究者获取蛋白质序列信息，进行生物信息学分析，从而进行进一步研究。它是一个全面的、经过注释的、非冗余的蛋白质序列数据库。PIR 里面所有的序列数据都经过整理，超过 99%的序列已按蛋白质家族进行分类，一半以上还按蛋白质超家族进行分类。现在 PIR 已经成为一个集成的生物信息资源库，除了蛋白质序列数据外，PIR 还包括以下信息：①蛋白质名称、分类、来源；②关于原始数据的参考文献；③蛋白质功能和蛋白质的一般特征；④序列中的相关位点、功能区域。数据库中的每一条数据，都能与其他数据库进行交叉索引，包括与 GenBank、EMBL、DDBJ 等数据库的交叉索引。

PIR 与日本的国际蛋白质信息数据库（Japanese International Protein Information Database，JIPID）、德国的慕尼黑蛋白质序列信息中心（Munich Information Center for Protein Sequence，MIPS）合作，共同创建并维护蛋白质

序列数据库 PSD（Protein Sequence Database）。这是国际上最大的公共蛋白质序列数据库，是 PIR 的子库之一。另外，PIR 的子数据库还包括蛋白质分类数据库 ProClass、非冗余蛋白质参考资料数据库 PIR-NREF 等。

2. 瑞士蛋白质序列数据库

除了 PIR 外，另一个重要的蛋白质序列数据库则是瑞士蛋白质序列数据库（Swiss-Prot）。该数据库由瑞士日内瓦大学创建，目前由瑞士生物信息学研究所（Swiss Institute of Bioinformatics，SIB）和欧洲生物信息研究所（European Bioinformatics Institute，EBI）共同维护和管理。瑞士生物信息研究所下属的蛋白质分析专家系统（Expert Protein Analysis System，ExPASy）的 Web 服务器除了开发和维护 Swiss-Prot 数据库外，也是国际上蛋白质组学和蛋白质分子模型研究的中心，为用户提供大量蛋白质信息资源。北京大学生物信息中心设有 ExPASy 的镜像。Swiss-Prot 数据库是目前国际上最权威的蛋白质序列数据库，所有序列条目都经过有经验的分子生物学家和蛋白质化学家通过计算机工具并查阅有关文献资料仔细核实，因此这是一个错误率和冗余较低的数据库。SIB 和 EBI 共有 70 多人的研究队伍，专门从事蛋白质序列数据的搜集、整理、分析、注释、发布，力图提供高质量的蛋白质序列和注释信息。Swiss-Prot 数据库的每个条目都有详细的注释，包括结构域、功能位点、跨膜区域、二硫键位置、翻译后修饰、突变体等。

3. TrEMBL 数据库

TrEMBL 是一个计算机注释的蛋白质数据库，作为 Swiss-Prot 数据库的补充。该数据库主要包含从 EMBL、Genbank、DDBJ 核酸数据库中根据编码序列（CDS）翻译而得到的蛋白质序列。然而，这些序列尚未整合到 Swiss-Prot 数据库中。

4. UniProt

蛋白质数据仓库 UniProt 是由 EBI、SIB 和 PIR 共同建立的蛋白质数据库。该数据库整合了上述三个蛋白质数据库（即 PIR、Swiss-Prot 和 TrEMBL）的数据资源。UniProt 包含 3 个部分。① UniProt 知识库（UniProt Knowledgebase，UniProtKB），这是蛋白质序列、功能、分类、交叉引用等信息的存取中心，分为 UniProtKB/Swiss-Prot（包含检查过的、手工注释的条目）和 UniProtKB/TrEMBL（包含未校验的、计算机自动注释的条目）两类。② UniProt Non-redundant Reference（UniRef）数据库，该数据库将密切相关的蛋白质序列组合到一条记录中，以便提高搜索速度。目前，其根据序列相似程度形成 3 个子库，即 UniRef100、UniRef90 和 UniRef50。③UniProt Archive（UniParc），这是一个资源库，记录所有蛋白质序列的历史。UniProt 是全球蛋白质方面信息最全面的资源库，提供蛋白质序列及功能信息的集中资源，并具有最小的冗余度。

5. PDB

PDB（Protein Data Bank）是目前国际上著名的生物大分子结构数据库。该数据库原来由美国 Brookhaven 国家实验室负责维护和管理。为适应结构基因组和生物信息学研究的需要，20 世纪末，由美国国家科学基金委员会、能源部和卫生研究院资助，成立了结构生物学合作研究协会（Research Collaboration for Structural Bioinformatics，RCSB），PDB 数据库改由 RCSB 管理和维护。PDB 中含有通过实验（X 射线晶体衍射、NMR）测定的生物大分子的三维结构，其中主要是蛋白质的三维结构，还包括核酸、糖类、蛋白质与核酸复合物的三维结构。PDB 数据库中有超过 180000 个结构数据，其中超过 90%是蛋白质的三维结构。PDB 中每一个结构，都包含名称、参考文献、序列、一级结构、二级结构和原子坐标等信息，并都有唯一的 PDB ID。同核酸数据库一样，研究者可以通过网络直接向 PDB 递交数据。

6. Prosite

Prosite 是由 SIB 建立的一个蛋白质功能位点数据库，也是国际上第一个序列模式数据库。该数据库包含重要的蛋白质生物功能位点、序列模式以及可帮助识别蛋白质家族的统计特征，可以利用这些信息确定一条新序列究竟应该归属于哪个已知的蛋白质家族。

（三）基因组数据库

基因组数据库是分子生物信息数据库的重要组成部分。基因组数据库的主体是模式生物基因组数据库，其中最主要的是由世界各国的人类基因组研究中心、测序中心构建的各种人类基因组数据库。随着测序技术的发展和资源基因组计划的实施，除了模式生物的基因组数据库外，其他动植物的基因组数据库也纷纷出现。常见的基因组数据库有人类基因组数据库（GDB）、线虫基因组数据库（ACeDB）、酵母基因组数据库（SGD）等。

1. GDB

GDB 由美国约翰霍普金斯大学建立，是一个专门汇集、存储人类基因组数据的数据库，其中包括了全球范围内致力于人类 DNA 结构和人类基因序列研究的分析成果。GDB 包括基因组结构数据，并可显示基因组图谱及等位基因等基因多态性数据。此外，GDB 还包括核酸序列数据库 GenBank 和 EMBL、遗传性疾病数据库 OMIM、文献摘要数据库 MedLine 等其他网络信息资源的超文本链接。

2. ACeDB

ACeDB 是线虫的基因组数据库。更重要的是，它既是一个数据库，又是一个灵活和通用的数据库管理系统。Sanger 中心已经将其用于线虫和人类基因组数据库的浏览和搜索。库内的资源包括限制性图谱、基因结构信息、质粒图谱、序列数据、参考文献等。

3. SGD

SGD（Saccharomyces Genome Database）是酵母基因组数据库。该数据库收集并组织了关于酵母的染色体特征和基因产物的生物学信息。通过网络可以访问该数据库的全基因组信息资源，包括基因及其产物、一些突变体的表型，以及各种有关的注释信息。该数据库通过图形界面提供了酵母基因组的物理图谱、遗传图谱和序列特性图谱等。

（四）疾病相关数据库

疾病相关数据库主要记录了与疾病有关的生物分子的信息，根据疾病的种类，可以分为遗传性疾病数据库、肿瘤相关数据库、免疫性疾病数据库等。

OMIM（Online Mendelian Inheritance in Man）是 NCBI 的一个遗传性疾病数据库。通过该数据库，研究者可以查询任何遗传病的性状或基因的相关资料，包括致病基因的定位、功能等。

最大最权威的肿瘤相关数据库是 TCGA 数据库。TCGA（The Cancer Genome Atlas）是由美国国家癌症和肿瘤研究所（National Cancer Institute，NCI）主持的肿瘤基因组图谱计划，试图将人类全部癌症的基因组变异图谱绘制出来，并进行系统分析，旨在找到所有致癌或抑癌基因的微小变异，了解癌细胞发生发展的机制。目前，NCI 已公开了这个肿瘤相关的变异基因数据库，即 TCGA 数据库。另一个重要的肿瘤相关数据库是 Oncomine。Oncomine 是癌症基因芯片数据库和整合数据挖掘平台，旨在挖掘癌症基因信息。到目前为止，该数据库已经收集了 715 个基因表达数据集、80000 多个癌症组织和正常组织的样本数据。

（五）其他数据库

1. 单核苷酸多态性数据库

在人类基因组中，500～1000 个碱基的长度范围内就会出现一个 SNP。SNP 分布广、密度高，是继微卫星标记之后最广泛使用的标记方法。SNP 在遗传学研究、疾病易感分析、个体化医疗等方面都有重要的研究意义。NCBI 最早建立了 SNP 数据库（Database of Single Nucleotide Polymorphisms，dbSNP），包含了来自任何生物体的 SNP 序列，是目前收集 SNP 序列最多的数据库。

2. MicroRNA 数据库

MicroRNA（miRNA）是一类由 22 个核苷酸组成的非编码的单链 RNA 分子，在植物、动物及一些病毒中都有发现。miRNA 具有重要的调节作用，单个 miRNA 可以调节多个靶基因，也可以有多个 miRNA 调节一个靶基因。这种复杂的调节网络对基因表达调控有重要意义，尤其是在疾病调控方面。最常见的 miRNA 数据库是 miRbase。该数据库提供 miRNA 的序列、注释，提供靶基因预测等具体信息，是存储 miRNA 的主要公共数据库。数据库中所有数据都可以从首页或者直接进入 FTP 站点下载。同样，用户可以注册 miRBase，然后向 miRBase 提交序列数据。除此之外，还有 miRecords、PMRD、miRWalk、multiMiR 等 miRNA 数据库。

3. 基因启动子数据库（EPD）

EPD 是真核基因启动子数据库，提供从 EMBL 中得到的真核基因的启动子序列，能帮助实验研究人员及生物信息学研究人员分析真核基因的转录信号。EPD 中关于启动子的描述信息直接摘自科学文献，因而相对独立于 EMBL。

4. 目录数据库（DBCat）

DBCat 是一个生物信息数据库的目录数据库，或称数据库的数据库。它收集了 500 多个生物信息数据库的信息，并根据它们的应用领域对这些数据库进行分类，包括 DNA、RNA、蛋白质、基因组、图谱、蛋白质结构、文献著作等基本类型。从该数据库出发，可以迅速找到生物信息学领域中其他重要的数据库。

除了上述提到的各种数据库外，还有很多专门的生物信息数据库，它们覆盖了生命科学的各个领域。国内也有一些大数据的镜像站点，比如欧洲分子生物学网络组织（EMBNet）在北京大学生物信息中心建立了镜像站点。生物信息数据库归根结底是研究的工具，研究者需要根据自己的研究需求，去检索相应的生物信息数据库，以获取自己所需的信息。数据库的网址，可以通过公共的网站搜索系统查找，也可以通过专门的生物信息目录数据库（如 DBCat）查找。另外，还可以根据数据库中的 Internet 链接，直接找到相关的数据库。

二 数据库检索与查询

生物信息数据库的应用主要分为两个方面，即数据库的检索和查询。数据库检索和查询这两个词经常被混用，但实际上这两个词是有区别的。数据库检索是指利用搜索工具寻找需要的信息，而数据库查询是指对序列、结构及各种二级数据库中的注释信息进行关键词匹配。比如，在 Genbank 数据库中输入关键词“myoglobin”，即可找出该数据库中所有“myoglobin”或与“myoglobin”相关的信息条目 Centry。这里主要介绍在 NCBI、EBI 上进行检索和查询的方法。

（一）Entrez 检索系统

Entrez 是 NCBI 提供的在线资源检索系统。通过 Entrez，可以对 NCBI 的所有数据库进行检索，包括文献数据库、核酸和蛋白质数据库、蛋白质结构数据库等。

进入 NCBI 主界面，就能看见位于页面上部的数据库检索栏，可以在检索栏中直接输入想要查询的关键词。比如，输入“Akt”，那么就会得到其在各个数据库中的响应情况。其中，每个数据库图标前面的数字代表该数据库中检索得到的条目数。然后点击具体的数据库，如 Protein，就会得到 Akt 在 Protein 数据库中查询得到的详细情况，并且还能根据物种、数据来源等进行筛选。Entrez 的使用十分方便，它把序列、结构、文献、基因组、系统分类等不同类型的数据库有机地结合在一起，通过超文本链接，用户可以从一个数据库直接转入另一个数据库。

通过 Entrez，可以链接进入 PubMed 进行文献检索。PubMed 是 Entrez 的一个组成部分，用于检索数据库中储存的文献。MEDLINE 是 PubMed 的主要数据来源，是美国国立医学图书馆建立并维护的国际性综合生物医学信息书目数据库，是当前国际上最权威的生物医学文献数据库，内容涉及基础医学、临床医学、环境卫生、营养卫生、职业病学、卫生管理、微生物学等领域。MEDLINE 收录了 20 世纪 60 年代以来世界上 70 多个国家和地区出版的 3600 余种生物医学期刊的文献资料，包含近 1000 万条记录，并且每年还递增 30 万～35 万条。除了 MEDLINE 外，还有一些出版商直接向 PubMed 提供文献。点击 PubMed 检索得到的每个摘要的“related articles”就可以扩展检索，同时还有其他扩展链接可以链接到其他相关分子生物学数据库。通过 Entrez，还可以链接进入 PubMed Central（PMC）。PMC 是文献全文的电子档案，提供文献的免费全文阅读和下载。

（二）SRS 检索系统

序列检索系统（Sequences Retrieval System，SRS）是 EBI 开发的数据库检索系统，最初是为 EMBL 和 Swiss-Prot 的查询检索而开发的，后来 SRS 发展成独立的商业软件。

SRS 提供三种查询模式：快速查询、标准查询和扩展查询。SRS 具有强大的数据库查询功能，它具有统一的 Web 界面并且是一个开放的数据库查询系统，即不同的 SRS 查询系统可以根据需要安装不同的数据库。SRS 支持以文本文件形式存储的各种数据库，包括 EMBL、Swiss-Prot、PDB、DBCat、MEDLINE 等。因此，利用 SRS，用户可以广泛地查询多个不同种类数据库中的数据。

三　核酸数据分析

核酸数据库作为生物信息领域中最核心的内容之一，包含大量的核酸序列数据，而这些序列数据构成了生物界最基本的遗传信息，与生物的遗传特性及各种功能特征息息相关。因此，对核酸数据精准的分析可以从更深的层次认识生物各种表型的调控机制，为更真实地揭示生命的奥义提供依据。核酸数据分析重点强调理解序列与功能之间的关系，主要需要掌握核酸序列基本分析、核酸序列对比分析、开放阅读框分析和启动子预测分析等内容。

（一）核酸序列基本分析

核酸序列的基本分析主要包括对核酸分子基本化学性质的分析，如获取核酸序列的分子量、碱基的组成和碱基的分布等信息，以及对特定核酸序列的酶切谱的分析。常用的核酸基本分析软件有 DNAMAN 和 BioEdit 等。

DNAMAN 由美国 Lynnon Biosoft 公司开发，可以完成大部分常规序列分析任务，除了可得到核酸的分子量、碱基分布和百分比等基本信息外，还可发挥包括多重序列比对、PCR 引物设计、限制性酶切分析等常用功能。打开 DNAMAN 软件后，将待分析的核酸序列复制、粘贴进“Channel”，通过“Sequence Display”命令打开对话框，可通过勾选不同选项来显示：序列组成、反义/互补/反义互补序列、双链序列和对应 RNA 序列等。通过“Restriction Analysis”命令打开对话框，可通过勾选不同选项来显示：酶切位点概述、限制性酶切图/模式图等，除了有分析环状 DNA 或甲基化 DNA 的选项外，还可选择性地忽略大于或小于某特定值的酶切位点。此外，DNAMAN 还拥有许多高级功能，包括序列比对分析（执行“Dot Matrix Comparison”命令）、两序列或多序列同源性分析（执行“Two/Multiple Sequence Alignment”命令）、PCR 引物设计（在“Primer”菜单下执行“Design PCR Primers for DNA”命令）以及质粒模式图绘制（执行“Restriction/Draw Map”命令）等。

BioEdit 是一款和 DNAMAN 功能类似、优秀且免费的序列编辑和分析软件。与 DNAMAN 相比，BioEdit 可分析的内容相对丰富，同时还能够提供多个在线序列分析软件的界面和接入口。除了常规的序列分析、质粒图绘制、限制性核酸内切酶分析等外，BioEdit 还可进行较为深入的蛋白质分析，包括蛋白质的熵变、疏水性轮廓以及保守区分析等。值得一提的是，BioEdit 可以读写多种格式的数据，包括 GenBank、FASTA、NBRF/PIR、Phylip 3. 2/4、ClustalW 和 GCG 格式等。

（二）核酸序列对比分析

在掌握核酸序列的基本信息之后，对具体序列数据进行对比分析则是生物信息学领域最基本、最重要的操作。通过序列相似性和同源性的对比分析，可以深入了解序列数据所蕴含的结构、功能及进化信息。序列的相似性是指序列的全部或指定区域间相同或相似部分占总序列的百分比，是一种直接的数量关系。序列的同源性则是从数据中推断出两个或多个序列是否源自同一祖先，是一种质的判断。常用的序列相似性分析程序有 BLAST 和 FASTA 等，多序列同源性分析主要由 ClustalW 程序执行。

1. BLAST

BLAST（Basic Local Alignment Search Tool）是对序列数据进行相似性比较最常用的程序，由美国国立生物技术信息中心开发。BLAST 是研究隐藏序列信息的强大工具，具有以下特点：①运行速度很快；②不管是从严格的统计学意义还是从软件开发层面都具有很高的可靠性；③应用灵活多变，可进行不同序列和多序列间的相似性分析。

BLAST 其实是一个相似性搜索的程序包，在进行序列比对时，通过参数设置，以不同需求分析不同类型的数据。BLAST 包含五种独立的程序，是根据查询目标的不同和选取数据库的差异来区分的。对于不同的程序，在 BLAST 后添加字母“N”表示比对核酸，添加字母“P”表示比对蛋白质，添加字母 X 表示对核酸和蛋白质的交叉比对，而在 BLAST 前添加字母“T”则表示在比对前先要进行序列的翻译。

BLAST 的运行结果中会罗列出跟查询序列相似性较高且符合用户限定要求的结果，而这些结果可以帮助了解：①查询的序列具有某种功能的可能性；②查询的序列是否可能源自某物种；③查询的序列是否含有某个功能基因的同源基因等信息。BLAST 有网络在线版和单机下载版之分。网络在线版 BLAST 服务可由包括 NCBI 在内的许多网站提供，其优点是操作简便，所涉及的数据库始终处于及时的同步更新状态；其缺点是无法高效率地分析大批量的数据，且不能进行自定义的数据库搜索。单机下载版 BLAST 可由 NCBI 的 FTP 站点下载，又分为可适用于不同操作系统的版本（Windows 版、Linux 版及 DOS 版等）。其优点是可以通过自定义数据库处理大量的数据，但必须事先在本地获取相应的数据库信息，因此需要耗费大量的本地资源，同时操作起来也没有网络在线版 BLAST 简洁，还需要操作者有一些基本的计算机操作知识储备。

通过网络在线版 BLAST 提交任务直观且简单，按照命令提示操作即可，此外还可选择搜索序列范围、搜索的数据库，并可以通过参数设置进行更贴近用户需求的搜索。BLAST 搜索主要有三种输入模式：直接复制粘贴 DNA 或蛋白质序列，输入 FASTA 格式的序列，直接使用包括 RefSeq 和 GenBank 序号在内的索引号码。对于核酸序列的 BLAST 搜索，主要选取的数据库包括 GenBank、EMBL、DDBJ 和 PDB 的非冗余序列；对于蛋白质序列的 BLAST 搜索，主要选取的数据库包括 PDB、Swiss-Prot 和 PIR 的非冗余序列。

在确定搜索序列和数据库之后，如果默认设定的其他参数的缺省值不能满足搜索需求，可进一步设定。“Entrez Query”选项可以通过 Entrez 搜索中所使用的任何一种范围限定词来限制 BLAST 搜索。“Max Target Sequences”选项可以限定对比搜索后显示的最大结果数。期望阈值（Expect Threshold）选项可以用来设置达到期望值 E（Expect）的最多随机序列个数，以提高搜索的精确性和严格程度。要理解期望值 E，首先要了解 BLAST 中对 S 值的定义。S 值表示两序列间的相似性，得分越高表示两序列越接近；而 E 值就是对 S 值可靠性的评价。在 BLAST 分析中，E 值是指在随机的数据库中进行随机搜索，搜索出得分大于或等于某特定 S 值序列的可能性。也就是说，对于通过 BLAST 搜索得到的某特定 S

值的某序列来说，E 值越小表示该 S 值越可靠，意味着结果序列与待分析序列越接近。一般来讲，E 值小于或等于 10^{-5} 表示较为可信的 S 值。在 BLAST 中，期望阈值的默认值为 10，表示随机出现得分等于或大于对比序列 S 值的期望序列个数为 10。调小期望阈值将使搜索要求更严格，结果报告中随机产生的序列数也将减少。

除了基础的 BLAST 搜索程序之外，目前还有基于 BLAST 原理开发的一些扩展程序。例如，BLAST2 可以进行给定两个序列间的 BLAST 对比，能更快速地检测两个序列间是否存在相似性片段，因此比全序列间的比对快速很多。MegaBLAST 则通过算法的设计和对特定不匹配碱基的容忍，侧重于在大量数据间进行序列高度相似性的快速比对。PSI-BLAST（Position Specific Iterated BLAST）是位点特异迭代 BLAST 搜索的缩写，是主要针对蛋白质序列的搜索。PSI-BLAST 通过搜索、位点特异性打分以及再搜索的迭代，提高保守区域的得分，以此达到高度灵敏的 BLAST 搜索。

2. FASTA

FASTA 是另一个常用的核酸和蛋白质序列搜索程序，相应的搜索算法是由利普曼和皮尔逊于 20 世纪 80 年代中期发布，他们认为能揭示真实序列关系的比对，在两个接受比对的序列中必须包含至少一个相同序列的片段，所以 FASTA 的基本搜索原理是先在序列库中进行快速初检。这一初检是针对较短的完全相同序列的，再检索出可能的匹配。FASTA 对核酸序列的搜索要比对蛋白质序列的搜索更为准确，但对数据库的每次搜索只会生成一个最佳比对，其他可能有意义的比对则会因此被忽略。相对于 BLAST 来说，FASTA 检索的运行速度则较为缓慢。

FASTA 检索的一个较为简便的方式是使用电子邮件服务。许多机构都提供自动的 FASTA 检索电子邮件服务，用户可通过电子邮件提供待检索的序列，在进行多个数据库检索后，通过电子邮件将检索结果反馈给用户。

3. ClustalW

与 BLAST 的局部匹配搜索不同，序列的同源性分析需要运用全局比对算法分析多序列间的关系。ClustalW 就是一种利用渐进的多序列对比方法进行序列同源性对比的常用程序。ClustalW 先将多个序列两两比对后，构建分化距离矩阵，用于表示两两序列之间的关系；然后，根据分化距离矩阵的计算，生成作为指导多序列比较的系统进化分支树，对关系密切的序列进行加权评价；最后，从关系最紧密的两条序列开始，分别引入关系次紧密的序列不断重新构建比对，直到所有序列都被纳入多序列对比为止。

包含 ClustalW 在内的多序列对比可用于描述一组序列间的同源关系，探讨同源基因间亲缘关系的远近，辅助分子进化分析。此外，多序列对比还可用于了解某个特定基因家族的基本特征，探寻共用功能模体和保守区域等。EBI 可以提供在线的 ClustalW 服务，其操作页面简洁易懂，用户可以根据需求选择相关分析参数进行多序列比对。运行 ClustalW 程序会产生两种文件，分别是多序列比对的结果文件（以“. aln”和“. phy”结尾）和作为指导比对的进化分支树（以“. dnd”结尾）。当然，如果只需要进行两个序列的同源性分析，也可以使用 NCBI 提供的 BLAST2 程序中的相关功能。

（三）开放阅读框分析

开放阅读框（open reading frame，ORF）是一段可编码蛋白质的基因序列，该段序列的特征是在 5′端的起始密码子（ATG）和 3′端的终止密码子（TAA、TAG 或 TGA）之间没有任何可以终止序列翻译的碱基序列。开放阅读框对于 DNA 序列所蕴含的基因的功能非常重要，因为指导氨基酸翻译的密码子是由三个碱基的排列组合决定的，不同的碱基排列方式可能代表不同的翻译产物。对于一段单链 DNA 序列，密码子有三种可能的起始位点，每条链也就有三种截然不同的密码子的排列组合，而正义及反义 DNA 链对应密码子的排列组合完全不同。所以，在缺少额外信息的前提下，对于一段双链 DNA 序列，可以有六种不同的阅读和翻译方式。生物体的每个基因都带有一个特定的开放阅读框，而分析序列中的开放阅读框就是为了寻找并确定相关的基因信息。

开放阅读框的分析主要是指，以六种阅读方式分析待测序列是否存在一段或几段序列，在启动子和终止子之间不包含终止子，而符合这些条件的序列则有可能对应一个真正单一产物的基因。开放阅读框的识别是证明一个新的 DNA 序列为特定的蛋白质编码基因的先决条件。

常用的开放阅读框分析软件 ORF Finder 是由 NCBI 提供的网络在线服务。ORF Finder 可以通过标准或特殊遗传密码子罗列出待测序列中所有可能的开放阅读框，并推导出相应的氨基酸序列。在输入 GI 号或 Accession Number 或直接输入 FASTA 序列后，系统会以六种阅读方式得出可能的开放阅读框。一般来讲，较长的开放阅读框便有可能是编码基因，而得出的结果可以通过 BLASTP 序列比对进行验证。其他开放阅读框分析软件包括 ORF Predictor 以及可用于多平台的免费软件 Star ORF。

（四）启动子预测分析

作为基因的重要组成部分，启动子是一段位于基因上游的 DNA 序列，能激活 RNA 聚合酶，引导 RNA 聚合酶与模板 DNA 准确地结合，并参与调控基因转录的起始时间和基因的表达程度。启动子不直接控制基因的功能，而是通过与转录因子的结合来调节基因的活动。启动子一般有广谱表达型、组织特异型以及肿瘤特异型等多种形式。启动子 DNA 序列的突变可能导致基因表达的调节障碍，引起恶性肿瘤病变，因此，对 DNA 序列中启动子的预测尤为重要。

启动子一般具有以下特点：①包含一些特定的元件，如 TATA Box 或 CAAT

Box 等；②具有方向性，以便启动下游基因的表达；③多个启动子可以针对同一基因启动不同转录本的表达；④某些启动子具有表达的时空性和组织特异性。结合启动子的这些特点，许多软件程序便能识别和预测序列中的启动子。例如，Promoter 2.0 Prediction Server 以及 Web Promoter Scan Service 等。

四 蛋白质数据分析

蛋白质数据分析需要掌握的内容有蛋白质基本性质分析、蛋白质结构预测分析和蛋白质功能预测分析等。

（一）蛋白质基本性质分析

蛋白质的基本性质包括氨基酸序列、分子量、等电点、亲水性、疏水性、亚基组成以及结构域信息等。从生物信息学的角度来说，对蛋白质基本性质的分析主要是指通过计算机和网络程序获得蛋白质的以上信息。对于已知的蛋白质，用户可以通过蛋白质的名称或索引号码在各蛋白质数据库搜索了解其基本性质，例如 ExPASy 在“PrimaryStructure Analysis”栏目中提供的“ProtParam”在线程序；也可通过文献检索找到定性该蛋白质的研究论文，查阅相关的基本性质。除此之外，用户还可利用生物信息学软件进行氨基酸序列的分子量和等电点分析等，这些软件包括 DNAMAN、BioEdit 和 MacVector 等。

蛋白质的一个重要特征是其部分氨基酸序列具有疏水性。蛋白质的疏水性和亲水平衡参与维持蛋白质的三维空间结构，也是蛋白质实现动态构象变化完成生物学功能的基础。蛋白质的疏水性源于极性与非极性氨基酸不同的排列组合，因此，不同的蛋白质具有不同的疏水性。水溶性蛋白质倾向于将疏水性氨基酸残基折叠于三维空间结构内部，而跨膜蛋白质则有大量的疏水性氨基酸残基位于蛋白质表面，以便与非极性的膜结构紧密结合。因此，在理解蛋白质的结构和功能时，对疏水性的分析十分重要。蛋白质的疏水性分析可以使用 ExPASy 网站提供的在线分析程序 ProtScale，将氨基酸序列输入后可得到一个图表，其中数值越大的区域表示这段氨基酸序列的疏水性越强，越有可能是跨膜区域，再与已知结构的同源蛋白质比较（利用 NCBI 中的 BLAST 程序），便可大致预测蛋白质的跨膜结构。

对于蛋白质跨膜区的分析，除了可以参考蛋白质的疏水性区域之外，还可以基于已知蛋白质跨膜区氨基酸的组成结构和特性，预测分析一段氨基酸序列是否具有跨膜区以及具体位置和跨膜方向。在 ExPASy 网站的“Proteomics”栏目下，可以从“Tools”中选择“SOSUI”在线分析程序，提交氨基酸序列后进行专门的蛋白质二级跨膜结构预测。此外，其他蛋白质跨膜区在线预测程序包括：预测跨膜螺旋结构的 TMHMM Server v. 2.0、基于跨膜区结构数据库 TMbase 的程序 TMPred 以及页面简洁易用的 DAS 等。

蛋白质的另一项重要属性是，作为结构性蛋白质参与细胞及组织的骨架成型，或是作为分泌性蛋白质执行生命体的各种生理功能。这两类蛋白质的主要区别在于分泌性蛋白质的N端带有一段被称为“信号肽”的序列，用于指导蛋白质的跨膜定位、转移和运输。因此，对于信号肽的有效判断，将预测一段未知的氨基酸序列是否能被分泌到细胞外并执行生物学功能。信号肽一般是小于35个氨基酸的短肽链，富集疏水性氨基酸，并至少含有一个带正电的氨基酸。信号肽的预测可使用工具Signal P 3.0进行操作。

蛋白质的功能受多种因素的调节和影响，其中蛋白质的亚细胞定位也与其行使的功能有着密切的联系。蛋白质根据亚细胞定位，可分为线粒体蛋白质、溶酶体蛋白质、内质网蛋白质、高尔基复合体蛋白质及细胞核蛋白质等。针对功能未知的氨基酸序列，预测其在细胞内的具体位置，对分析其可能存在的功能有重要的指导意义。一些常用的蛋白质亚细胞定位程序包括基于氨基酸序列进行预测分析的程序SubLoc和PSORT，以及基于分辨个体目标信号肽的程序TargetP。

（二）蛋白质结构预测分析

由线性氨基酸序列组成的蛋白质，只有折叠成特定的三维空间构象，才能具有相应的活性及功能。对蛋白质空间结构的掌握，不但有助于了解蛋白质的功能活性，还能揭示蛋白质是如何执行其功能的。虽然通过具体的实验方案，可以得到蛋白质的空间结构，但过程较为复杂，成本偏高，所以实际测定的蛋白质三维结构比已知氨基酸序列要少很多。因此，有效地预测分析蛋白质的空间结构对生物学及医学研究非常重要。20世纪60年代，科学家发现变性蛋白质在适当条件下可以重新折叠回原来的天然结构，于是认为指导蛋白质折叠的信息隐含于蛋白质的一级结构中，可直接运用适当的算法，从氨基酸序列预测蛋白质的折叠模式和空间结构。

蛋白质结构预测其实是从氨基酸线性序列到蛋白质所有原子三维坐标的映射。蛋白质通常含有几百上千个氨基酸，所有可能的序列到结构的映射数随氨基酸个数呈指数增长，理论上很难计算。然而，生物界实际的蛋白质数量有限，这些蛋白质不仅富含许多同源序列，还可根据其结构类型归类，所以氨基酸序列和蛋白质结构之间存在某些可循的规律，使蛋白质结构预测成为可能。蛋白质结构预测的方式主要有两大类：一类是通过理论计算（如分子力学、分子动力学计算）进行结构预测，假设蛋白质会选取折叠后能量最低的构象，但由于计算量庞大且自然构象只有很小的能量差异，在实际预测中这种方法往往不太准确；另一类蛋白质结构预测方法是对已知结构的蛋白质进行统计分析，构建序列到结构的映射模型，从而直接以氨基酸的序列预测结构，包括经验性分析、结构规律提取以及同源模型化等方法。经验性分析的依据是特定序列在形成结构时会有一定的倾向性。例如，特定的氨基酸序列会倾向形成特定的二级结构，在对蛋白质结构数据库 PDB 和蛋白质二级结构数据库 DSSP 中的信息进行统计分析后，可总结出关于蛋白质二级结构的预测规则。和经验性分析类似，结构规律提取主要强调归纳关于结构生成的一般性规则，形成映射模型用于指导未知蛋白质的结构预测。

目前最为实用、可靠的蛋白质结构预测方法是同源模型化，主要通过同源序列比对预测蛋白质的空间结构或结构单元，包括 DNA 结合域、TIM 结构域、PAS 结构域以及锌指结构域等。其依据的原理是相似的氨基酸序列倾向于折叠成相似的空间结构。因此，如果一个结构未知的氨基酸序列与一个已知结构的蛋白质具有足够的序列相似性，那么便可以基于已知蛋白质的空间结构，为未知序列构建一个结构模型。同样地，如果未知氨基酸序列中的一段与已知蛋白质结构域的序列相似，则可以认为该未知序列很可能具有相同的结构域以及相应的功能。

蛋白质结构预测的一般流程是先对氨基酸序列进行数据库搜索，包括结构域比对和多序列比对，查看在 PDB 数据库中是否存在同源蛋白质。对 PDB 数据进行同源检索分析的软件有 Rasmol 和 PDBFinder 等。如果存在同源蛋白质，则可直接通过比较性建模构建未知蛋白质的三维空间结构模型，如果无法找到同源蛋白质，则需要进行蛋白质二级结构和折叠预测。常用的蛋白质结构预测分析软件有 3D-pssm、GenThreader、PSIPRED 以及平均准确率较高的 Predict Protein 等。如果可以分析预测出明确的蛋白质折叠，便可以进一步执行蛋白质二级结构的比对搜索，分析所属的折叠家族，再进行比较性建模得到未知蛋白质的结构模型；如果在二级结构分析时还无法预测折叠类型，还可直接通过蛋白质三级结构的预测构建三维结构模型。在线程序 BioSerf 可直接用来预测蛋白质的三维结构。

（三）蛋白质功能预测分析

蛋白质的功能复杂且多样，在不同的环境下，蛋白质可能拥有不同的功能，因此在未经过详细周密的生物化学验证的前提下，很难确定未知蛋白质的具体功能。不过，对未知氨基酸序列进行恰当的功能预测分析，可以很好地为相关实验的设计和实施提供指导意见，并大大减少相应的研究成本，在生命科学研究领域已经成为不可缺少的重要环节。

蛋白质功能预测的主要方式有：对氨基酸序列的相似性和同源性进行比对分析，以及通过结构域、保守区和特殊结构的分析来判断可能存在的功能。对氨基酸序列相似性和同源性进行比对，可用 BLAST 软件和 FASTA 软件的相关功能，一般认为序列一致性在 40%以上才可能具有显著的意义。对结构域、保守区的分析，可以使用前文提及的一系列蛋白质结构预测软件，一方面，这些软件会提供相应的功能预测或数据库中的功能链接；另一方面，通过这些软件找到已知蛋白质中相似的结构域或保守区，便可初步预测未知序列可能与已知蛋白质存在类似的功能。除此之外，还可根据氨基酸序列中的一些特殊结构预测其相应的功能。这些特殊结构包括磷酸化位点、泛素化位点、糖基化位点以及特殊模体。与这些特殊结构相关的数据库包括由 ExPASy 网站提供的 Prosite、SMART 以及 Pfam 等。

第八章

分子检验技术的临床应用

第一节　感染性疾病的分子生物学检验

一　病毒感染性疾病的分子生物学检验

感染病毒的检测对于明确病因、判断病情、制订治疗方案等具有非常重要的临床意义。分子生物学检验技术具有快速、准确、特异度高、灵敏度强等特点，在病毒感染性疾病的早期诊断、分型鉴定、疗效监测和耐药基因分析等方面优势明显，已广泛地应用于临床检测。此外，分子生物学检验技术还可对病毒进行定量分析，如乙型肝炎病毒和丙型肝炎病毒定量检验能反映患者体内病毒核酸的复制情况，尤其是荧光定量 PCR 技术能动态检测患者体内病毒核酸载量，了解病情进展，更好地指导制订临床治疗方案，弥补了免疫学方法的不足。

（一）乙型肝炎病毒

乙型肝炎病毒（hepatitis B virus，HBV）的感染可引起急性、慢性乙型病毒性肝炎（viralhepatitis B，HB），是病毒性肝炎的常见病原体。HBV 慢性感染已成为严重危害人类健康的重大公共卫生问题之一。据世界卫生组织报道，全球约有 20 亿人曾感染过 HBV，其中 3.5 亿为慢性 HBV 感染者。我国是 HBV 高流行区，由于乙型肝炎疫苗纳入新生儿计划免疫，一般人群的乙型肝炎病毒表面抗原（hepatitis B surface antigen，HBsAg）携带率已明显下降。乙型肝炎病毒主要通过母婴、血液和性接触等途径传播。近年来，乙型病毒性肝炎发病率呈明显增高的趋势。因此，对 HBV 高效、准确的检测对于乙型病毒性肝炎的诊断、治疗和预防具有重要的意义。

1. 乙型肝炎病毒的基因组结构特征

乙型肝炎病毒属于嗜肝 DNA 病毒科，基因组长 3.2kb，是带有部分单链区的双链环状 DNA 分子，是目前已知感染人类最小的 DNA 病毒。HBV DNA 负链能编码全部已知的 HBV 蛋白质，而其正链开放读码区不能编码病毒蛋白。HBV DNA 负链核苷酸序列上含有 6 个开放读码框架（open reading frame，ORF）。其中 S、C、P 与 X 四个 ORF 是早已公认的；前-前-S 和前-X 是近年新发现的两个编码基因，其编码产物功能还有待研究。

(1) S 基因区　S 基因区分为前-S1（Pre-S1）区、前-S2（Pre-S2）区和 S 区，编码病毒颗粒的外膜蛋白。其中，S 区基因编码外膜主蛋白（即 S 蛋白），是乙型肝炎病毒表面抗原（hepatitis B surfaceantigen，HBsAg）的主要成分；Pre-S2 区基因和 S 区基因共同编码外膜中蛋白；Pre-S1 区、Pre-S2 区和 S 区基因共同编码外膜大蛋白。

(2) C 基因区　C 基因区分成前 C 区和 C 区两部分：C 区基因编码乙型肝炎病毒核心抗原（hepatitis B core antigen，HBeAg）；前 C 区和 C 区基因共同编码乙型肝炎病毒 e 抗原（hepatitis Beantigen，HBeAg）。研究发现，前 C 区是极易发生突变的区域，前 C 基因突变后，可造成 HBeAg 的分泌水平下降或完全终止，形成 HBeAg 阴性的前 C 区突变株。因此，对 HBeAg 阴性而抗-HBe 阳性的患者应注意监测血中的 HBV DNA，以全面了解病情及判断预后。

(3) P 基因区　HBV DNA 中最大的一个开放读码框架，与其他基因区有重叠，占 HBV DNA 基因组的 70%以上序列。P 基因区编码乙型肝炎病毒 DNA 聚合酶（HBV DNA polymerase，HBVDNA P），该 DNA 聚合酶同时具有逆转录酶、RNaseH 和 DNA 聚合酶活性。

(4) X 基因区　HBV DNA 中最小的一个开放读码框架。X 基因区编码乙型肝炎病毒 X 抗原（hepatitis B X antigen，HBxAg），HBxAg 被认为是一种反式激活因子，与病毒基因的表达调控及 HBV DNA 的整合有关。X 基因区存在广泛的碱基点替换突变（如 1762A→T、1764G→A）和高频率的缺失突变（如 1763～1700nt、1770～1777nt），X 基因区突变会抑制 X 蛋白的转录调控活性，使 HBV 病毒复制水平下降，病毒蛋白合成减少，造成血清标志物下降甚至不能检出。

2. *乙型肝炎病毒的基因分型检测*

HBV 变异率较其他 DNA 病毒更高。一是由于 HBV 复制能力很强，每 24h 可以复制 10^{12}～10^{13} 个拷贝。在复制过程中必须经过 RNA 中间体的逆转录过程，而 HBV DNA 聚合酶的逆转录酶活性缺乏严格的校正功能，容易导致 HBV 发生变异。二是慢性 HBV 感染者由于长期抗病毒治疗也会诱发病毒基因变异。三是在人体免疫应答或疫苗接种等压力下 HBV 发生变异。变异可发生在 4 个 ORF 中的任何区域，常见的基因突变区有 S 基因区、前 C 区、C 基因启动子区、X 基因区以及 P 基因区。这些变异常引起病毒生物学特性的改变，如复制缺陷、编码抗原表位改变、前基因组 RNA 包装能力改变等。

(1) HBV 的基因型种类　根据 HBV 核苷酸全序列差异≥8%或 S 区基因序列核苷酸差异度≥4%，可将 HBV 划分为 A～H 8 个基因型。其中 A 型主要存在白种人中；B型和C型主要存在于亚洲人群中；E型主要存在于西非；F型仅见于中南美洲的土著人中；G型和H型很少见。我国主要存在A、B、C、D四个基因型。HBV基因型反映了HBV自然感染过程中的变异特点，是病毒变异进化的结果。

（2）HBV基因分型检验的方法　常用HBV基因分型检测方法主要有PCR-限制性片段长度多态性（PCR-RFLP）分析、线性探针反向杂交法（LiPA）、基因芯片法、荧光定量PCR法及基因测序法（SBT）等。

① PCR-RFLP法：通过PCR扩增出不同HBV基因型的目标片段，此片段通常为S区基因或前S区基因。扩增产物用3～5种特定的限制酶进行酶切，将酶切图谱与数据库进行比较，从而确定基因型。PCR-RFLP敏感性高，但酶切位点易受基因变异影响，且对混合感染或酶切不完全者，可能出现复杂条带，影响分型结果判断。

② 线性探针反向杂交法：设计HBV不同基因型的型特异性探针，利用PCR及反向斑点杂交技术，将标记的扩增产物与固相载体上的特异性探针进行杂交，通过杂交信号判断HBV基因型。该方法操作较为简便，结果准确，可以检出混合基因型的存在。

③ 基因芯片法：将HBV基因型的特异性探针点样到固相载体上，直接与荧光标记的PCR扩增产物杂交，通过荧光扫描来判断结果。如在某一种型特异性探针之处出现荧光，即可确定HBV属于这一基因型。

④ 荧光定量PCR法：通过设计不同基因型的特异性引物，采用全封闭管和实时荧光检测技术，分管分通道对HBV基因型进行检测。目前CFDA注册的HBV基因分型检测试剂，主要可以区分B型、C型、D型等基因型。荧光定量PCR法具有操作简单、对检测设备无特殊要求、结果稳定等优点，在临床上应用最广泛。

⑤ 基因测序法：该法是HBV基因分型检测的金标准方法，结果可靠、准确性高。对于HBV基因分型检测而言，基因测序法相较于荧光定量PCR、基因芯片法等，操作和结果分析都比较复杂，且需要专门的测序仪，所以临床上采用该技术检测HBV基因分型的应用不广泛。

（3）HBV基因分型检验的临床意义

① HBV的临床病毒学研究：通过HBV基因分型检测，可判断病毒复制活跃程度及突变发生率情况。研究表明，与HBV-B型相比，HBV-C型复制较活跃，不易发生HBeAg血清转换；HBV-B型易产生前C区突变，HBV-C型核心启动子区变异发生率更高，与乙型肝炎发病机制密切相关，可作为肝癌高危指标之一。

② HBV感染治疗药物的选择：HBV基因型与基因突变之间存在关联。不同的基因型易发生突变的类型可能不同，如B型、C型患者易产生拉米夫定耐药突变，D型感染者更易发生阿德福韦耐药突变；B型以YVDD变异为主；C型以

YIDD变异为主。而且HBV基因型与患者对药物的敏感性等也有关系，如用拉米夫定抗病毒治疗时，B型较C型有更好的应答；用IFN-α治疗时，对干扰素的应答率C型明显低于B型。通过HBV基因分型检测，可指导制订临床治疗方案，实现个体化诊疗。

③ 预测HBV感染相关疾病的进展和转归：HBV基因型与临床转归密切相关，如C型感染者较B型感染者具有更高的HBeAg阳性率，而且C型与较重的肝脏疾病发病机制相关，可作为肝癌高危指标之一，B型与较轻的肝脏病变相关；A型与肝脏的慢性炎症相关，D型与急性自限性肝炎相关。

④ HBV感染的流行病学调查研究：我国流行的HBV基因型主要是B型和C型，长江以北以C型为主，长江以南以B型为主，D型主要见于少数民族较多的地区。混合感染以B型和C型混合为主。通过调查不同地区和人群中流行的HBV基因型的分布情况，可指导临床选择有效的抗病毒药物及进行病程预测。HBV不同基因型存在地理区域、种族分布差异，可表现为不同的病毒学和临床特性。因此，研究和检验HBV基因型与亚型具有重要的临床意义。

3. 乙型肝炎病毒的核酸检测

乙型肝炎病毒感染的实验室诊断主要依赖于血清特异性抗原、抗体和HBV DNA的检测。聚合酶链反应（polymerase chain reaction，PCR）是诊断HBV感染最敏感的方法，与免疫学检测法相比，PCR法能更早地反映HBV的感染情况，缩短HBV感染后的窗口期，而且对一些血清学指标阴性的突变株来说，HBV DNA测定是监测HBV感染唯一可靠的指标。

（1）HBV DNA定量检测方法　HBV DNA定量检测的主要方法是荧光定量PCR法，其方法重现性好，灵敏度高，特异性高，能准确地反映HBV DNA的复制水平。目前临床采用荧光定量PCR（fluorescent quantitative PCR，FQ-PCR）技术检测HBV DNA，可以实现核酸提取、PCR扩增、结果分析等过程的全自动化，该技术在临床应用中占有绝对的优势。

荧光定量PCR（fluorescent quantitative PCR，FQ-PCR）采用全封闭管和实时荧光检测技术，由计算机自动分析定量，可以克服常规PCR的两大弊端。根据TaqMan探针技术的基本原理，结合PCR高灵敏度的优点，在HBV S基因区设计了特异性的引物和探针，建立了实时定量检测HBV DNA含量的方法。在常规PCR反应体系中，另引入一条能与PCR产物杂交的荧光双标记探针。该探针的5′端标记一个荧光报告基团，3′端标记一个荧光淬灭基团，5′端荧光报告基团吸收能量后将能量转移给3′端荧光淬灭基团，发生荧光共振能量传递。探针无特异性PCR扩增发生时，检测不出5′端荧光报告基团发出的荧光；有特异性PCR扩增发生时，在PCR过程中，Taq DNA聚合酶5′→3′外切酶将探针5′端连接的荧光报告基团从探针上切割下来，使其游离于反应体系中，从而脱离3′端荧光淬灭基团的屏蔽，接受光刺激发出荧光，荧光信号与PCR产物的数量成正比。同时，在

PCR扩增过程中，引入一系列已知起始浓度的标准品与未知样品同时进行扩增，利用该系列模板PCR扩增信号进入相对稳定对数期增长的最下限的循环数与已知浓度对数回归直线得到标准曲线，由软件计算出未知样品的起始模板浓度。

FQ-PCR将PCR的敏感性与探针杂交的特异性相结合，在很大程度上弥补了传统PCR的缺陷，降低了反应时间，简化了样品处理，使整个过程包括血清HBV DNA提取在内不超过2h；采用闭管检测，不需PCR后处理，避免了由于样品间的交叉污染引起的假阳性和环境污染；采用的实时检测技术可连续不断地检测PCR过程中荧光信号的变化，避免了传统PCR的“平台期效应”，准确性和灵敏度均有提高。

HBV DNA定量检测结果一般采用Copies/mL表示，或用pg/mL、fg/mL表示，1pg/mL＝283000Copies/mL。现在的趋势是用病毒定量的国际单位（IU/mL）表示，1IU/mL≈5.6Copies/mL。HBV DNA阴性的标准没有具体的数值，其准确的表达方式是：未检测到或低于检测下限，表示为“参考值（单位）”。这个参考值的变化根据各医院使用的仪器和试剂不同而改变，以实际检测下限作为参考值。目前，国际建议的HBV DNA检测下限是50IU/mL；国产手工试剂检测下限一般为500IU/mL，进口自动化试剂检测的下限为20IU/mL。

（2）HBV DNA定量检测的临床意义

① HBV感染者病毒复制水平及传染性判断：HBV DNA定量检测阳性（大于检测下限），说明乙型肝炎病毒复制活跃，血液中乙型肝炎病毒含量高，乙型肝炎病毒DNA传染性强，且传染性与含量的大小成正比；HBV DNA正常值定量检测阴性（小于检测下限），说明乙型肝炎病毒复制得到抑制，复制缓慢甚至停止复制，血液中乙型肝炎病毒DNA含量低，乙型肝炎病毒DNA传染性弱。但HBV DNA定量数值只能说明游离在血液中的病毒含量，与病情严重程度没有直接关系，判断肝脏是否有损伤或受损程度应结合临床症状、影像学检查、肝功能系列指标和（或）肝活检等结果综合判断。

② 抗病毒药物疗效监测：监测HBV DNA量的动态变化可为临床用药剂量、用药时间、是否需要联合用药以及用药的效果等提供重要的参考依据，是评价抗病毒或免疫增强药物疗效的最客观的指标。对于HBV携带者，若HBeAg和HBV DNA同为阴性，则预后良好，一般不需要药物治疗；若HBeAg和HBV DNA长期为阳性，则预后差，一般需要药物治疗。

③ 肝移植患者手术前后监测：肝移植是目前肝硬化晚期治疗的唯一方法。86%以上既往HBsAg携带者术后血中HBsAg会重新出现。检测HBV DNA量可观察免疫受损患者的HBV感染状况。肝移植后HBV感染的主要原因是复发，特别是移植前HBV复制水平高者，复发的概率更高。定量检测血清（浆）HBV DNA量，可用于肝移植术后HBV复发感染的监测。

4. 乙型肝炎病毒的耐药突变的检测

随着抗病毒治疗药物的广泛应用，乙型肝炎病毒耐药变异成为困扰临床医生的重大难题。统计数据显示，我国目前有超过10万乙型肝炎患者发生耐药，93.7%的肝病患者长期不能得到有效治疗。在乙型肝炎治疗中，耐药情况一旦发生，原本有效的抗病毒药物抑制病毒复制的能力就会大大降低。同时，耐药会导致病情反复、疾病恶化等不良后果，而药物之间的交叉耐药也会给后续治疗的选择带来极大的困难。

（1）HBV 耐药突变的分子机制　核苷（酸）类似物是临床最常用的抗 HBV 药物，通过直接靶向抑制 HBV 多聚酶/逆转录酶的活性发挥抗病毒作用，但因其对肝细胞中 HBV 复制的原始模板共价闭合环状双链 DNA（cccDNA）没有直接抑制作用，需长期用药。HBV 在复制过程中，由于其高复制率及校对功能的缺乏，因而具有高变异特性。在长期应用核苷（酸）类药物的情况下，对药物压力适应性强的变异病毒可获得选择性扩增，从而产生耐药性，导致治疗失败，这已成为临床面临的棘手问题之一。

HBV 的耐药类型按发生顺序依次为：①基因型耐药，指 HBV 基因组出现某种特定的突变，这些突变已通过体内外试验证实与耐药密切相关；②病毒学突破，指在基因型耐药基础上 HBV DNA 反跳大于1个lg10；③临床突破，指在前两种耐药的基础上，出现了 ALT 升高或肝脏组织学损伤加重。随着核苷（酸）类抗 HBV 药物应用人群的增多及使用时间的延长，耐药相关病毒变异的形式也将增加。

通常依据以下几个特征鉴定耐药相关病毒变异：①变异的产生与正在使用的治疗药物相关；②临床上出现病毒反弹和（或）病情反复；③表型耐药分析能证明变异病毒对治疗药物的敏感性降低；④可能出现在多个病例；⑤停药后病毒有可能恢复为野生型。

目前临床上最常用的抗 HBV 药物为核苷（酸）类似物，如拉米夫定、阿德福韦等。但长期的用药可诱导 HBV DNA 发生基因变异，从而导致患者对抗病毒药物产生耐药性。其耐药性发生的机制是：核苷（酸）类似物与 HBV DNA P 的自然底物（dNTP）竞争性地与该酶结合，导致 HBV DNA 合成终止，达到抑制 HBV 复制的目的。所以与 HBV DNA P 结合能力的强弱决定了该类药物的疗效。当 HBV DNA P 氨基酸序列发生改变并使其空间构象发生改变时，HBV DNA P 与核苷（酸）类似物的结合能力明显下降，于是就产生了对核苷（酸）类似物的耐药性，发生耐药现象。

在拉米夫定抗 HBV 感染治疗中，变异最常发生在 HBV DNA P 基因的逆转录酶编码区。HBV 耐药变异以国际通用的氨基酸单字母加变异位点标记。例如，HBV DNA P 基因上存在 YMDD，代表4个氨基酸残基（Tyr-Met-Asp-Asp），其中蛋氨酸（M）变为缬氨酸（V）或异亮氨酸（I）则会引起拉米夫定耐药，表示为 rtM204V/I。

（2）HBV 耐药突变的检测方法　目前 HBV 耐药突变的检测主要针对 HBV DNA P 基因 YMDD 突变的检测。检测技术包括基因测序（SBT）、PCR-RFLP、反向线性探针杂交法（LiPA）、基因芯片法等。不同方法在灵敏度和特异性等方面各有优缺点。

① SBT 法：该法是检测点突变最直接、最有效的方法，可以对单一位点或者多位点变异进行检测。该法结果可靠，是临床上 HBV 耐药基因检测的"金标准"，能同时做多种核苷（酸）类药物的耐药分析，准确度高，还能发现新的耐药位点。目前主要采用 Sanger 测序法和焦磷酸测序法检测 HBV 的 YMDD 突变。但因 Sanger 测序法检测 HBV 耐药变异灵敏度较差，只有当突变株占野生株 10%以上时才能检测到，而且只能检测一种优势病毒株，对于混合感染不能很好识别，同时，由于成本较高、技术难度较大等原因，未在临床大规模应用。

② PCR-RFLP 法：分别设计针对 YMDD 野生型和突变型的特异性引物进行 PCR 扩增，扩增产物用相应的限制酶进行酶切电泳，通过 DNA 的酶切图谱鉴别 HBV 野生株和变异株。常用于拉米夫定、阿德福韦耐药基因变异的检测。该方法具有灵敏度高、特异性好、方法简便等特点，但自动化程度低，不能发现新的耐药位点。

③ 反向线性探针杂交法：一种用于拉米夫定和阿德福韦诱导 HBV DNA P 基因突变的检测方法，利用逆转录酶基因杂交探针检测野生株、突变株逆转录酶编码区内多态性密码子。该法灵敏度优于 SBT 法，且操作简便、快捷，自动化程度高。缺点是对新出现的变异要重新设计新的探针，需要定期更新。

④ 基因芯片法：将 HBV YMDD 野生型和突变型特异性探针点样到固相载体上，直接与荧光标记的 PCR 扩增产物杂交，通过荧光扫描来判断结果。该方法灵敏度高、特异性好、方法简便，适合于临床大规模应用。该方法的缺点是不能发现新的耐药基因位点，仅能检测已知位点。

（3）HBV 耐药基因检测的临床意义　HBV 出现耐药基因突变后，肝功能恶化的比例显著增高，甚至快速发展为肝衰竭。有研究表明，服用拉米夫定一年约有 20%的患者产生耐药性，五年约 69%的患者产生耐药性。因此，HBV 耐药基因检测对于指导临床用药和监测病情等具有重要意义。

通过耐药基因检测，可以判断慢性乙型肝炎患者体内 HBV 是否发生拉米夫定、阿德福韦等抗病毒药物的耐药基因突变，指导临床合理选择抗病毒药物、监测抗病毒药物的药效并及时调整治疗方案。通过耐药基因突变检测可判断 HBV 耐药性强弱。

（二）丙型肝炎病毒

丙型肝炎是由丙型肝炎病毒（hepatitis C virus，HCV）感染，主要经血或血制品传播的非甲非乙型肝炎。目前全世界约有 1.7 亿 HCV 感染者，我国 HCV 感染者超过 3000 万人。约 60%的急性丙型肝炎患者可转化为慢性丙型肝炎，是引起肝硬化和肝癌的主要原因之一，目前仍无有效的预防方法，也没有可用的疫苗防止进一步传播，危害极大。因此，早期诊断仍是防止该病毒传播的有效手段。

1. 丙型肝炎病毒的基因组结构特征

HCV 病毒体呈球形，为单股正链 RNA 病毒，基因组长度约 9.6kb，含有单个开放阅读框架（ORF），编码一条由 3010～3033 个氨基酸组成的聚蛋白前体，HCV 基因组编码 3 个结构蛋白和 7 个非结构蛋白，结构蛋白包括核心蛋白和包膜糖蛋白（E1 和 E2），非结构蛋白分别为 P7、NS2、NS3、NS4a、NS4b、NS5a 和 NS5b，包膜糖蛋白分布于病毒表面，NS3 蛋白具有蛋白酶的功能，NS5 蛋白为依赖于 RNA 的 RNA 多聚酶。

2. 丙型肝炎病毒的核酸检测

丙型肝炎的实验室检测技术主要有抗-HCV 检测、HCV RNA 核酸扩增检测、HCV 核心抗原检测三种类型。但抗-HCV 检测存在“窗口期”（平均为 70 天）漏检的问题，而 HCV RNA 在感染 1～2 周内即可在血清中检测到，HCV 核心抗原的检测对处于 HCV 感染“窗口期”的患者有很大价值。因此，丙型肝炎病毒抗原、抗体和 RNA 的联合检测已成为目前 HCV 感染诊断的主要指标。

目前临床上应用最广泛的检测 HCV RNA 的方法是荧光定量 PCR 法，其基本原理就是逆转录聚合酶链反应（RT-PCR）。首先经逆转录酶作用，在特异性引物存在下，将 HCV RNA 逆转录为单链的 cDNA，再通过 PCR 将 cDNA 扩增。通过荧光定量 PCR 技术，将待测样品和已知拷贝数的对照品一起扩增，通过比较分析检测信号，确定待测样品中 HCV 的病毒载量。

荧光定量 PCR 法检测 HCV RNA 具有早期、敏感和特异等特点，且实现了全自动定量检测。但由于检测的是 RNA 病毒，要注意防止 RNA 降解造成的假阴性。临床上为了使 HCV RNA 的检测规范化，应采取以下相应措施：患者采血后，应及早分离血清（血浆）进行检测，避免反复冻融标本，整个过程应避免 RNA 酶及 DNA 酶对标本的降解和对模板的污染。

HCV RNA 定量检测结果一般采用 IU/mL 表示，正常值标准没有具体的数值，其准确的表达方式是：未检测到或低于检测下限，表示为“＜参考值（单位）”。目前，国际建议的 HCV RNA 检测下限是 15IU/mL；国产手工试剂检测下限一般为 1000IU/mL，进口自动化试剂检测的下限为 15IU/mL。

3. 丙型肝炎病毒的基因分型

（1）HCV 基因型种类　HCV 基因组序列具有高度变异性。根据不同区域的基因序列变异情况，HCV 分为 6 个基因型（HCV 1～6 型），100 多个基因亚型。基因型以阿拉伯数字表示，亚型则在基因型后加小写英文字母表示，如 1b、2a

等。各型核酸序列之间相差31%～34%，而亚型序列之间相差20%～23%。差异最大序列集中在E1和E2区，而C基因和一些非结构蛋白基因，例如NS3则相对保守。各区序列保守程度由高到低依次为：5′UTR区>C区>NS3区>NS4区、NS5区>NS2区>NS1/E2、E1>3′UTR区。5′UTR区的序列最为保守，各系变化程度及进化率都很低，可用于区分主要基因型。NS5b区变异较大，易于区分不同病毒株，常被作为亚型区分的依据。

HCV基因型分布有显著的地区性差异，欧美国家多数为1型感染，亚洲国家以2型为主，3型次之。我国丙型肝炎感染以1b型和2a型为主。

（2）HCV基因型检测的方法　目前HCV基因分型的常用方法有SBT法、荧光定量PCR法、基因芯片法和PCR-RFLP法等。

① SBT法：直接对HCV的核酸序列进行测序，是HCV基因分型的“金标准”。

② 荧光定量PCR法：根据不同HCV基因型在某一区段序列的差异，设计一系列型特异性引物，不同HCV基因型可扩增出长度大小不同的片段，以此进行分型。

③ 基因芯片法：将型特异性的寡核苷酸探针固定在经处理的玻片上，荧光标记的PCR产物与之特异结合，杂交后，经过扫描，在相应的型特异性探针位置上出现荧光点，根据点的位置确定HCV的基因型和基因亚型。

④ PCR-RFLP法：根据HCV不同基因型某一区段个别碱基的变异直接导致某些酶切位点的改变而进行基因分型。

HCV基因型的各种检测方法都是围绕5′UTR、C-EI和NS5b这三个区域来进行的。单独扩增这三个区域中的任何一个区的基因序列，对HCV进行基因分型都存在着一些漏诊或误诊的可能性。因此，应根据实验室现有条件以及分型的主要目的，选择适合的方法来检测HCV的基因型别。

（3）HCV基因型检测的临床意义

① 预测HCV感染者的病情：目前很多研究认为HCV基因型是影响病情的主要因素，2型、3型多与重症肝炎有关；1b型更易引起肝纤维化和肝癌。

② 预测HCV治疗的疗效：研究认为HCV基因型是影响HCV治疗效果的主要因素。丙型肝炎的抗病毒治疗目前主要是使用干扰素α，或与利巴韦林联合应用。不同基因型对干扰素、利巴韦林的敏感性不同，与2型和3型相比，1型尤其是16型，使用干扰素治疗效果较差。主要原因是HCV不同基因型的E2和NS5a编码序列不同，因而所编码的蛋白质不同，可干扰干扰素诱导的RNA激活的蛋白激酶的作用，从而降低干扰素的作用。因此，如果在HCV抗病毒治疗前，先检测HCV基因型，对HCV抗病毒治疗有很重要的指导意义。2019年版的《丙型肝炎防治指南》已将HCV RNA和HCV的基因型检测列入实验室诊断方法，并规定了不同HCV基因型治疗后转阴的指标。

③ 预防 HCV 病毒的传播：HCV 传播的危险因素与基因型有关。例如，HCV 1b 型主要经血液传播，而 HCV 1a、HCV 3a 型主要经静脉注射毒品传播，这是目前 HCV 传播的主要途径。通过 HCV 基因型检测可以了解传播途径，为预防其传播、改进输血方案、疫苗研制提供依据。

（三）EB 病毒

EB 病毒（epstein-barr virus，EBV）属于 Y 疱疹病毒亚科淋巴滤泡病毒属。EB 病毒在人群中具有广泛的感染性，病毒的传播途径主要为唾液，也可经输血传染。大多数的初次感染发生在幼儿时期，且多数感染后无明显症状，或引起轻症咽炎和上呼吸道感染，但终身携带病毒。原发感染如发生在青年期，则约有 50% 的感染者会出现传染性单核细胞增多症。EB 病毒感染后，在口咽部和涎腺的上皮细胞内增殖，然后感染 B 淋巴细胞，B 淋巴细胞大量进入血液循环而致全身性感染，并可终生潜伏在人体淋巴组织中。当机体免疫功能低下时，这些潜伏在淋巴组织中的 EB 病毒再度活跃而形成复发感染。由 EBV 感染引起或与 EBV 感染有关的疾病主要有传染性单核细胞增多症、Burkitt 淋巴瘤和鼻咽癌。

1. EB 病毒的基因组结构特征

EB 病毒的基因组是双链 DNA，在细胞内可以线性整合和环状游离两种形式之一存在或同时存在。病毒基因组包括 4 个内部重复序列（IR 1～4）和 5 个独特区（U 1～5）。

2. EB 病毒的分子生物学检验

（1）EB 病毒的核酸检测方法　临床上检测 EB 病毒的核酸主要以荧光定量 PCR 法为主，具体见乙型肝炎病毒的核酸检测中关于荧光定量 PCR 法的描述。

（2）EB 病毒核酸检测的临床意义

① 早期诊断：对于 EB 病毒急性感染如传染性单核细胞增多症，采用高灵敏度、高特异性的荧光定量 PCR 方法进行检测，可以在病毒感染的早期明确病因。

② 鼻咽癌治疗监测：鼻咽癌具有对放疗敏感、易复发和远处转移等特点。放疗是鼻咽癌的首选治疗方法，但治疗后完全缓解的患者仍有 40%～50%出现远处转移和局部复发而导致治疗失败。以前常用的临床监测鼻咽癌患者肿瘤转移、复发的手段主要是间接鼻咽纤维镜、胸部 CT、腹部 CT、全身骨 ECT 等影像学检查，这些方法敏感性和特异性不够，检查费用昂贵，难以及时发现，不能区分原发癌和转移癌。由于 EB 病毒抗体检测在体内的半衰期长，不能准确和及时反映体内 EB 病毒的清除情况，因此采用荧光定量 PCR 法直接测定血液中 EB 病毒 DNA，这样可以准确及时地反映 EB 病毒在体内的增长和清除情况，可作为鼻咽癌治疗后预后、转移和复发的监测指标。

二 细菌感染性疾病的分子生物学检验

（一）细菌感染的广谱分子生物学检验

近年来，微生物基因组学、蛋白质组学等基因研究的深入，以及有关核酸和蛋白质等生物大分子的高灵敏度检测技术的建立，为病原菌的检测提供了新的方法。通过细菌基因组保守序列或特异性蛋白质分子的检测，可以快速、准确地检测病原菌，对于临床细菌感染的及时诊断及有效治疗具有重要意义。下面主要介绍目前应用较为成熟、广泛的 16S rRNA 基因序列分析和基质辅助激光解吸电离飞行时间质谱（MALDI-TOF-MS）等技术在细菌感染的广谱分子生物学检验中的应用。

1. 16S rRNA 基因序列分析鉴定细菌

（1）16S rRNA 基因结构特征　16S rRNA 基因编码原核生物核糖体小亚基 rRNA（16S rRNA），长度约 1500bp，存在于所有细菌及衣原体、立克次体、支原体、螺旋体、放线菌等原核生物的染色体基因中，不存在于病毒、真菌等非原核生物体内。其序列包含 10 个可变区和 11 个保守区，保守区为所有细菌共有，细菌间无差别；可变区因细菌而异，变异程度与细菌的系统发育密切相关。

（2）16S rRNA 基因序列分析鉴定细菌原理　16S rRNA 基因被称为细菌的“分子化石”。目前，几乎所有病原菌的 16S rRNA 基因测序均已完成，常被选择为细菌分类鉴定的靶基因。16S rRNA 基因作为细菌分类鉴定的靶基因具有 3 个优点。①多拷贝：这使得针对该基因的分子生物学检验具有较高的灵敏度。②多信息：由可变区和保守区组成，可设计保守区的通用引物检测所有细菌，又能利用可变区序列检测特有细菌。③长度适中：长度约为 1500bp，既能反映不同菌株之间的差异，又能利用测序技术较易得到其序列。基于 16S rRNA 基因设计通用引物，通过 PCR 扩增即可判断细菌的存在与否。通过对扩增产物序列分析，包括测序及对可变区进行分子杂交，可鉴定病原菌的种类。目前本方法已应用于新生儿败血症、新生儿化脓性脑膜炎及慢性细菌性前列腺炎等疾病的检测。

（3）细菌 16S rRNA 基因序列分析鉴定细菌　在利用细菌 16S rRNA 基因进行分类鉴定时，由于某些细菌种间差异较小，即使表型不同的细菌也有着相同的 16S rRNA 基因序列（如大肠埃希菌与宋内志贺菌、炭疽芽孢菌与蜡样芽孢杆菌等），这就限制了 16S rRNA 基因序列分析在临床上的广泛应用。近年来，细菌 16S rRNA 基因也被选为靶基因，16S rRNA 基因区位于 16S rRNA 基因与 23S rRNA 基因之间的区间序列，具有高度变异性及相对保守性。研究证实，16S—23S rRNA 基因区间的进化率比 16S rRNA 基因高 10 倍。因此，16S—23S rRNA 基因区间具有更适合区分不同细菌的特点，它不但可以用于菌种间的鉴别，还可以用来分辨 16S rRNA 基因不能鉴别的非常接近的菌种和种内菌株。

2. 基质辅助激光解吸电离飞行时间质谱技术鉴定细菌

随着基质辅助激光解吸电离飞行时间质谱（MALDI-TOF-MS）技术的不断发展与成熟、数据处理和图谱识别分析软件的开发应用及大型微生物蛋白指纹质谱图数据库的建立与完善，MALDI-TOF-MS 被广泛应用于各种微生物，特别是细菌和真菌的鉴定。

（1）MALDI-TOF-MS 技术鉴定细菌的原理　用于细菌鉴定的目标分析物：理论上，任何具有种属特异性的信息都可用于细菌鉴定。适用于 MALDI-TOF-MS 分析的标志物包括 DNA/RNA、蛋白质、脂类、多糖等。目标分析物的选择要综合考虑其特异性、含量丰度，以及在不同生长环境、周期下的变异程序及结构稳定性等。由于蛋白质在细菌体内含量高，种类及结构相对稳定，且大多数蛋白质分子量处于 MALDI-TOF-MS 分析的范围，因此目前多采用蛋白质作为标志物。受管家基因调控且丰度较高的特异性保守蛋白——核糖体蛋白，受外部环境压力影响较小，是基于 MALDI-TOF-MS 进行细菌鉴定的主要标志物。

MALDI-TOF-MS 蛋白质质量指纹图谱：MALDI-TOF-MS 鉴定细菌主要依据以下指标。①MALDI 质谱图中一个质谱峰代表一种蛋白质；②不同种类微生物的蛋白质质谱峰谱（质荷比及丰度）在可检测质量范围内存在差异；③某些质谱峰具有可识别的属、种特异性，甚至存在亚种或血清型差异；④在相同的培养条件及操作下，标志物具有良好的重复性。蛋白质质谱图存在种属特异性及可重复性是基于 MALDI-TOF-MS 的微生物鉴定的基础。一般而言，保守性核糖体蛋白谱差异在属水平较为明显，在种及以下水平这种差异越来越小。进行种内微生物鉴定时，可能导致错误结果。因此，鉴定微生物应充分利用特异性蛋白质（标志物）和非特异性蛋白质信息，实际运用时多依据分子量在 2000～20000 的全蛋白质质谱图，即蛋白质指纹图谱（protein/peptide massfingerprinting，PMF）。将受检微生物 PMF 与数据库中已知微生物 PMF 进行比对，即可得到鉴定结果。

（2）MALDI-TOF-MS 技术鉴定细菌的基本过程　进行质谱分析前，一般需对标本进行分离、培养，以富集分析物。根据样品来源及分析成分不同，可采用不同方法分离、富集目标分析物，同时尽可能去除干扰物。菌落样品也可以不经任何处理，直接挑取菌落，涂板用于质谱分析。

（二）结核分枝杆菌

结核分枝杆菌（*M. tuberculosis*，MTB）简称结核杆菌（*tubercle bacilli*，TB）。结核分枝杆菌可侵犯全身各器官，但以肺部感染最多见。20 世纪中叶以来，各种抗结核药物相继问世，加之人们生活水平的提高和卫生设施的改善，特别是开展了群防群治、儿童普遍接种卡介苗之后，结核的发病率和死亡率曾一度大幅下降。20 世纪 80 年代后，由于艾滋病和结核分枝杆菌耐药菌株的出现、免疫抑制剂的应用、贫困及人口流动等因素，结核病“死灰复燃”，全球范围内结核病的疫情骤然恶化，这给结核病控制工作带来了新的挑战。据 WHO 统计，全世界约每 3 个人中就有 1 个人感染结核分枝杆菌，某些国家的成人结核分枝杆菌携带率高达 80%，其中 5%～10%的携带者可发展为活动性结核病，每年约有 800 万新病例发生，至少有 300 万人死于该病。中国每年死于结核病的人约 25 万，是其他各类传染病死亡人数总和的两倍多。因此，结核病又成为威胁人类健康的全球性卫生问题，并成为某些国家和地区，特别是艾滋病高发区人群的首要死因。

1. 结核分枝杆菌的基因组结构特征

结核分枝杆菌基因组大小为 4.4Mb，G/C 高达 65.6%，预测含 4411 个开放阅读框（ORF），其中 3924 个 ORF 被认为编码蛋白质，50 个基因编码稳定的 RNA。所编码的蛋白质，40%为有功能的蛋白质产物，44%与基因组其他信息有关（这当中大多是“保守且功能假定的序列”，即它们在其他细菌中也存在但其功能未知），还有 16%完全未知且仅存在于结核分枝杆菌和其他分枝杆菌属中。

21 世纪初，加缪等根据新的实验数据对结核分枝杆菌 H37Rv 菌株的基因组进行重新分析和序列比对，又发现 82 个能够编码多肽的新基因，确定了 2058 个蛋白质的功能，预测出 376 个蛋白质与已知蛋白质不具有同源性，是结核分枝杆菌所独有的。

2. 结核分枝杆菌的核酸检测

长期以来，结核病的实验室诊断主要依赖涂片染色镜检法和培养法。涂片染色镜检法具有简便、快速、成本低等优点，但其敏感性较低，受痰中细菌数量影响较大，且容易受到人为等外界因素的干扰。培养法是结核病病原学诊断的“金标准”，精确可靠，特异性高，但所需时间较长，一般为 4～8 周，还需要培养箱等设备，且耗费人力资源较多。近年来，随着分子生物学理论和技术的发展，结核分枝杆菌的耐药机制及耐药的分子基础大部分已被阐明，建立了快速检测结核分枝杆菌及耐药基因的方法，为结核分枝杆菌快速药物敏感性试验开辟了一条新的途径。常用的有荧光定量 PCR 技术、荧光定量 PCR 技术、RT-PCR 技术、链替代扩增技术、线性探针杂交法、DNA 环介导等温扩增技术、基因芯片技术、Xpert 技术等。

（1）PCR 技术　PCR 技术具有快速、特异性强和敏感性极高等特点，可从标本中直接检出结核分枝杆菌 DNA，对不能或难分离培养的结核分枝杆菌尤为适用。但常规 PCR 的产物须经电泳检测，容易交叉污染产生假阳性。

（2）荧光定量 PCR（FQ-PCR）技术　FQ-PCR 技术具有敏感性、特异性高及简便、快速等优点，并且克服了常规 PCR 易污染的缺点，特别适用于难以培养与生长缓慢的结核分枝杆菌的检测。

（3）RT-PCR 技术　由于普通的分子生物学检验方法是基于对结核分枝杆菌 DNA 的扩增，对结核分枝杆菌活菌或死菌的检测结果都会是阳性，无法鉴定死菌和活菌。细菌 mRNA 半衰期很短，因此结核分枝杆菌 mRNA 被认为是活菌检测的理想分子标志物。抗原 85B（Ag85B）是分枝杆菌 Ag85 抗原复合体的主要组成部分，是一种纤维结合蛋白，在结核分枝杆菌中呈高水平表达。但因其对样本处理要求较高，目前仍难以在临床上推广应用。

（4）链替代扩增技术　链替代扩增（SDA）技术是一种基于酶促反应的 DNA 体外等温扩增技术，采用 SDA 技术检测结核分枝杆菌时，以 IS110 和 16S rRNA 基因为扩增靶点，方法特异性较好。

（5）线性探针杂交法　线性探针杂交法（line probe assay，LPA）利用生物素标记的引物，特异性扩增结核分枝杆菌的靶序列，将标记有生物素的扩增产物与固定在薄膜检测条上的特异性寡核苷酸探针反向杂交，加入标记有碱性磷酸酶的链霉亲和素，与杂交产物上的生物素结合，最后加入显色底物，检测结核分枝杆菌。

（6）DNA 环介导等温扩增（LAMP）技术　LAMP 技术具有快速、简便、准确、特异性高的特点，而且还彻底解决了“气溶胶”的干扰，实现了扩增后不开盖判读检测结果，有效避免了交叉污染，同时还保护了人员和环境的安全。由于该方法利用了核酸扩增，因此极大地提高了灵敏度，通过荧光染色直接目测比色就可以得到清晰的反应结果，缩短了结核分枝杆菌的检测时间，不需要长时间的温度循环及 PCR 仪等昂贵的仪器，适合各级医疗、防疫机构，可作为肺结核病患者早期诊断和鉴别诊断的重要依据。应用 LAMP 技术检测结核分枝杆菌时，应同时进行培养并做菌型鉴定、药物敏感试验。

（7）基因芯片技术　基因芯片技术检测结核分枝杆菌主要是以结核分枝杆菌 16S rRNA 基因和耐药基因为检测对象。基因芯片由于具有高通量的优势，可以实现对结核分枝杆菌分类鉴定及耐药基因的快速检测，但检测成本较高及仪器设备昂贵限制了其临床应用。

（8）Xpert 全自动结核分枝杆菌检测技术　该技术由美国加州一家公司开发，其生产的 XpertMTB/RIF 检测试剂盒运用的是一种全自动核酸扩增与检测技术，该方法以半巢式荧光定量 PCR 技术为基础，能够直接从患者痰液中同时检测结核分枝杆菌以及利福平耐药基因 rpoB，整个检测过程自动化，时间不超过 2h。XpertMTB/RIF 技术被认为是目前最先进的一种检测结核分枝杆菌及其耐药性的方法。

3. 结核分枝杆菌耐药的分子机制

结核分枝杆菌抵制药物活性的机制大致有三种类型：降低细胞膜的通透性、产生降解或灭活酶类、药物靶位的改变。首先，结核分枝杆菌被其特有的、高疏水性的细胞壁保护，大大降低了化合物的渗透性，构成了结核分枝杆菌对药物的第一道防线。其次，在结核分枝杆菌中发现了活跃的药物外排系统、使药物降解或失活的酶以及与这些功能相关的基因。遗传学的研究表明，结核分枝杆菌产生耐药性的根本原因在于基因突变。目前对结核分枝杆菌耐药分子机制的研究主要集中在药物的作用靶位及其相关基因的突变上。

（1）利福平的耐药基因　利福平（rifampin，RFP）是作用于结核分枝杆菌DNA依赖的RNA聚合酶β亚单位（RNA polymerase B subunit，rpoB），从而抑制mRNA的转录。结核分枝杆菌对利福平耐药是结核病化疗失败的主要原因，利福平耐药性的检测是判断多重耐药结核病的标志。rpoB基因是一单拷贝基因，序列高度保守，全长3543bp。当高度保守核心区域（RRDR）发生突变时，利福平不能与RNA聚合酶β亚单位结合，抑制转录，96%～98%的利福平耐药菌株编码RNA聚合酶3亚单位的rpoB基因突变导致细菌对利福平耐药。主要的突变集中在编码27个氨基酸的81个碱基范围内。其中，以531位SerLeu和Trp转换，526位His→Tyr、Asp、Asn和Pro的突变最为常见，且以上两个位点的突变是引起高水平耐药的主要原因。除上述两位点外，511、516、518、522位点也有突变，相对531和526位较少，且是引起低水平耐药的原因。除突变引起耐药外，细胞壁渗透性的改变导致药物摄入量的减少也是导致耐药的原因之一。

（2）异烟肼的耐药基因　结核分枝杆菌对抗结核化疗药物异烟肼（isoniazid，INH）的耐药机制较为复杂，约92%的INH耐药菌与katG、inhA和ahpC三个基因突变有关。其中，katG和inhA基因是主要的耐药基因。katG的丢失或突变导致其编码的过氧化氢-过氧化物酶活性丧失或下降，而inhA基因突变减弱了异烟肼对分枝菌酸生物合成的抑制作用。此外，kasA和ahpC基因也与异烟肼的耐药有一定的关系。

① katG基因：katG基因是过氧化氢-过氧化物酶的编码基因。该基因含2223个核苷酸，上游隔44个碱基与furA基因相连，下游离cmbC基因2794碱基。katG基因编码的过氧化氢-过氧化物酶是一种热稳定酶，分子量为80000。引起异烟肼耐药性的主要原因是katG基因的点突变、部分缺失、碱基对插入或7%～24%的完全缺失，其突变导致过氧化氢-过氧化物酶活性降低或丧失，阻止异烟肼转换成活性形式，从而导致耐药。katG基因突变的位点为315位Ser→Thr、Asn、Ile或者Arg，463位Arg→Leu，还可见104Arg、108His、138Asn、148Leu、270His、275Thr、312Trp、38IAsp密码子突变。

② inhA基因：inhA基因是一种与分枝菌酸生物合成有关的烯酰基还原酶的编码基因。异烟肼进入菌体后，在分枝杆菌过氧化氢-过氧化物酶的作用下氧化脱氢生成亲电子形式，这种形式能与分枝菌酸生化合成途径中的烯酰基还原酶-还原型烟酰胺二核苷酸复合体结合，干扰分枝菌酸合成而发挥抗菌作用。inhA基因产物为相对分子质量32000的蛋白质。研究发现，inhA基因的突变率较高，主要在280位Ser→Ala、94位Ser→Ala、90位Ile→Pro。

③ ahpC基因：ahpC基因即烯酰基还原酶编码基因。它控制解毒酶基因的表达，如过氧化氢过氧化物酶的编码基因katG和烷基过氧化氢酶的编码基因ahpC的表达。目前发现ahpC基因突变可导致ahpC表达增强，突变一般发生在启动子

区域，使得启动子的活性提高，进而导致 ahpC 的过量表达。它的过量表达可以补偿因 katG 基因突变而造成的过氧化氢-过氧化物酶活性的损失，为菌体提供额外的氧化保护。一般将 ahpC 基因突变作为 katG 基因损伤的标志。

（3）乙胺丁醇的耐药基因　乙胺丁醇（ethambutol，EMB）是一种阿拉伯糖类似物，作用于分枝杆菌阿拉伯糖基转移酶，抑制阿拉伯糖基聚合人阿拉伯半乳聚糖，影响细胞壁分枝菌酸阿拉伯半乳聚糖-蛋白聚糖复合物形成，发挥抗分枝杆菌作用。结核分枝杆菌耐乙胺丁醇与阿拉伯糖基转移酶的编码基因 embABC 操纵子突变或 emb 蛋白表达增高有关，该操纵子由 embC、embA 和 embB 三个基因组成，其中 embB 基因（尤其第 306 位密码子）突变是耐乙胺丁醇的主要分子机制。47%～65%的耐 EMB 菌株与 embB 基因突变有关。结核分枝杆菌 embB 基因约 3246bp，编码糖基转移酶 embB 基因突变使糖基转移酶结构改变，影响了乙胺丁醇和糖基转移酶的相互作用，从而导致耐乙胺丁醇的产生。结核分枝杆菌耐乙胺丁醇分离株 embB 基因突变主要发生在第 306 位密码子，其为 Met→Val、Ile、Leu 置换。此外，还有 285 位 Phe→Leu、330 位 Phe→Val 和 630 位 Thr→Ile 置换。

（4）链霉素的耐药基因　链霉素（streptomycin，SM）是抗结核治疗中常用的氨基糖苷类抗生素，主要作用于结核分枝杆菌的核糖体，诱导遗传密码的错读，抑制 mRNA 翻译的开始，干扰翻译过程中的校对，从而抑制蛋白质合成。SM 耐药是由于其核糖体 S12 蛋白质编码基因 rpsL 或 16S rRNA 编码基因 rrs 突变所致，80%耐 SM 结核分枝杆菌临床分离株可见 rpsL 或 rrs 突变。rpsL 基因最常见的是 43 位密码子 Lys→Arg 的突变，88 位密码子也可发生同样的突变，少数可见 43 位 Lys→Thr 的转变。rrs 基因突变主要集中于 491 位 C→T、512 位 C→T、513 位 A→C 或 A→T、516 位 C→T、903 位 C→G 或 C→A 及 904 位 A→G 的突变。核糖体蛋白 S12 的正常作用可能是维持读码过程中的一些轻微的不准确性。rpsL 基因突变就会导致 S12 蛋白改变，所以需要严格要求核糖体只使用与每一个密码子对应的氨酰 tRNA，更准确地表达 mRNA 的每一个密码子，从而抑制 SM 诱导的遗传密码子错误而产生耐药性。

（5）吡嗪酰胺的耐药基因　吡嗪酰胺（pyrazinamide，PZA）结构类似烟酰胺，只对结核分枝杆菌有杀灭作用，对其他细菌无抗菌活性。其抗结核分枝杆菌作用的强弱与环境的 pH 值密切有关，pH 5～5.5 时抗菌活性最强。吡嗪酰胺通过被动扩散进入结核分枝杆菌细胞内，在结核分枝杆菌细胞内由吡嗪酰胺酶（PZase）将其转化为具有抗结核分枝杆菌活性形式的吡嗪酸，所以 PZase 活性对吡嗪酰胺表现抗结核分枝杆菌活性是必需的。pncA 基因的突变造成 PZase 活性降低或丧失是结核分枝杆菌产生对吡嗪酰胺耐药的主要原因。72%～97%的吡嗪酰胺耐药菌株编码吡嗪酰胺酶的 pncA 基因突变。pncA 基因突变的显著特点就是突变位点繁多且分散，至今报道的已经证实的基因突变形式至少有 175 种，突变位点分散在从基因上游调控序列到基因下游序列宽广的范围内。研究发现突变发生在 3～17、61～85 和 132～142 位氨基酸残基的 3 个区域时，PZase 活性降低或丧失而使结核分枝杆菌表现对吡嗪酰胺耐药。

4. 结核分枝杆菌的耐药基因检测

近年来，结核分枝杆菌（MTB）耐药性问题日趋严重，对其耐药基因的检测在结核病的治疗中有着举足轻重的作用。寻找一种简便、快速、准确的耐药性检测方法成为许多结核病科研工作者的重大课题，也是临床实践检验中急需解决的问题。结核分枝杆菌分子生物学检验研究主要集中在结核病的诊断、结核菌耐药性的测定、分枝杆菌菌型鉴定等方面。耐药基因检测的步骤如下：①DNA 样品的制备；②PCR 扩增已知与耐药性有关的基因片段；③扩增产物的耐药基因分析。结核分枝杆菌耐药基因型鉴定方法不仅能用于细菌基因突变的检测，而且能够确定其突变的部位与性质，是检测基因突变的最可靠的方法。

上述检测结核分枝杆菌核酸的分子生物学检验技术都可以用于检测结核分枝杆菌的耐药基因。只需要将检测的靶序列选定为利福平、异烟肼、链霉素、乙胺丁醇、吡嗪酰胺和氟喹诺酮等药物的耐药基因，如 rpoB、inhA、katG、ahpC、rpsL、arrs pncA 及 embB 等，检测其突变位点。常用的方法包括荧光定量 PCR 技术、Xpert 技术、基因芯片技术、线性探针杂交法以及 DNA 环介导等温扩增技术等。

三 医院感染的分子生物学检验方法

（一）医院感染的概念及特征

医院感染是指住院患者在医院内获得的感染，包括在住院期间发生的感染和在医院内获得而出院后发生的感染，但不包括入院前已开始或入院时已存在的感染。医院感染的对象包括住院患者、医院工作人员、门急诊就诊患者、探视人员和患者家属等，主要是住院患者和医院工作人员。

我国每年大约有 500 万住院患者发生医院感染，直接经济损失达人民币 100 亿～500 亿元。各种微生物都可引起医院感染的发生，其中细菌最为常见，特别是多重耐药菌的感染日益增加，这已成为感染控制领域的一大难题和关注焦点。

医院感染的特征有以下三个方面。

1. 医院感染的人群分布

调查发现，医院感染与年龄有关，婴幼儿和老年人感染率高，主要与婴幼儿和老年人抵抗力低有关。多数调查发现医院感染与性别无关。有不同基础疾病的患者医院感染发病率不同，其中以恶性肿瘤患者发病率最高，其次为血液病患者。有无危险因素的患者医院感染发病率不同，有危险因素的患者医院感染发病率高。

2. 医院感染的地区分布

不同科室的医院感染率有很大差异，通常认为重症监护病房（ICU）发病率最高，其次为肿瘤血液病科、烧伤科等。不同级别、性质及床位数的医院感染发病率不同。级别越高，医院感染发病率越高；大医院高于小医院；教学医院高于非教学医院。主要是因为前者收治的患者病情重，有较多的危险因素和侵入性操作。

3. 医院感染的时间分布

医院感染发病率的季节变化不明显，也有报道冬季发病率较高、夏季发病率较低。

（二）医院感染的分子生物学检验

要明确医院感染的流行病学情况和建立合理的感染控制措施，必须了解院内病原菌分布和亲缘关系。细菌分型方法大致分为表型和基因型两种。传统的分型方法大多基于细菌的表型特征，如细菌的血清型、抗菌药物敏感谱等，这些方法受多种因素的影响，使其重复性不好、分辨力不强。近年来，分子生物学技术在实验诊断中的广泛应用，使得细菌鉴定、耐药基因检测、分子流行病学调查更加准确、简洁和快速，在判定感染的暴发、确定感染病原菌、寻找感染源等方面起着重要的作用。

通常在下列前提条件下才采用基因型方法：怀疑与感染爆发相关的菌株可能是单一菌株或克隆菌株；有亲缘关系的菌株有相同的基因型，且与无关的菌株有不同的基因型。由于菌株可发生基因突变、质粒获得等遗传事件，所以在进行分析时应充分考虑这些情况，选择合适的分型方法，以便得出正确的结果。医院感染中常用的基因型方法有以下几种。

1. 脉冲场凝胶电泳（pulsed field gel electrophoresis，PFGE）

染色体DNA是细菌最主要的遗传物质，也是分析研究的首选对象。如用稀有位点的限制酶来消化它，就会产生一系列大小不同的片段。通过PFGE周期性改变电场方向，就可使这些大的DNA片段得以分离。一般情况下，暴发株间的PFGE图谱极其相似，比较容易辨认。当染色体发生点突变、DNA插入或缺失等遗传事件时，会改变其条带图谱。PFGE具有重复性好、分辨力强的优点，被誉为基因分型技术的“金标准”。随着方法的不断优化，该技术已适用于许多常见病原体的流行病学调查和耐药克隆菌传播机制的研究，同时还可作为评判其他分型方法的一个参考标准。

2. PCR分型方法

（1）PCR产物的限制性片段长度多态性（RFLP）分析　PCR-RFLP是基于细菌DNA上存在特异性的基因区域，采用相应的引物进行扩增之后，加入限制酶进行酶切，并进行电泳分离。如不同菌株所形成的图谱完全相同，说明其来源于共同的克隆。优点在于有很高的分辨率和重复性，但寡核苷酸引物的种属特异性限制了该方法的使用范围。

（2）扩增片段长度多态性（amplified fragment length polymorphism，AFLP）分析　AFLP 技术的原理是对基因组 DNA 进行限制性酶切片段的选择性扩增，然后用双链人工接头与酶切片段相连接，并作为扩增反应的模板，通过接头序列的 PCR 引物进行选择性扩增，再电泳分离。不同的菌株之间由于基因组的序列差异，酶切时产生的片段长度不尽相同，通过扩增便能将片段差异显示出来，从而表现出带型的多样性。AFLP 图谱可以标准化，便于实验室间的相互比较；与 PFGE 相比，AFLP 分型 DNA 用量少，无须特定的内切酶，费时短。但是该方法所用仪器比较贵，且较为费时，限制了该方法的普及。

（3）重复序列 PCR（repetitive sequence-based PCR，Rep-PCR）　Rep-PCR 是一种通过扩增细菌染色体中的重复 DNA 片段来获得菌株特异性图谱的方法。目前，最常用的两种重复片段是基因外重复回文序列（REP）和肠杆菌科基因间重复序列（ERIC)。扩增时可以使用其中一种单一引物或一对引物，也可选用多组复合引物。REP 与 ERIC 对菌株的分辨能力相似，如同时使用 REP 和 ERIC 引物进行扩增，可增强其分辨能力。目前，法国生物梅里埃公司的 DiversiLab 系统是应用 Rep-PCR 原理结合微流体电泳技术进行细菌分型的系统。它利用 DNA 片段与一种插入染色剂结合，并用激光激发分离的片段，产生一个随时间变化的荧光强度图，再将其翻译成样品的指纹图谱。该系统简便、快速、重复性好，并已商品化。

（4）随机扩增多态性 DNA（random amplified polymorphic DNA，RAPD）分析　RAPD 技术是建立在 PCR 基础之上的一种可对整个未知序列基因组进行多态性分析的分子技术。其原理是人工随机合成的 DNA 引物，在低温退火条件下，与基因组 DNA 上的若干位点结合，当相邻的两个引物结合在 DNA 同一链上时，若方向相反，且距离在几千个碱基对之内时，就可得到扩增片段。由于在同种细菌的不同菌株之间与随机引物结合位点的数量和位置不尽相同，因此扩增后产物所产生的条带图谱也有着各自的特征，进而加以区别。该方法相对简便、快捷，无须了解待测基因组的碱基序列，不受 DNA 限制酶的限制。但不同的实验条件对结果有影响，因此必须对实验条件进行严格控制，确定最佳反应条件。

3. 核苷酸序列分析（nucleotide sequence-based analysis）法

细菌基因组测序的完成，加快了以测序为基础的分型方法的发展。这些方法主要针对单个或多个染色体位点进行碱基测定，具有很好的重复性和可比性，能提供高度统一的标准和解释，是一种极具潜力的方法。

（1）单一位点序列分型（single-locus sequence typing，SLST）　SLST 是根据来源于相同种属的不同菌株间存在特殊区域（如毒力基因、致病基因、耐药基因等）的序列差异进行的序列分析方法。目前，SLST 方法主要用于研究金黄色葡萄球菌 A 蛋白基因（SPA）中多态性的特殊区域。该方法简便，易于掌握，结果的解释也比其他基因型方法（如 PFGE）好。当限制性酶切或 PCR 方法不能有效地检测菌株间的遗传差异时，该方法可以作为其分型的辅助手段。

（2）多位点序列分型（multilocus sequence typing，MLST）　MLST 是在多位点酶切电泳基础上衍生出来的一种分型方法，主要通过对多个管家基因进行测序，比较不同样品的等位基因多样性。MLST 高度自动化，可进行不同实验室的数据比较，有利于全球范围内流行病学的比较与分析。但该技术要求预先知道待测微生物的基因组序列，以便推测出该物种的决定性基因，并进行合理的引物设计，同时所需费用较高。目前，MLST 已成功地用于多种病原菌的流行病学调查研究。各实验室可通过自己所得的序列与已公布的 MLST 数据库进行比较分析，从而使流行病学调查和临床诊断变得更加快捷和准确，并能及时采取有效的控制措施。

任何分型方法都不能单独作为菌株相关性判断的绝对指标。从理论上讲，分析染色体 DNA 上核苷酸序列是最为精确的分型方法，但核苷酸序列分析方法还在起步阶段，需进一步完善。在医院感染的调查中应结合流行病学资料，根据实际情况选择两种或多种方法鉴别菌株，提高细菌分型的分辨能力及结果的可靠性。总之，基因分型方法已成为医院感染监测、控制及治疗的强大工具，有着很好的应用前景。

第二节　遗传学疾病的临床分子检验

一　单基因病的分子检验流程

（一）基因突变的类型

依据发生的基因突变是否可以稳定传代，突变分为静态突变和动态突变。

1. 静态突变

基因突变以相对稳定的频率发生，并能随世代交替而稳定传递。静态突变又可根据发生的分子遗传机制不同，分为点突变和片段突变两种形式。

（1）点突变　点突变是指 DNA 分子核苷酸链中单个核苷酸碱基或碱基对的改变。依据突变发生是否对读码框造成影响，可分为碱基替换和移码突变两种。

① 碱基替换：DNA 分子核苷酸链中，原先的核苷酸碱基或碱基对被其他核苷酸碱基或碱基对替换。可分为五种情况。

a. 同义突变：由于密码子的简并性，碱基替换后新旧密码子所对应的氨基酸类型不变。

b. 无义突变：碱基替换后，编码某氨基酸的密码子变成终止密码子，不编码氨基酸。

c. 错义突变：碱基替换后，相应密码子的改变造成了编码的氨基酸类型的改变。

d. 终止密码子突变：突变发生在终止密码子，其变成了具有编码功能的密码子。

e. 调控序列突变：替换发生在DNA分子的调控区，可引起调控序列或内含子与外显子剪接位点的改变。

② 移码突变：DNA分子核苷酸链中碱基对的插入或缺失，导致之后核苷酸链部分或全部的密码子发生改变。

(2) 片段突变　DNA核苷酸链中，某些核苷酸片段的缺失、插入或重排。

① 缺失：一般是由于在DNA复制或修复的过程中，某片段未被正常复制或损伤丢失的片段未能得到修复。

② 插入：多发生在DNA复制或修复过程中，某片段多复制一次或修复时错误连接了额外的DNA序列，改变了基因的阅读方式。

③ 重排：DNA分子两处以上断裂使DNA片段游离，修复时游离DNA片段两端颠倒重接，或是不同的游离DNA片段改变了顺序，重新连接，形成了重排。

2. 动态突变

由DNA链中的核苷酸重复序列拷贝数发生扩增引起的突变。这种突变最初是在与人类神经系统疾病相关的基因中发现的。研究人员发现扩增的重复序列不是稳定地传递给下一代，而是倾向于增加几个重复拷贝，即拷贝数的数量可随着世代交替的传递而呈现逐代递增，故被称为动态突变。拷贝数重复越多，病情越严重。例如，脆性X染色体综合征，其智力低下基因5′非翻译区（CGG）的数量由正常人的5～50个扩展到200～1000个。

（二）分子诊断的策略

遗传病的诊断，不但需要像对一般疾病一样了解病史、症状和体征并进行必要的辅助性检查，还必须应用遗传学相关的诊断手段，是一个复杂的过程。基因诊断是遗传疾病确诊的关键。分子生物学技术的快速发展为遗传性疾病的诊断提供了强有力的工具，特别是对一些隐性遗传病基因携带者的筛查以及后代遗传风险的评估，需要依靠分子生物学技术才能够得到良好的解决。分子生物学技术用于遗传性疾病诊断的检测策略可分为直接诊断和间接诊断两种。

1. 直接诊断策略

通过分子生物学技术直接检测出致病基因的各种突变，包括DNA的点突变、插入、缺失、重排等变异类型。进行直接诊断的前提是被检测的致病基因的结构和序列已经研究清楚。不同的突变类型，采用的检测技术是不同的。

一般来说，对于基因背景清楚的点突变，通常采用直接检测基因点突变的方法，例如等位基因特异性寡核苷酸杂交（ASO）、等位基因特异性PCR（AS-PCR）、PCR-限制性片段长度多态性（PCRRFLP）、基因芯片等技术。对于基因背景未知的点突变，常采用单链构象多态性PCR（PCRSSCP）、变性梯度凝胶电泳、基因测序等方法。对于微小的片段突变，可采用点突变的检测方法；对于较大的片段突变，常采用Southern印迹杂交、多重PCR、FISH、比较基因组杂交（CGH）等技术。对于动态突变，常用Southern印迹杂交、PCR等方法进行检测。由于直接诊断可以直接揭示遗传缺陷，相对比较可靠。

2. 间接诊断策略

目前发现的单基因病多达数千种，许多单基因病的致病基因尚未被准确定位，基因序列不清楚，无法进行直接诊断。另外，还有一些致病基因的结构和功能虽然已经明了，但基因较为庞大，突变种类多且分布广泛，突变检测非常困难，此时需要采用间接诊断的策略。间接诊断的流程根据对该遗传病的了解的程度，需要经历系谱分析、候选基因的定位与筛选、遗传风险评估等过程。

（1）系谱分析　对于未知基因、未知突变的遗传病首先需要开展家系调查和系谱分析。单基因病的遗传符合孟德尔遗传规律，系谱分析的方法常被用来对单基因病的相关性状进行分析。系谱分析的主要工作是对具有某种性状的家系成员进行观察，通过采用特定的符号和格式，绘制反映家系各成员间相互关系及相关性状发生情况的图谱，来分析该性状在家系后代中的分离或传递方式。系谱分析是研究遗传病常用的方法之一。

（2）候选基因的定位与筛选、遗传风险评估　在确定了疾病的遗传方式后，需要对疾病的易感基因进行定位和筛选。基因定位的方法常采用基因组中广泛存在的各种DNA多态性位点作为遗传标记位点。

生殖细胞在减数分裂时发生交换，一对同源染色体上的基因距离较远，发生分离的机会较多，易出现不连锁；距离较近，发生分离的机会较少，易出现连锁。连锁分析是利用某个遗传标记是否与某个疾病基因存在连锁关系以及连锁的紧密程度，找出与疾病基因有关的遗传标记并实现对疾病基因的定位。这些遗传位点所在的基因将作为候选基因。通过判断候选基因与疾病性状间的关系，选择对该疾病性状有影响的基因作为该疾病的易感基因。一般来讲，某个疾病的易感基因，通常是已知其生物学功能和核酸序列的基因。它们参与了该疾病涉及性状的发展和变化，可能是结构基因、调节基因，或是在代谢途径中影响该疾病性状的表达。通过筛查该易感基因在人群中的携带情况，可对目标人群患病的风险进行预测。

（三）单基因病分子诊断常用技术

1. 分子杂交技术

互补的核苷酸序列依据碱基互补配对原则形成稳定的双链核酸分子的过程，称为核酸分子杂交。该技术包括斑点印迹（dot blot）、反向斑点杂交（RDB）、荧光原位杂交（FISH）和基因芯片等。核酸分子杂交是基因诊断的基本方法之一，可以检出基因缺失、插入、重排等片段突变形式，但对于点突变、微缺失、微插入等很难检出。

（1）斑点印迹（dot blot） 将待测的DNA变性点加在固相支持物上（如硝酸纤维素膜、尼龙膜），用标记的探针与其进行杂交，洗膜去除未结合探针，通过放射自显影来判断是否有杂交及其杂交强度。本技术主要用于基因缺失或拷贝数改变的检测。

（2）反向斑点杂交（reverse dot blot，RDB） 该技术是目前临床上比较常用的检测方法之一。将一系列特异性寡核苷酸探针固定在支持物上，这些探针可与疾病相关等位基因杂交。采用PCR特异性扩增目的基因（PCR引物5′端预先进行生物素标记），与支持物上的探针杂交、洗脱及显色，通过样本是否与探针杂交来判断其是否携带相应的基因突变。其优点在于可在一张杂交膜上同时检测样品中的多种基因突变，检测消耗的样品量少、经济方便、结果可靠，尤为适用于基因分型已知的基因序列的突变检测。

（3）荧光原位杂交（fluorescence in situ hybridization，FISH） 在原位杂交技术的基础上，FISH技术通过使用荧光素取代同位素标记探针，通过检测荧光信号实现受检样品DNA的定性定位分析，探针标记更稳定，检测更加安全、灵敏，并且通过使用多色荧光探针，可进行多位点检测。FISH技术已在临床广泛应用，已成为染色体微小缺失和微小重复诊断的重要方法。

（4）基因芯片 又称为阵列基因芯片，是数以百万计的寡核苷酸探针密集排列在小面积固相支持物上形成的微点阵列。在一定条件下，固相支持物上的寡核苷酸探针可与样品中携带信号的互补核酸片段杂交，检测每个分子的杂交信号就可以获取该分子的数量及序列信息。再通过与正常人核酸的杂交信号进行比对，即可找到患者DNA序列上发生的突变基因。该技术具有高通量、高分辨率、微型化、自动化程度高等优势，可用于已知核酸定性定量检测、基因突变检测、DNA测序、遗传图谱构建等。

2. 基因扩增及其产物分析技术

目前，临床上应用最为广泛的单基因病分子诊断技术是PCR技术以及其衍生技术，例如多重PCR技术、巢式PCR技术、PCR-RFLP、PCR-SSCP、变性高效液相色谱分析、高分辨率熔解曲线分析、多重连接依赖探针扩增（MLPA）等。当今几乎所有的基因突变检测技术都是基于PCR技术发展的。

（1）变性高效液相色谱分析（denaturing high performance liquid chromatography，DHPLC） 主要是通过特殊的DNA色谱柱进行核酸片段的分离和分析。在液相流路中，将经过PCR扩增得到的目的DNA样本注入缓冲液，其流过DNA色谱柱，与柱子上的DNA杂交；在适宜的变性温度下，由于错配的双链DNA与完全匹配的双链DNA的解链特征不同，相同变性条件下错配的双链DNA更易变性解离，被色谱柱保留时间短于无错配双链而先被洗脱下来，从而在色谱图中表现为双峰或多峰的洗脱曲线。该方法具有高通量、自动化、灵敏度和特异性较高、检测 DNA 片段和长度变动范围广等优点。

（2）变性梯度凝胶电泳（DGGE）　DGGE 技术在一般的聚丙烯酰胺凝胶基础上加入了变性剂（尿素和甲酰胺）梯度，能够把长度相同但序列不同的 DNA 片段区分开来。一个几百个碱基对的 DNA 片段在 DGGE 中一般有几个解链区域，每个解链区域对应有一段连续的碱基对的解链过程。当 DNA 片段迁移到特定位置，变性剂浓度达到其最低的解链区域浓度时，该区域这一段连续的碱基对发生解链。DNA 片段在聚丙烯酰胺凝胶中的迁移速率会急剧降低。当浓度再升高依次达到其他解链区域浓度时，这些区域也依次发生解链。同样长度但序列不同的 DNA 片段会在聚丙烯酰胺凝胶中不同位置处达到各自最低解链区域的解链浓度，因此它们会在聚丙烯酰胺凝胶中的不同位置处发生部分解链导致迁移速率大大下降，从而在聚丙烯酰胺凝胶中被区分开来。

（3）单链构象多态性（SSCP）　单链 DNA 片段呈复杂的空间折叠构象。这种立体结构主要是由其内部碱基配对等分子内相互作用力来维持的。当有一个碱基发生改变时，会或多或少地影响其空间构象，使构象发生改变。由于空间构象有差异的单链 DNA 分子在聚丙烯酰胺凝胶中受排阻大小不同，通过非变性聚丙烯酰胺凝胶电泳（PAGE），可以非常敏锐地将构象上有差异的分子分离开。

（4）高分辨率熔解曲线分析（HRM）　高分辨率熔解曲线分析是在荧光定量 PCR 的基础上，通过实时精密监测升温过程中双链 DNA 荧光染料与 PCR 扩增产物的结合情况来判断 DNA 的突变类型。结合在 DNA 分子中的荧光染料在 DNA 变性解链后会释放并发出荧光，不同核苷酸序列的双链 DNA 解链温度不同，其释放荧光的时间及强度也不相同。因此记录 PCR 反应过程的荧光强度与时间曲线上，不同序列的 DNA 分子在扩增时会形成不同的曲线，通过分析荧光峰的强度与时间曲线，就可以判断其是否存在 SNP。不同 SNP 位点、杂合子与纯合子都会形成不同的熔解曲线峰形。因此，HRM 分析能够有效区分不同 SNP 位点与不同基因型。

（5）多重连接依赖探针扩增（MLPA）　MLPA 探针包括两条探针，均为荧光标记。5′端寡核苷酸短探针包含 5′引物序列和 3′特异性杂交序列，一般长 50～60bp。3′端为 M13 噬菌体衍生法制备的寡核苷酸长探针，包含 5′特异性杂交序列和 3′引物序列，一般长 60～480bp。两条探针间隔 6～9nt（nt 即核苷酸数，通常用于描述单链）。在 MLPA 反应中，两个寡核苷酸片段都与靶序列进行杂交，随后用连接酶连接两部分探针。连接过程高度特异，只有靶序列与探针特异性序列完全互补，连接酶才能将两段探针连接成一条完整核酸单链。即使只有一个碱基的差别，也会导致杂交不完全，使连接反应无法进行。连接反应完成后，用探针两端的通用引物扩增连接好的探针，范围在 130～480bp。最后，通过毛细管电泳分离扩增产物，软件分析，得出结论。只有当连接反应完成，才能进行随后的 PCR 扩增并收集到相应探针的扩增峰。如果待测靶序列发生点突变或缺失、扩增突变，相应探针的扩增峰便会缺失、降低或增加，因此，根据扩增峰的改变就可判断靶序列是否有拷贝数的异常或点突变存在。通过控制 MLPA 长探针内特异性杂交序列的长短，可针对不同的待测基因设计不同长度的 PCR 扩增产物，以便进行区分，因此可同时检查数十种不同的靶基因。

优点：主要用于片段突变的检测，具有灵敏度高、特异性高、精准度高、重复性强、操作简便、高通量检测等优点。局限性：不用于单个细胞的检测，不用于检测短串联重复序列多态性，不能检测染色体平衡易位。

3. 基因测序技术

基因测序技术是生命科学的核心技术，在疾病基因检测与分子诊断中发挥重要作用，被称为基因诊断的金标准。第一代测序技术可用于已知突变或未知突变的检测，常被用作标准的鉴定方法，用作最终确定突变确切位点和性质的手段。可检测的突变类型包括错义突变、无义突变、同义突变（含 SNP）、拼接突变、小缺失、小插入、大缺失、大插入、插入伴缺失、复杂重排、重复变异等，准确率近 100%。该法特别适用于单基因病的基因诊断和产前诊断。

传统的 Sanger 测序法、焦磷酸测序法由于通量低、成本高、耗时长等原因，无法在临床大规模开展。新一代测序能在很短的时间内完成对上百亿个碱基对的测序，一次可对几十万到几百万条 DNA 分子进行序列测定，满足极短时间内对基因组进行高分辨率检测的要求。

第二代测序结合微阵列技术衍生出目标序列捕获测序技术。这项技术首先利用微阵列技术合成大量寡核苷酸探针，这些寡核苷酸探针能够与基因组上的目标区域互补结合，从而富集到特定区段，然后用第二代测序对这些区段进行测序，不但降低了分析数据量，同时有效降低检测成本，利于临床开展。常用的方法有全外显子组捕获测序、靶向基因测序等。靶向测序技术所需样本数量少、通量高、耗费低，大大推进了人类单基因病的分子诊断。

第二代测序技术有高通量和相对低成本的特点，但对于单基因病基因诊断仍有其局限性。首先，第二代测序的结果必须经过 Sanger 测序法验证，通常第二代测序的结果不能直接用于诊断。其次，第二代测序不能解决一些特殊的单基因病基因突变的检测，包括基因的倒位突变，如血友病 A 基因有长片段倒位存在，通过高通量测序不能得到满意结果。第一代和第二代测序技术对多达数百次的重复序列的测序都是无能为力或难以完成的。最后，种族差异、数据库及基因突变功能验证等问题也制约了第二代测序的应用。

（四）临床应用

分子诊断技术并非从疾病的表型着手，而是以基因的结构异常或表达异常为切入点，在疾病发生前即可做出诊断，为疾病的预防及早期治疗赢得时间。目前，分子诊断技术在临床工作中主要应用于以下几个方面。

1. 单基因病的临床确诊

基因诊断是遗传性疾病诊断的金标准，对于致病基因的结构和序列已经清楚的遗传病可极大地缩短诊断时间。

2. 症状前的遗传学诊断及单基因病的筛查

主要用于新生儿遗传代谢病筛查、孕前单基因病筛查以及遗传风险评估。新生儿遗传代谢病筛查是在出生后预防某些遗传病发病的有效方法。目的是通过筛查及时发现潜在的患儿，在临床症状尚未表现或表现轻微时进行早期干预和治疗，防止机体组织器官发生不可逆的损伤。例如，苯丙酮尿症在早期通过采用低苯丙氨酸奶粉替代一般婴儿奶粉或母乳，可避免体内苯丙氨酸的堆积，防止大脑损害；先天性甲状腺功能减退患儿，可早期通过合理补充甲状腺素片，防止呆小症的出现。孕前单基因病筛查以及遗传风险评估对于指导优生优育、提高出生人口素质有重要意义。

3. 产前诊断及胚胎植入前诊断

产前诊断是在出生前对胚胎或胎儿的发育状态、是否患有疾病等方面进行的诊断，目的是提早发现疾病，对可治性疾病选择适当时机进行宫内治疗；对于不可治疗性疾病可做到知情选择。胚胎植入前诊断也被称为“第三代试管婴儿技术”，该技术主要依靠各种单细胞分子诊断技术，在胚胎移植前提取胚胎的遗传物质进行分析，诊断胚胎是否有遗传学异常，然后筛选健康胚胎进行移植。该技术的出现为控制遗传病患儿的出生、降低遗传病发病率、探讨出生缺陷发病机制等提供了重要途径。

二　多基因遗传病的关联分析

（一）多基因遗传病的遗传特点

单基因遗传病主要受一对等位基因控制，遗传符合孟德尔遗传规律，这类性状称为质量性状。单基因遗传病的群体患病率很低，环境因素对该疾病性状的表现程度影响很小。自然界还有一类疾病是由多对等位基因共同决定的，例如哮喘、身高、血压等。遗传因素由每一对基因的累加形成一个综合作用，决定了个体是否易于患病。这些疾病称为多基因遗传病，相关性状又称为数量性状，其遗传方式为多基因遗传，不符合孟德尔遗传规律。而且环境因素对疾病性状的表现有较大影响。多基因遗传病的群体患病率较高，一般为0.1%～1.0%，少数疾病可更高。

1. 遗传特点

① 多基因遗传病的再发风险与该病的群体发病率和遗传率的高低有密切关系。当一种多基因遗传病群体发病率为0.1%～1.0%、遗传率为70%～80%时，患者一级亲属的发病率等于群体发病率的平方根。例如，在我国人群中，唇裂的

发病率为0.17%，遗传率为76%，患者一级亲属的发病率即为0.17%的平方根，略高于4%。上述计算方法不适用于群体发病率和遗传率过高或过低的情况。此时可借助群体发病率、遗传率和患者一级亲属发病率关系图查出。

② 多基因遗传病具有家族聚集倾向，与患者的亲缘关系越近，发病风险越高。随着亲属级别降低，发病风险也降低，尤其是群体发病率越低的疾病下降越明显。例如先天性畸形足的群体发病率为0.1%，一级亲属发病率为3%，二级亲属发病率降为0.2%。

③ 多基因遗传病受多对等位基因作用的影响，多对基因的作用有累加效应。含致病基因越多，患者的病情越严重，家族成员发病风险越高，发病的人数也越多。患者亲属再发风险与亲属中受累人数有关，一个家庭中患病人数越多，亲属再发风险越高。例如，一对表型正常的夫妇生出一个唇裂患儿后再次生育唇裂患儿的风险为4%；如果已生育两个唇裂患儿，再次生育唇裂患儿的风险可增高到10%左右。只有一侧唇裂，其同胞再发风险为2.46%；一侧唇裂并发腭裂，其同胞再发风险为4.21%；如为两侧唇裂并发腭裂，同胞再发风险为5.74%。

④ 对于某些发病率在性别间有差异的多基因遗传病，在某性别中的发病率越低，发病阈值较高，该性别患者所携带的易患基因较多，故其子女的发病风险较高。例如，先天性幽门狭窄的患者，男性患病率为0.5%，女性患病率为0.1%，男性患病率为女性的5倍。男性先证者后代儿子患病率为5.5%，女儿患病率为2.4%；女性先证者后代中儿子患病率高达19.4%，女儿患病率高达7.3%。这说明女性先证者比男性先证者携带有更多的易感基因。

⑤ 多基因遗传病的发病率有种族和民族的差异，因为不同民族和种族有不同的基因。如先天性髋脱位，日本人发病率是美国人的10倍。

⑥ 多基因遗传病受环境因素和遗传因素的双重影响。遗传率高说明受遗传基因影响大而受环境因素影响小；遗传率低说明受遗传基因影响小而受环境因素影响大。

2. 常见多基因遗传病

目前，人类常见的多基因遗传病大约有100种，包括一些常见病如糖尿病、高血压、冠状动脉粥样硬化、哮喘、癫痫、精神分裂症，某些先天畸形如唇裂、脊柱裂、无脑儿等。

（二）致病基因关联分析

寻找人类遗传性疾病致病基因的方法大致可以分为连锁分析和关联分析两类。从分析单基因遗传病发展起来的连锁分析，是利用基因组上的微卫星作为遗传标记，在患病家系中观察是否存在某些遗传标记的传递模式显著偏离预期。连锁分析的成功依赖于几个重要条件，例如遗传因素完全决定疾病的发生、致病基因具有高外显率等。

1. 关联分析

选择合适的病例组和对照组，要求病例组内个体间无亲缘关系，对照组内个体表现型正常，进而分析某个遗传标记位点在两组间是否会出现不同的频率。该方法通常根据某些间接线索，比如基因的功能、基因组上的位置或由连锁分析得到的依据等，选定一个或几个候选基因，通过直接测序或基于 PCR 的方法等，在病例和对照中比较候选基因的差异，然后来确定这些候选基因与患病状态间是否存在因果关系或连锁不平衡。连锁不平衡是指在某一群体中，不同座位上某两个基因同时遗传的频率明显高于预期的随机频率的现象。关联研究和连锁不平衡的应用很广泛，最典型的是强直性脊柱炎与 HLA-B27 存在显著相关，病例组与 HLA-B27 的关联高达 90%，而与一般群体只有 9%的关联。关联分析中相对连锁分析被认为更适宜于研究复杂疾病背后的致病基因或位点。

2. 全基因组关联分析（genome-wide association study，GWAS）

在人类全基因组范围内找出存在的序列变异即 SNP，借助于 SNP 分子遗传标记，进行总体关联分析。其基本过程为：在全基因组范围内选择 SNP 位点，比较病例组与对照组间每个 SNP 位点及其频率差异，分析每个位点与目标性状间的关联性大小，选出最相关的 SNP 位点进行验证，并根据验证结果最终确认其与目标性状之间的相关性。与传统的关联研究相比，GWAS 的效率更高，可重复性更强，且适用于不同种族。

GWAS 常用的技术手段包括全基因组 SNP 分型芯片和全基因组重测序。全基因组 SNP 分型芯片技术的基本原理是将打断的基因组片段与固定于芯片上的针对 SNP 位点设计的探针互补结合，通过延伸反应发出信号，从而决定位点的基因型。该技术实现了在较短时间内完成数十万乃至上百万个 SNP 的基因分型。由于对基因组的覆盖密度很高且杂交信号易于量化，全基因组 SNP 分型芯片除关联分析外，也常常用于基因组中遗传性或获得性的大片段拷贝数变异分析等。存在的问题是全基因组 SNP 分型芯片依据的是已知 SNP 位点进行设计，不能发现未知 SNP 位点。全基因组重测序技术是对已知基因组序列的物种进行不同个体的基因组测序，并在此基础上对个体或群体进行差异分析。全基因组重测序的个体，通过序列比对，可以找到大量的单核苷酸多态性位点、插入缺失位点、结构变异位点和拷贝数变异位点，这些位点常为新发现位点。

GWAS 需要面临大量的数据分析工作。有效分析这些数据，尽可能挖掘数据背后的规律，是 GWAS 需要解决的重要问题。在深入分析这些数据前，首先需要筛选出与疾病性状关系密切的 SNP 位点，通过适当的统计学方法将基因上全部或者部分 SNP 与遗传性状进行关联分析，寻找到一定数量的候选基因，此过程即基因水平的关联分析方法。基因水平的关联分析需要考虑单个 SNP 的遗传关联、基因上 SNP 的数目以及 SNP 之间的连锁不平衡结构等多种因素。当前常见的基因水平上的关联分析方法包括最显著 SNP 法、组合法、回归分析方法等。

① 最显著SNP法（best SNP method）：把基因中P值最小的SNP作为该基因的代表，该P值作为该基因关联分析的结果。最显著SNP法具有最朴素的思想，计算最简单，应用也最广泛。粗略地看，最显著SNP法假定最显著的SNP与疾病之间的关联程度在该基因上是最强的，而其他SNP要么与该SNP存在关联，要么与疾病之间的关联可以忽略不计，因此只需要把关联程度最强的SNP作为该基因的代表即可。

② 组合法（combination method）：组合法假设基因上所有SNP都不相关即不存在LD关系，所有的P值都是相互独立且均匀分布的，可以通过组合的方法把所有SNP的遗传关联结果联合起来形成整个基因的遗传关联结果。常见的组合方法有Fisher组合法和截断乘积法。

③ 回归分析方法（regression analysis）：回归分析方法是将基因上的多个SNP看作自变量 Xi，表型（连续性指标或者患病状态）看作 Y，通过线性或者Logistic回归建立 Y 与 Xi 之间的回归方程，利用决定系数 $R2$、方程检验的 P 值或似然值等统计量作为基因水平上的遗传关联结果。

生物信息学分析和生物统计学方法是分析、验证GWAS数据的重要手段。生物网络分析是生物信息学处理GWAS数据的核心手段，通过网络分析既能从基因相互作用角度考虑各个基因对疾病的共同作用，又能从网络模块和生物通路角度帮助揭示疾病的分子机制。

GWAS是在全基因组范围内进行整体研究，能够一次性对疾病进行轮廓性概览，适用于复杂疾病的研究。在全基因组层面上开展多中心、大样本、反复验证的基因与疾病的关联研究，可以全面揭示疾病发生、发展与治疗相关的遗传基因。进行的前提是基因组测序工作的完成，基于序列变异单体型图谱构建和高通量基因分型技术的迅猛发展。该技术具有高通量的特点，一次可以监测成百上千个，不只局限于候选基因。基因可以是未知的，研究不再需要在研究之前构建任何假设，这为全面系统研究复杂疾病的遗传因素掀开了新的一页，为我们了解人类复杂疾病的发病机制提供了更多的线索。目前，科学家已经在阿尔茨海默病、乳腺癌、糖尿病、冠心病、肺癌、前列腺癌、肥胖、胃癌等一系列疾病中进行并找到疾病相关的易感基因。由于性状与基因组之间的关系受多种因素的作用，目前还面临着一些问题，如获得的结果似是而非、不能完全解释某些病因等。但作为一种趋势，随着表观遗传图谱、蛋白质表达谱以及生理学等学科的综合推进，作为一种综合性的分析方法，必将迎来一个更广阔的发展空间。

第三节 肿瘤的临床分子生物学诊断

肿瘤是由于细胞内相关基因突变、遗传及表观遗传变异等因素积累而导致的一类复杂性疾病，是机体在遗传因素与环境因素共同作用下，某一个局部组织细胞在基因水平上失去对其生长的正常调控，导致其细胞异常分化和增生而形成的新生物。随着各种高通量的核酸和蛋白质检测技术、基因及基因组学、蛋白质组学、药物基因组学、表观遗传学研究的发展，人类对肿瘤的认识不断加深，分子诊断技术和相关理论在肿瘤发生的病因及其机制研究，以及肿瘤的临床分子生物学诊断和治疗等方面正发挥着越来越重要的作用。

一　肿瘤相关基因

与一般的感染性疾病不同，肿瘤的发生发展是由多因素、多阶段、多基因变异累积而导致正常细胞恶变的复杂性病变过程。在肿瘤发生发展的过程中，除物理性、化学性和生物性等外源性因素外，常常涉及多种内在因素的转变，包括多个肿瘤基因和肿瘤抑制基因的突变、细胞基因组不稳定性、表观遗传学变异、细胞信号传导和细胞周期调控变异、细胞增殖和凋亡调节紊乱，以及肿瘤血管生成、肿瘤转移和免疫逃逸等。从分子水平对肿瘤发生的病因及其机制的研究，特别是肿瘤相关基因的研究，对肿瘤的临床分子诊断具有重要意义。

（一）癌基因与抑癌基因

在正常细胞中，调控生长的基因和调控抑制生长的基因之间的协调表达是调节、控制细胞生长的重要分子机制之一。这两类基因产物相互制约，维持正负调节信号的相对稳定。当这两类基因产物异常时，均可能导致肿瘤的发生。

1. 癌基因

癌基因（oncogene，onc）或肿瘤基因，是指人类或其他动物细胞及致癌病毒固有的、具有潜在的转化细胞能力的一类基因，它们一旦活化，将能促使人或动物的正常细胞发生癌变。癌基因可分成病毒癌基因和细胞癌基因两大类，细胞癌基因在正常细胞中以非激活的形式存在，又称原癌基因（proto-oncogene，proto-onc）。

（1）原癌基因产物　原癌基因编码产物（如蛋白质）是正常细胞中的重要调控物质，它们参与细胞生长、增殖、分化、凋亡等环节的调控。依据其编码产物的功能，可分为以下几类：①生长因子，如血小板生长因子。②生长因子受体及蛋白激酶，如酪氨酸蛋白激酶。③信号转导蛋白，如 GTP 结合蛋白。④核内调节蛋白质，如转录激活蛋白。⑤细胞周期调节蛋白，如周期素、周期素依赖激酶。⑥抑制凋亡蛋白，如存活蛋白。

（2）原癌基因激活　原癌基因可通过点突变、基因易位和重排、基因扩增、插入和甲基化程度降低等方式激活，使原癌基因编码的蛋白质在数量和功能上发生异常，导致正常细胞具有恶性转化能力，转变为癌细胞。

2. 抑癌基因

抑癌基因或肿瘤抑制基因又称抗癌基因（antioncogene），是一类抑制细胞过度生长、增殖从而遏制肿瘤形成的基因，其功能的丧失可促进细胞的肿瘤性转化。

（1）抑癌基因产物　抑癌基因编码表达产物有许多重要功能，如抑制细胞周期、诱导细胞的终末分化和细胞凋亡等，其产物主要包括：①转录调节因子，如Rb、p53；②负调控转录因子，如WT；③周期蛋白依赖性激酶抑制因子（CKI），如p15、p16、p21；④信号通路的抑制因子，如ras GTP酶活化蛋白（NF-1）、磷脂酶（PTEN）；⑤DNA修复因子，如BRCA1、BRCA2；⑥与发育和干细胞增殖相关的信号途径组分，如APC、Axin等。

（2）抑癌基因失活　同原癌基因的活化相似，抑癌基因可通过基因突变、缺失、重排、表达异常等方式失活，导致细胞恶性转化而发生肿瘤。

（二）肿瘤转移相关基因

在细胞基因组中，具有促进肿瘤细胞浸润或转移潜能的一类基因称为肿瘤转移基因（tumormetastasis genes，TMG），或称为肿瘤转移促进基因（tumor metastasis-enhancing gene，TMEG），如CD44v、S100A4和TIAM1基因产物可促进肿瘤的扩散。能抑制肿瘤细胞的转移而对原发肿瘤生长无影响的一类基因称为肿瘤转移抑制基因（tumor metastasis suppressor gene，TMSG），如nm23、WDNM基因产物可抑制肿瘤转移。目前已经明确，肿瘤转移相关基因及其编码蛋白可能通过不同途径（如信号途径），发挥其促进或抑制肿瘤转移的作用。此外，部分癌基因也与肿瘤转移相关，如编码生长因子的*sis*基因，编码酪氨酸酶的*src*、*fes*、*fms*基因，编码丝氨酸/苏氨酸激酶的*mos*、*ras*基因。

（三）肿瘤血管生成相关基因

肿瘤血管生成是指肿瘤细胞诱发的毛细血管新生，以及肿瘤中微循环网形成的过程，为实体瘤的后续生长及转移提供物质基础。肿瘤血管生成是肿瘤生长、转移的关键步骤，是一系列内源性促血管生成因子和抑制因子作用失衡的结果。

1. 促血管生成因子

主要是一些经典的肽类生长因子，其中最重要的是血管内皮生长因子（vascular endothelial growth factor，VEGF）家族，它在人体生理和病理条件下的血管生成中发挥关键作用。其他促血管生成因子还包括碱性成纤维细胞生长因子（bFGF）、血小板衍生生长因子（PDGF）、胰岛素样生长因子-1（IGF-1）、转化生长因子（TGF）、肿瘤坏死因子（TNF-a）等。此外，癌基因（如ras raf、HER-2/erbB-2、src等）的活化或抑癌基因（如VHL、p53、p16、INK4a等）的失活，亦可促进新血管生成。

2. 血管生成抑制因子

肿瘤还能分泌多种血管生成抑制因子，如血管抑素、内皮抑素、组织金属蛋白酶抑制剂（TIMP）、血小板因子-4（PF-4）、IL-12、血小板反应蛋白-1（TSP-

1）等，其中以内皮抑素抗血管生成活性更强。

（四）肿瘤治疗药物相关基因

药物治疗在肿瘤治疗中占有非常重要的地位，但临床实践的结果存在明显差异。造成个体用药效果差异的原因很多，包括年龄、性别、饮食、胃肠吸收、生活方式、患者对药物的顺应性，以及患者生物药靶特性等。其中，调节药物转运、代谢、细胞靶点、信号途径，以及细胞反应途径（如凋亡）相关基因的多态性起到了决定性的作用。

1. 药物转运蛋白基因

药物转运蛋白基因多态性与肿瘤细胞的多药耐药性相关。许多跨膜转运蛋白参与药物在细胞膜或细胞核膜内外的转运，当它们的表达增加时，可导致药物外排增加，使肿瘤细胞内药物浓度下降，产生耐药性。此类膜糖蛋白主要有 P-糖蛋白（P-glycoprotein，P-gP）、多药耐药相关蛋白（MRP）、肺耐药相关蛋白（LRP）、乳腺癌耐药蛋白（BCRP），还原型叶酸载体和核苷酸载体等。P-gP 由多药耐药性基因 1（MDR1）编码，过度表达 MDR1 的肿瘤细胞往往对细胞毒化疗药物，如多柔比星和紫杉醇、激素等多种药物产生耐药。

2. 药物代谢酶基因

药物代谢酶的遗传多态性是药物发挥疗效时引发个体差异的重要因素。主要的药物代谢酶包括细胞色素 P450 酶系（cytochrome P450，CYP450）、二氢嘧啶脱氢酶（DYPD）、醛脱氢酶（ALDH）、硫嘌呤甲基转移酶（TPMT）、谷胱甘肽-*S*-转移酶（GST）、UDP-葡萄糖醛酸转移酶 1A1（UGT1A1）、*O*-烷基鸟嘌呤 DNA 烷基转移酶（AGT）、*N*-乙酰转移酶 2（NAT2）和儿茶酚胺氧位甲基转移酶（COMT）等。

根据 CYP450 基因编码蛋白质的相似程度，可分为不同家族，其中参与生物转化的主要是 CYP1、CYP2 和 CYP3 家族。参与药物代谢的 CYP 亚型主要有 CYP2D6、CYP2C9、CYP2C19、CYP3A5、CYP2B6 和 CYP2E1 等。他莫昔芬用于乳腺癌的治疗，体内 90％的他莫昔芬由 CYP3A4 代谢为无活性的产物，而另外 10％可由 CYP2D6 代谢为活性产物 4-OH-他莫昔芬和去甲基他莫昔芬，而后两者与雌激素受体的亲和力较他莫昔芬强 100 倍。因此，CYP3A4 活性降低，可能导致药物在体内蓄积而引起中毒反应；CYP2D6 活性降低，则可能导致活性代谢产物的血药浓度降低而减弱疗效。

3. 药物靶点基因

该类基因的产物常常是抗肿瘤化疗药物发挥其药理作用的特异靶蛋白，其基因多态性与肿瘤细胞的耐药性、药物不良反应等相关。抗肿瘤化疗药物主要是干预细胞信号转导完成以后的生物学事件，例如核苷酸和 DNA 合成、DNA 复制、DNA 转录等。此类基因产物主要有胸苷酸合成酶（TS）、亚甲基四氢叶酸还原酶

(MTHFR)、NA 拓扑异构酶Ⅱ（topoisomerase，TOPO Ⅱ）和 DNA 的修复基因等。X 线修复交叉互补基因（X-ray repair cross complementing 1，XRCC1）是碱基切除修复途径的重要组分，对维持基因的稳定性起关键作用。XRCC1 Arg194Trp（C>T）和 Arg399Gln（G>A）基因多态性均位于蛋白质的重要结构域内，因而可能会影响 XRCC1 蛋白质的正常功能。Arg399Gln（G>A）与 5-氟尿嘧啶和铂类药物的耐药性相关。

4. 信号转导基因

肿瘤信号转导途径主要包括蛋白酪氨酸激酶信号途径、细胞凋亡信号途径和自噬信号途径。这些途径是人们了解肿瘤发生机制的分子基础，也是抗肿瘤药物（如肿瘤靶向药物）重要的药物作用靶点。信号转导途径中的重要信号分子包括受体酪氨酸激酶类的 HER 家族、PDGFR 家族、FGFR 家族和血管内皮生长因子受体，非受体酪氨酸激酶类的 SRC 家族、ABL 家族、JAK 家族，细胞凋亡信号途径中的 bcl-2 家族，以及自噬信号途径中的 mTOR 等，其基因的突变、表达失控，不仅在肿瘤的发生、进展、转移等过程起关键作用，还可能是导致肿瘤细胞对药物耐受的原因之一。*bcl-2* 是最重要的抑制细胞凋亡的基因，位于染色体 18q21。在多数肿瘤患者中可发生染色体 t（14；18）易位，使 *bcl-2* 基因位于染色体 14q32，接近免疫球蛋白重链的转录增强子，导致 *bcl-2* 的高度表达。*bcl-2* 基因的过度表达可以促进细胞的生存，故又称为长寿基因。它能抑制射线、化疗药物诱导的细胞凋亡，因此，*bcl-2* 基因的高水平表达与多种化疗药物诱导的细胞凋亡抑制显著相关。

5. 其他基因机制

蛋白激酶（PKC)、顺式调控元件多态性及细胞膜的变化（如通透性、离子通道、磷酸化水平变化）等影响药物的转运和外排。细胞激素受体量和亲和力的改变以及细胞生活环境的变化也与肿瘤细胞耐药有关，尤其是细胞生活环境的变化越来越引起人们的重视。

二 肿瘤的临床分子生物学检验

肿瘤的临床分子生物学检验是以 DNA、RNA 或蛋白质分子为诊断材料，采用分子杂交、PCR、DNA 测序、基因芯片、免疫组织化学和分子显像等技术和方法，对肿瘤细胞的异常基因和（或）异常表达做出特异性诊断的过程。其目的是通过对肿瘤标志物（tumor marker，TM）的检验，及时获得肿瘤患者体内染色体和基因结构、基因表达水平、基因组稳定性、表观遗传状态、端粒酶活性等改变情况，为肿瘤的诊断、分期与分型，生物学行为预测，以及患者个体化治疗方案制定提供依据。

（一）肿瘤相关基因异常表达及其检测

癌基因的激活和抑癌基因的失活是肿瘤发生过程中的关键因素。肿瘤相关基因的激活或失活有多种表现形式，其中，基因产物的异常表达为重要的形式之一。

1. 肿瘤相关基因异常表达的形式

（1）基因表达量增加　原癌基因的激活常与肿瘤的发生发展有关。癌基因一般为单拷贝基因，由其编码的蛋白质，肿瘤细胞内的一些癌基因在 DNA 复制过程中形成多个拷贝。癌基因扩增的染色体结构可出现双微体（DMS），均染区（HSR）和姐妹染色单体非均等交换（USCE）等变化，这种基因扩增常导致基因产物过表达，表现为 mRNA 和蛋白质质量的增加。例如：多发性结肠息肉常伴有 *myc* 基因的激活，胶质母细胞瘤常伴有 *erb* 基因的激活，粒细胞增生时常伴 *abl* 和 *ras* 基因的激活。抑癌基因在正常情况下维持细胞的正常周期，不同的基因在正常情况下其表达产物不尽一致。部分抑癌基因如 *p53* 和 *p73* 基因的异常表达也与肿瘤的发生密切相关。

（2）基因表达量减少或缺失　研究发现，有些基因在正常组织和细胞中正常表达，但是在癌细胞或组织中表达量很少，甚至缺失。如缝隙连接蛋白 43 基因在肝癌、胶质瘤、膀胱癌、胰腺癌等肿瘤中表达减少或缺失。其他基因（如 *Tes*、*GNMT* 等）表达的减少或缺失也常见于一些肿瘤细胞和肿瘤组织中。

2. 肿瘤相关基因异常表达的检测

（1）蛋白质表达产物的检测　无论是癌基因还是抑癌基因，其蛋白质表达产物可以应用相应的抗体，采用免疫学方法测定。例如：应用免疫组织化学方法在保持组织结构的条件下，原位检测肿瘤组织中的蛋白质产物；应用蛋白质芯片、酶联免疫吸附法（ELISA）、化学发光法（CLIA）和免疫印迹（Western blot）方法检测肿瘤组织细胞或血清中的蛋白质产物；应用流式细胞仪测试法或影像细胞测试法检测肿瘤细胞中的蛋白质产物。

（2）基因扩增或转录产物的检测　肿瘤基因除可产生异量的表达蛋白质外，还可表现为基因拷贝数的增加和转录产物 mRNA 的增加，这两种变化都可通过细胞和分子诊断的方法进行检测。经典的方法为核酸分子杂交，包括原位杂交（ISH）和荧光原位杂交（FISH）、Southern blot（DNA 杂交）、Northern blot（RNA 杂交）、原位 PCR 和逆转录原位聚合酶链反应（RT-PCR）、基因芯片等方法。

应用 Northern 杂交测定基因扩增或过表达为常用方法之一，主要用于检测 mRNA 靶分子大小和丰度，了解被测靶基因在细胞内有无过表达。对某一靶 mRNA 进行绝对定量有困难，但对一定量的总 RNA 进行靶 mRNA 杂交，即可对靶 mRNA 进行相对定量。为提高其精确性，常需设定参照物对照（如 B-Actin 或球蛋白基因探针）。

（二）肿瘤相关基因突变及其检测

基因突变（gene mutation）是指由于DNA分子中发生碱基对的增添、缺失或替换，而引起的基因结构的改变。癌基因和抑癌基因突变是肿瘤发生中出现频率较高的分子事件，突变的结果可使癌基因激活或抑癌基因失活，导致细胞表型发生变化和肿瘤的发生。

1. 基因突变的形式

（1）基因缺失突变　基因也可以因为一段较长片段的DNA的缺失而发生突变。缺失的范围差别较大，可以是1～2个碱基，也可以是一个片段甚至一个外显子的缺失。缺失的范围如果包括两个基因，又称为多基因缺失。

基因缺失与肿瘤的临床病理及生物学行为密切相关，如乳腺癌的基因缺失与病理分期、侵袭转移存在一定关系。基因缺失中较为频发的分子事件是存在于抑癌基因中的等位基因杂合型或纯合型丢失。基因片段的缺失可使该基因激活、转录异常，使基因正常的生物学功能丧失。常见的缺失位点如乳腺癌的3p、q、11p、13q、16q、17p等，结肠癌的5q、17p、18q等，小细胞肺癌的*FHIT*基因5号外显子缺失，乳腺癌的*FHIT*基因5号或6号外显子缺失。

（2）基因易位或重排突变　肿瘤细胞中某一基因从染色体的正常位置转移到其他染色体的某个位置上称为易位或重排。易位与重排易使癌基因被激活，或使抑癌基因失活，从而导致细胞恶变。例如：所有的Burkitt淋巴瘤都存在8q24的易位，而*Cmyc*基因位于8q24，而编码Ig、IgH和Igù的基因则分别位于2号、14号、22号染色体，8q24与这些染色体发生易位后，*C-myc*基因则有可能发生活化。

除了染色体的基因易位外，基因重排也发现存在于多种肿瘤，如：胃癌Hst基因重排，肝细胞癌的4号染色体基因重排，淋巴造血系统肿瘤的C-myc基因的重排等。

（3）插入突变　某些原癌基因可因获得外源性启动子而突变并激活。当逆转录病毒的长末端重复序列（含强启动子和增强子）插入原癌基因附近或内部时，启动下游基因的转录，导致细胞癌变。某些不含病毒癌基因（*v-one*）的弱转化逆转录病毒，其前病毒DNA插入宿主DNA中，引起插入突变，如逆转录病毒感染鼠类成纤维细胞后，病毒两端各有一个相同的冗长末端重复序列（LTR），它们不编码蛋白质，而含有启动子、增强子等调控成分，病毒基因组的LTR整合到细胞癌基因邻近处，使其处于LTR的强启动子和增强子作用之下而被激活，导致成纤维细胞转化为肉瘤细胞；再如鸟类白血病病毒（ALV）不含*v-one*，但插入*e-myc*基因（禽成髓细胞病毒MC-29的*V-myc*的细胞同源序列）的上游，导致基因过度表达。

2. 基因突变的检测方法

染色体分析和基因缺失、移位或重排等突变可采用分子杂交如荧光原位杂交

(FISH)、染色体原位杂交、比较基因组杂交（CGH）等技术检测。基因点突变可采用 PCR、DNA 测序、基因芯片等方法检测。

目前，几乎所有的基因突变检测的细胞和分子诊断技术都建立在 PCR 基础之上，并由 PCR 衍生出许多新方法，突变检测的常见方法包括限制性片段长度多态性（RFLP）、单链构象多态性检测（SSCP）、杂合双链分析法（HA）、突变体富集 PCR 法、变性梯度凝胶电泳法（DGGE）、化学切割错配法（CCM）、等位基因特异性寡核苷酸分析法（ASO）、连接酶链反应（LCR）、探针扩增阻滞突变系统聚合酶链反应（ARMS-PCR）、等位基因特异性扩增法（ASA）、RNA 酶 A 切割法（RNase Acleavage）等。

（三）肿瘤相关基因表观遗传变异及其检测

肿瘤相关基因的表观遗传异常改变常易导致肿瘤的发生、发展，这种现象贯穿于细胞癌变的各个环节，表观遗传异常检测不仅有助于揭示细胞癌变的机制，而且能够为肿瘤的预防和治疗提供干预靶点。

1. 肿瘤相关基因的表观遗传变异及种类

(1) DNA 甲基化　DNA 甲基化水平和模式的改变是肿瘤发生的一个重要因素。这些变化包括 CpG 岛局部的高甲基化和基因组 DNA 低甲基化状态。正常细胞中，位于抑癌基因启动子区域的 CpG 岛处于低水平或未甲基化状态，使抑癌基因处于正常的开放状态，不断表达并抑制肿瘤的发生。而在肿瘤细胞中，该区域的 CpG 岛被高度甲基化，染色质构象发生改变，抑癌基因的表达被关闭，从而导致细胞进入细胞周期、凋亡丧失、DNA 修复缺陷等，最终导致肿瘤发生。同样，在正常细胞中处于高度甲基化的一些基因，如果其甲基化水平降低，这些基因的表达将被激活，细胞将过度增长，最终导致肿瘤发生。

肿瘤细胞中 DNA 的甲基化常导致基因表观的沉默，这些基因包括 DNA 修复基因（如 MGMT、hMLH1、hMLH2、BRCA1）、细胞周期调控相关基因（如 cyclin1、cyclinD2、Rb、$p16^{INKa}$、$P15^{INK4b}$、$p14^{ARF}$、p27、p53、p73 等）、信号转导相关基因（如 RASSF1、LKB1/STK11、APC）、凋亡相关基因（如 DAPK 和 CASP8）、血管形成相关基因（如 THBS1、VHL），以及细胞黏附、侵袭和转移相关基因（如 E-cadherin、p-catenin、TIMP3、CDHI）等。

肿瘤细胞对许多化疗药物的敏感性和耐药性也与 CpG 岛甲基化有关。例如：雌激素受体甲基化失活导致的乳腺癌对他莫昔芬不敏感，DNA 修复蛋白 *O*-甲基鸟嘌呤 DNA 甲基转移酶（MGMT）去甲基化活化导致的脑肿瘤对亚硝基脲类烷化剂不敏感，而多重耐药（MDR）基因去甲基化活化导致的肿瘤对许多化疗药物都不敏感。

(2) 组蛋白修饰　组蛋白修饰是肿瘤相关基因表观遗传修饰的另一种方式。组蛋白的 N-末端可通过多种形式进行翻译后的修饰，其中组蛋白乙酰化与肿瘤发生有着最为密切的联系。在肿瘤的发生发展中，组蛋白去乙酰基酶（HDAC）的过度表达及其被转录因子的募集，可导致特定基因的不正常抑制，与血液系统、前列腺、乳腺、胃肠道等多种恶性肿瘤相关联。在哺乳动物中，组蛋白去乙酰化酶（HDAC1）的过表达可以通过对 p53 基因所在的核心组蛋白的去乙酰化，直接下调肿瘤抑制基因 p53 的表达。

（3）非编码 RNA 调控　具有调控作用的非编码 RNA（non-coding RNA，ncRNA）在表观遗传学修饰中扮演了重要的角色，能在基因组及染色体水平对基因表达进行调控，决定细胞分化的命运。ncRNA 按其大小分为短链 ncRNA（包括 siRNA、miRNA、piRNA）和长链 ncRNA（IncRNA）。miRNA 能介导 DNA 甲基化和组蛋白修饰，从而导致转录基因沉默；miRNA 突变或异位表达可能起到抑癌基因或癌基因的作用。正常组织和肿瘤组织（肝癌、肠癌、肺癌、卵巢癌等）中 miRNA 具有不同的表达模式，这些特点使之成为肿瘤诊断新的标志物和药物治疗靶标。

2. DNA 甲基化检测方法

待测标本经过亚硫酸氢盐处理，DNA 中未甲基化的胞嘧啶（C）转变为尿嘧啶（U），由此在 DNA 模板中产生特异的序列变化。目前大部分的检测方法都是对待测标本进行亚硫酸氢盐处理后开展的，根据 DNA 甲基化研究水平，大致可以分为两类：特异位点的甲基化检测和基因组的甲基化分析。

（1）特异位点的甲基化检测

① 甲基化特异性 PCR（MS-PCR）：此方法经济实用，无须特殊仪器，是目前应用最为广泛的方法。经亚硫酸氢盐处理后进行 MS-PCR，通常设计两对引物，一对为甲基化引物，另一对为非甲基化引物。若甲基化引物能扩增出片段，则说明存在甲基化；若非甲基化引物能扩增出片段，则不存在甲基化。

② 亚硫酸氢盐处理＋Sanger 测序：此方法被认为是 DNA 甲基化分析的金标准。经亚硫酸氢盐处理后，用 PCR 扩增目的片段，并对 PCR 产物进行测序，将序列与标准序列进行比较，判断是否发生甲基化。

③ 联合亚硫酸氢盐的限制酶法（COBRA）：经亚硫酸氢盐处理后，用 PCR 扩增目的片段，将扩增产物纯化后用限制酶（BstUI）消化。若序列中的 C 发生甲基化，则 PCR 扩增后保留为 CGCG，BstUI 能够识别并切割；若 C 未发生甲基化，则 PCR 后转变为 TGTG，BstUI 识别位点丢失，不能进行切割。酶切产物再经电泳分离、探针杂交、扫描定量后得出原样本中甲基化的比例。

④ 荧光定量 PCR 法：此方法利用 TaqMan® 探针和 PCR 引物来区分甲基化和未甲基化的 DNA。用亚硫酸氢盐处理 DNA 片段，并设计一个能与待测位点互补的探针，随后进行荧光定量 PCR。若序列中的 C 发生甲基化，则 PCR 产物与探针结合产生荧光信号；若未发生甲基化，则 PCR 产物与探针不能结合。

⑤ 高分辨率熔解曲线分析：经亚硫酸氢盐处理后，甲基化与未甲基化 DNA

会存在序列差异，这种差异可通过熔解曲线分析来发现，因为甲基化DNA含有更多的GC，相对更难熔解。根据熔解温度及峰形的变化，可区分完全甲基化、完全非甲基化或杂合甲基化。

（2）基因组的甲基化分析

① 焦磷酸测序：通过准确定量单个连续的甲基化频率，检测并定量甲基化水平上的细微改变。DNA经亚硫酸氢盐处理，在序列延伸过程中，根据C和T的掺入量来定量确定单个位点的CT比例，因此不同位点的甲基化变异就能被准确检测。由于焦磷酸测序提供了真实的序列数据，甲基化状态也就以序列形式呈现。

② 基于芯片的甲基化分析：将DNA分成两份，一份用来做甲基化DNA免疫共沉淀（MeDIP），另一份作为对照。两个样品都标记荧光（样品用Cy5标记，对照用Cy3标记），然后与芯片杂交。芯片上每个探针的Cy5/Cy3强度比例显示出该区域的甲基化程度。

③ 飞行质谱：经过亚硫酸氢盐处理，DNA模板中产生甲基化特异的序列变化。利用5′末端带有T7-启动子的引物进行PCR扩增，产物经SAP（虾碱性磷酸酶）处理后用于碱基特异性的酶切反应。酶切后DNA片段的大小和分子量取决于亚硫酸氢盐处理后的碱基变化。飞行质谱能测出每个片段的分子量，配套软件能自动报告每个相应片段的甲基化程度。

④ 高通量测序：将传统的甲基化工具（如DNA的亚硫酸氢盐转化）与目标基因组捕获技术和高通量测序相结合，而第三代测序技术的出现，更是让甲基化的直接测定成为可能，如单分子实时（SMRT）测序技术。具体检测方法参见相关章节。

3. miRNA检测方法

（1）基于分子杂交的Northern Blot　检测miRNA表达最常用和最早的手段之一，灵敏度低、耗时长、RNA的用量较大，且不能进行高通量的检测。

（2）基于PCR技术的荧光定量PCR　由于成熟miRNA长度较短，传统的方法难以有效地设计特异引物和探针。目前最新方法是利用一种茎环状引物进行miRNA的逆转录，然后再进行荧光定量PCR。

（3）基于杂交原理的微点阵分析　可以方便地检测miRNA的时空表达的差异，来分析了解miRNA的表达调控机制以及由miRNA调控的基因表达，是一种更快、更广泛、更有前途的研究miRNA表达的方法。

（四）端粒酶及其检测

1. 端粒酶与肿瘤的关系

染色体端粒是位于细胞染色体末端的一种由2～20kb串联的短片段重复序列（TTAGGG），及一些结合蛋白组成的特殊结构。端粒在染色体定位、复制、保护和控制细胞生长寿命等方面具有重要作用，并与细胞凋亡、细胞转化和永生化密切相关。端粒酶是一种核酸蛋白复合物逆转录酶，主要由RNA组分（TERC）和催化亚单位（人端粒酶逆转录酶，hTERT）组成。其活性是以自身的RNA为模板，向端粒DNA序列的3′端添加（TTAGGG）序列；功能是保持细胞染色体端粒的长度，帮助细胞达到永生化。在正常组织中，包括睾丸、卵巢、胚胎、造血细胞、肾、前列腺、肝等部分细胞中有表达，但活性都很低。人体细胞端粒酶的活性依赖于hTERT基因表达。生殖干细胞之外的人体细胞关闭了hTERT基因，而不具有端粒酶活性。癌细胞在某些机制的作用下重新打开hTERT基因，获得永生化，此时表现有端粒酶的活性。人类肿瘤中，85%左右的肿瘤细胞存在端粒酶活性的表达。端粒酶与人类恶性肿瘤之间的紧密联系使它成为肿瘤分子标记物之一，端粒酶的检测对肿瘤的早期发现、发展和预后等有重大意义。

2. 端粒酶的检测

（1）端粒酶活性检测　基本方法包括：原始的端粒重复序列延伸法，将端粒重复序列延伸方法同PCR技术结合而建立的端粒重复片段扩增法（TRAP），以及此基础上的TRAP改良方法，如端粒酶重复序列扩增-闪烁亲近法（TRAP-SPA）、荧光素标记的端粒酶重复序列扩增法、TRAPELISA法等，此外，原位杂交保护法（HPA）、转录介导的扩增-杂交保护法（TMA-PHA）、荧光定量PCR法也可用于端粒酶活性的检测。

（2）人端粒酶逆转录酶（hTERT）mRNA检测　基因表达的中间产物mRNA比酶活性稳定，样品可以在固定液中保存，样品处理过程可以使用变性剂，突破了酶活性检测对样品新鲜程度及样品处理过程严格要求的限制，因此，基于hTERT mRNA的端粒酶基因检测，比端粒酶活性检测更具优势。传统检测方法为逆转录PCR（RT-PCR），但操作步骤繁多，RNA易降解，而免冲洗模板扩增法（WFTR-PCR）整合了一步裂解、探针杂交、酶切/PCR体系，比传统RT-PCR检测RNA操作简便快捷。

（五）常见肿瘤相关基因检验的临床意义

1. *ras* 基因

ras 基因家族包括 *H-ras*、*K-ras* 及 *N-ras* 三类成员。各种ras基因编码产物的分子质量均为21kD，故称为p21蛋白。p21蛋白位于细胞膜内侧，是膜结合的GTP/GDP结合蛋白，具有GTP酶活性。ras蛋白是细胞膜酪氨酸激酶相关受体（如EGFR）信号转导的“开关”分子，主要调控细胞内RAS-RAF-MAPK信号通路，参与细胞的增殖、分化、凋亡、运动等的调控。

① *ras* 基因的激活是人类恶性肿瘤形成的关键因素之一。ras点突变和蛋白质的过表达出现在许多恶性肿瘤中，其器官、组织包括胰腺（90%）、结肠（50%）、肺（30%）、甲状腺（50%）、膀胱（6%）、卵巢（15%）、乳腺、皮肤、肝脏、肾脏，还出现在某些类型的白血病患者体内。

② *ras* 基因是人类实体瘤中最常被识别的癌基因，它存在于 30%的人类肿瘤中，其中，*K-ras* 的点突变率约为 85%，*N-ras* 的点突变率约为 15%，*H-ras* 的点突变率<1%。常见的突变点位是 12、13 和 61 位密码子，以 12 位密码子突变最常见。

③ *ras* 基因突变与肿瘤类型之间具有相关性。胰腺癌、结肠癌、肺癌以 *K-ras* 突变为主；在急性淋巴细胞白血病（ALL）、急性与慢性粒细胞白血病（AML 与 CML）等血液系统肿瘤和结肠癌中以 *N-ras* 的突变为主；泌尿系统肿瘤则以 *H-ras* 突变为主。

④ 研究也显示，*K-ras* 基因突变可以预测抵抗 EGFR 单克隆抗体（西妥昔单抗和帕尼单抗）的治疗。在晚期或转移性结直肠癌（Ⅳ期）中，40%的野生型 *K-ras* 可从 EGFR 的单克隆抗体治疗中获益，改善晚期结直肠癌的无病生存期（DFS）和总生存期（OS），而突变型则抵抗 EGFR 单克隆抗体的治疗。

2. *HER-2* 基因

原癌基因人类表皮生长因子受体 2（*HER-2*）又称为 *erbB-2* 基因，其编码产物为分子量 185kD 的细胞膜糖蛋白，具有酪氨酸激酶活性，能促使细胞生长和分化。该基因的活化主要表现在基因的扩增及产物的高表达。*HER-2* 可促进蛋白水解酶的分泌，增强细胞的运动能力，从而促进肿瘤的侵袭和转移。

① *HER-2* 基因及表达异常可出现在许多恶性肿瘤中，如乳腺癌、胃癌、胆管癌、卵巢癌、食管癌、涎腺肿瘤、肺癌、膀胱癌、前列腺癌、结直肠癌等。

② 在人类乳腺肿瘤中，*HER-2* 基因变异方式主要是扩增及 RNA 和蛋白质的过度表达。16%～20%的乳腺肿瘤患者基因扩增阳性，乳腺癌组织中蛋白质表达率可增高至 30%～45%。蛋白质的过度表达能够加速乳腺癌细胞 DNA 合成和分裂，促进癌细胞增殖分化，加速癌细胞的转移，从而影响患者预后。

③ *HER-2* 基因扩增不仅影响肿瘤生长与扩散的能力，也会影响肿瘤对治疗的反应。研究结果显示，乳腺癌患者中，*HER-2* 表达较强的细胞比表达较弱的细胞更易受到化疗药物的影响，肿瘤生长受抑的程度更为明显。

④ 曲妥单抗（Herceptin）是一种人单克隆抗体，其能与 HER-2 蛋白结合，阻断其活性，从而阻止细胞的过度增生。Herceptin 与化疗药物联合使用，可治疗 *HER-2* 基因扩增所致的恶性肿瘤。

3. *bcl-2* 基因

bcl-2 基因称为 B 细胞淋巴瘤白血病基因-2。bcl-2 家族分为两大类：一类为抗凋亡，主要有 bcl-2、bcl-x1、bcl-W、Mcl-1、CED9 等；另一类是促细胞死亡，主要包括 Bax、Bak、Bcl-XS、Bad、Bik、Bid 等。Bcl-2 蛋白是一个调控细胞凋亡的复杂信号系统的组成部分。Bcl-2 过度表达可阻止损伤细胞的凋亡，导致突变细胞系的持续分裂，最终导致恶性肿瘤发生。此外，Bcl-2 的过度表达也可导致某些恶性肿瘤的转移。

① *bcl-2* 原癌基因可通过易位激活为癌基因。Bcl-2 蛋白含量在许多不同的恶性肿瘤中升高。约 20%的非小细胞肺癌可发现 Bcl-2 蛋白的表达，Bcl-2 过度表达与非小细胞肺癌预后和无病生存间隔相关；80%～90%的滤泡淋巴瘤患者和 30%的弥漫性大细胞淋巴瘤患者 Bcl-2 过度表达；弥漫性大 B 细胞淋巴瘤如果检测到 Bcl-2 的表达就表明预后不良。

② 凋亡途径是肿瘤治疗的重要靶点之一。若细胞凋亡的控制受到破坏，诱导肿瘤细胞凋亡的抗肿瘤药物的疗效将受到影响。应用药物下调 Bcl-2 蛋白水平，可增强其他抗肿瘤药物的效果。

治疗晚期黑色素瘤的药物 Genasense 为一种反义核苷酸，能降低 Bcl-2 的产生，可作为肿瘤治疗的辅助性药物。

此外，全反式维 A 酸、紫杉醇、长春新碱、多西他赛等药物能间接地减少 Bcl-2 蛋白的量，可与其他化学治疗药物联合使用。

③ 恶性骨髓瘤患者 Bcl-2 表达与化疗反应密切相关。凋亡相关蛋白 B 细胞淋巴瘤高表达的患者对泼尼松、美法仑、长春新碱和阿霉素的反应性较差。Bax 是人体最主要的凋亡基因，在耐药的白血病细胞中 Bax 的表达明显减少，慢性淋巴细胞白血病患者 Bcl-2/Bax 的比值与化疗敏感性成反比。Bax 低表达的乳腺癌细胞 MCF7 转入 Bax 基因后，显著地增加了肿瘤细胞对表柔比星诱导凋亡的敏感性。

4. *myc* 基因

myc 基因是编码转录因子的癌基因，*myc* 基因家族包括 *C-myc*、*N-mye*、*L-myc*、*P-myc*、*R-myc* 及 *B-myc* 等成员。*myc* 族基因产物主要是能与 DNA 直接结合的核内蛋白，多数是复制转录因子。当机体发生肿瘤时，*myc* 基因家族可以发生染色体基因易位、基因扩增及表达过度。对 *myc* 基因进行监测分析，在恶性肿瘤基因诊断中具有临床应用价值。

myc 基因的突变已在许多不同的恶性肿瘤中被发现。20%神经母细胞瘤有 *N-myc* 扩增；几乎 100%Burkitt 淋巴瘤及部分急性 T 细胞白血病可见 *C-myc* 基因易位；6%～57%乳腺癌、10%～20%结直肠癌有 *C-myc* 基因扩增；30%的小细胞肺癌中有 *L-myc* 基因的过度表达。*C-myc* 的过度表达与宫颈癌的预后不良相关联，而 *C-myc* 的基因扩增与鳞状细胞癌的进展相关联。

5. *Src* 基因

Src 是最先发现的癌基因。Src 蛋白是一种酪氨酸激酶，激酶是一种可将磷酸基转移到靶分子上的酶，这个过程称为磷酸化，是非常重要的，因为去除或增添磷酸基可使生物分子发生改变，从而调节细胞的活动。磷酸基的增添或去除就像开关的“开”或“关”，调控着靶分子的活性。Src 蛋白可改变几种靶分子，导致信号向细胞核的传递，有助于细胞活动的调节。

目前已发现至少 9 种 *Src* 基因。由于这些基因所产生的 mRNA 有不同的处理加工过程，所以有至少 14 种不同的蛋白质产生。*C-Src* 可在大多数细胞中被发现，含量低；但是，在某些类型的恶性肿瘤中被过度表达，比如神经母细胞瘤、小细胞肺癌、结肠癌、乳腺癌、横纹肌肉瘤等。

6. *p53* 基因

p53 基因是迄今为止与肿瘤相关性最强的基因之一，编码分子质量为 53kD 的核磷酸蛋白。p53 蛋白作为转录因子，控制靶基因（如 *p21* 基因）的转录，参与细胞分裂与生存过程，在维持细胞正常调控方面起着关键性作用。*p53* 位于庞大蛋白质网络的中心，监视着细胞和细胞 DNA 的健康情况。当监测到细胞损伤时，*p53* 帮助决定修复损伤细胞或诱导损伤细胞凋亡。

① *p53* 是突变频率最高、最复杂的肿瘤抑制基因。50%～70%的人类肿瘤与 *p53* 基因突变有关。*p53* 基因突变、缺失后，失去抑癌活性，使一些癌基因转录失控，导致肿瘤的发生。多见于脑胶质瘤、乳腺癌、小细胞肺癌、结肠癌、肝癌、脑癌、食管癌、神经纤维肉瘤、骨肉瘤、横纹肌肉瘤、卵巢癌等。在遗传性肿瘤高发家族中，常高发肉瘤、乳腺癌、大肠癌和白血病。

② *p53* 基因结构缺失和重排，见于 25%的慢性粒细胞白血病（CML）急性原始细胞危象和恶变期，极少数发生于慢性期及其他恶性血液病。由此推测 p53 基因结构与表达的多种异常可能与 CML 病情的演变有关。消化系统肿瘤中，50%的肝癌有 p53 点突变，37%胃癌有 *p53* 基因突变，35%～44%食管癌有 p53 突变。40%的乳腺癌患者有 p53 突变，9%的患者血清有 p53 蛋白。50%的卵巢癌患者有 p53 基因的突变。75%以上的结直肠癌患者可出现染色体 17P 等位基因的缺乏；61%膀胱癌患者显示 *p53* 基因突变阳性；33%～76%骨肉瘤患者组织中 p53 蛋白阳性；约有 24%甲状腺癌患者 *p53* 基因突变。

7. *Rb* 基因

视网膜母细胞瘤（retinoblastoma，Rb）基因为可编码一种改变转录因子活性的蛋白质。Rb 蛋白通过与转录因子的相互作用，间接调控某些基因表达。除此以外，Rb 蛋白还参与细胞分裂过程的调控。

Rb 基因突变可在多种恶性肿瘤（肺癌、乳腺癌、膀胱癌等）中发生，视网膜母细胞瘤是研究最多的肿瘤之一。与其他肿瘤抑制基因一样，该肿瘤的基因表型不太明显，除非基因的两个复制本都受到损伤。该病常见于幼儿，有散发型和家族型两种不同类型。机体（包括眼睛）的许多细胞内可能会出现 Rb 基因的继发性突变。散发型是患病个体一生中所出现的基因改变所导致的疾病，可影响任何人。家族型患者从父母一方通过遗传而获得缺陷基因复制本；患者细胞中的基因复制本一个正常，另一个出现缺陷。家族型患者可能合并有其他不同形式的肿瘤，尤其是骨肉瘤。

8. APC 基因

结肠腺瘤样息肉病（adenomatous polyposis coli，APC）基因的突变与遗传性和散发性结肠癌的发生有着非常密切的关系。APC 蛋白与其他肿瘤抑制基因一样，控制细胞分裂过程中起关键作用的基因表达。

具有正常功能的 APC 蛋白可以某种方式抑制细胞分裂，功能性 APC 蛋白的缺乏则可导致细胞分裂的加快。APC 蛋白可与转录因子 3 连环蛋白形成复合物，导致 B 连环蛋白降解。如果 APC 蛋白缺乏，过多的 p 连环蛋白会在细胞核内的积聚，并与细胞核内的另一种蛋白结合，形成一种复合物；该复合物与 DNA 结合，启动几种靶基因的转录。其靶基因包括 C-myc 癌基因。C-myc 是几种基因的转录因子，它控制着细胞的生长和分裂。因此，APC 基因突变可导致一系列的连锁反应，最终导致细胞分裂的加速。

大多数结肠癌被认为是一种进展缓慢的疾病，病程可长达数年。5 号染色体上的 APC 基因的失活被认为是导致细胞增生加快，从而导致结肠息肉的原因。在许多病例中，APC 基因的突变被认为是最初的改变之一，产生具有高度增殖性的细胞。由这些细胞形成的息肉，可最终发展成为恶性肿瘤。

9. *BRCA* 基因

BRCA 蛋白具有修复 DNA 损伤、参与基因表达调节等多种功能。BRCA-1 基因与 p53 的激活有关，其靶基因是 p21；BRCA 蛋白也与转录因子和其他转录成分有着相互作用，以控制其他基因的活性。

BRCA 基因结构中包含高比例的重复 DNA，可导致基因组的不稳定和重排。当 *BRCA* 基因失活时，DNA 修复和基因调节受到影响；DNA 损伤加重使细胞中一些关键基因产生突变，导致恶性肿瘤细胞的形成。

BRCA-1 和 *BRCA-2* 基因的突变与部分乳腺癌和卵巢癌有关。5%～10%乳腺癌病例被认为与 *BRCA-1* 和 *BRCA-2* 的基因突变有关。在一生中，*BRCA* 基因突变的携带者乳腺癌患病可能性为 80%；*BRCA-1* 基因突变的携带者卵巢癌患病可能性为 40%～60%，而 *BRCA-2* 基因突变携带者则为 10%～20%。这些突变的存在也增加了患前列腺癌、胰腺癌、结肠癌以及其他恶性肿瘤的可能性。

雌激素水平的波动与某些器官组织（如乳腺、卵巢）恶性肿瘤的发生相关。雌激素水平升高，特别是在青春期和妊娠期，可导致乳腺上皮细胞的增生，这对细胞 DNA 修复能力提出了更高的要求。如果细胞增殖（细胞分裂）时伴有 DNA 修复效率下降，则可导致恶性肿瘤形成。

10. *XRCC1* 基因

X 线修复交叉互补基因（X-ray repair cross complementing 1，XRCC1）是一种重要的 DNA 修复基因，它的表达异常与多种恶性肿瘤的发生相关。

通过对人类 *XRCC1* 基因 DNA 序列的分析，已经发现了 60 多个 SNP 位点，其中约 30 个位于外显子或启动子区。目前研究最为广泛的 3 个 SNP 位点分别为 C26304T、G27466A 和 G28152A，均位于 XRCC1 的编码区，分别发生在 6 号、9 号和 10 号外显子，分别导致其相应蛋白质的氨基酸残基发生改变，具体为 Arg194Trp、Arg280His 和 Arg399Gln。194 和 280 位密码子位于 N 端的功能域和

BRCT-Ⅰ域之间，均位于已知的3个功能域（N端、BRCT-Ⅰ、BRCT-Ⅱ）之外；399位密码子位于BRCT-Ⅰ域上，提示399位点氨基酸改变对XRCC1功能的影响可能更大。

*XRCC1*基因多态性与肿瘤易感性相关，这些肿瘤包括头颈部鳞状细胞癌、肺癌、乳腺癌、食管癌、胃癌、肝癌、结直肠癌、胰腺癌、膀胱癌、前列腺癌、血液系统肿瘤和皮肤癌等。

· 参考文献 ·

[1] 王珂佳，郝丽敏，张瑞. 生物化学与分子生物学[M]. 北京：冶金工业出版社，2022.

[2] 李峰，陈姿暄. 分子生物学实验[M]. 2 版. 武汉：华中科技大学出版社，2022.

[3] 刘静，陈慧勇. 分子生物学实验技术[M]. 北京：人民卫生出版社，2022.

[4] 陈高云，刘敏. 核生化防护技术丛书生物检验分析技术[M]. 北京：国防工业出版社，2022.

[5] 李晓非，杨永锐，吕松琴. 结核病实验室诊断技术与临床应用[M]. 长春：吉林科学技术出版社，2022.

[6] 李仁忠，阮云洲，苏伟. 提高耐药肺结核发现水平技术实践[M]. 北京：人民卫生出版社，2022.

[7] 李建，傅云峰，李昊昱. 医学细胞分子生物学[M]. 上海：上海交通大学出版社，2022.

[8] 田云，王征. 生物化学与分子生物学实验原理与技术[M]. 北京：中国农业出版社，2022.

[9] 单妍, 杨芳. 分子生物学[M]. 北京：中国协和医科大学出版社，2021.

[10] 杨清玲，朱华庆. 分子生物学[M]. 合肥：中国科学技术大学出版社，2021.

[11] 宋海星，王丹. 生物化学与分子生物学实验[M]. 成都：西南交通大学出版社，2021.

[12] 王志刚. 分子生物学检验技术[M]. 北京：人民卫生出版社，2021.

[13] 高洪元. 免疫学检验理论与临床研究[M]. 西安：陕西科学技术出版社，2021.

[14] 党海燕. 检验医学与临床应用[M]. 南昌：江西科学技术出版社，2021.

[15] 郑杰. 肿瘤的细胞与分子生物学[M]. 北京：科学出版社，2021.

[16] 李荷. 生物化学与分子生物学[M]. 北京：人民卫生出版社，2020.

[17] 孙爱华，杜蓬. 生物化学与分子生物学实验[M]. 北京：科学出版社，2020.

[18] 李谌，王钰. 肿瘤基因分子生物学与诊断[M]. 天津：天津科学技术出版社，2020.

[19] 王正朝，肖光辉，王少兵. 分子生物学[M]. 成都：电子科技大学出版社，2019.

[20] 朱玉贤，李毅，郑晓峰. 现代分子生物学[M]. 北京：高等教育出版社，2019.

[21] 罗晓婷，许春鹏，谢富华. 生物化学与分子生物学[M]. 北京：化学工业出版社，2019.

[22] 张玉彬. 生物化学与分子生物学[M]. 北京：人民卫生出版社，2019.

[23] 金耀建. 分子生物学检验技术[M]. 北京：中国医药科技出版社，2019.